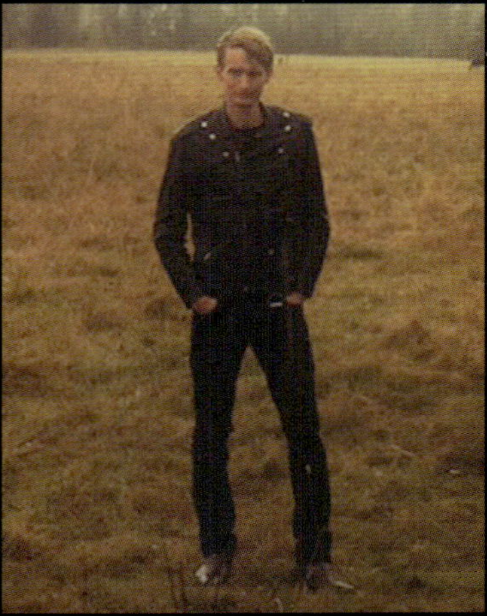

© Helena Gidlund

KRISTIAN GIDLUND, geb. 1983 in Borlänge in der Provinz Dalarna. Mit seiner Band *Sugarplum Fairy*, tourte er unter anderem mehrfach durch Deutschland. *I Kroppen Min (In meinem Körper)* heißt der Blog, den Gidlund während seiner Krankheit schrieb. Im September 2013 starb Kristian Gidlund, unter enormer Anteilnahme des ganzen Landes.

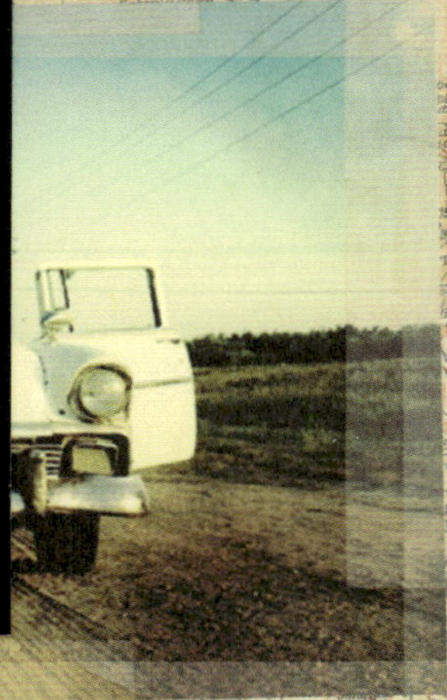

Kristian Gidlund

Nach mir das Leben

KRISTIAN GIDLUND

NACH MIR DAS LEBEN

WAS ICH AM MEISTEN VERMISSEN WERDE, WENN ICH NICHT MEHR BIN

Übersetzung aus dem Schwedischen
von Susanne Dahmann

LÜBBE

Dieser Titel ist auch als E-Book erschienen

MIX
Papier aus verantwortungsvollen Quellen
FSC® C014496
www.fsc.org

Titel der schwedischen Originalausgabe:
»I kroppen min«

Textredaktion: Anja Lademacher, Bonn
Umschlaggestaltung: Massimo Peter nach einem Entwurf von © Pär Wickholm
Einband-/Umschlagmotiv: © Malin Sydne
Satz: Schaffer Grafik + Satz, Hofheim a .Ts.
Gesetzt aus der DTL Documenta
Druck und Einband: GGP Media GmbH, Pößneck

Printed in Germany
ISBN 978-3-7857-2500-9

5 4 3 2 1

Sie finden uns im Internet unter: www.luebbe.de
Bitte beachten Sie auch: www.lesejury.de

Für alle, die für jemanden da sind

TEIL I

MÄRZ 2011

Ich muss da mal was erzählen

Der Bescheid kam an einem Donnerstag, als ich gerade meine Pfannkuchen essen wollte. Aber natürlich hat alles schon viel früher angefangen. Ich versuche mal, es zu erzählen. Ich werde es versuchen.

Und schon bin ich gescheitert. Habe jetzt schon viel zu lange geschrieben und alles wieder gelöscht. Das hier ist ein ziemlich egoistisches Buch, von mir selbst geschaffen, für mich selbst. Du kannst es gern lesen, wenn du willst. Aber eigentlich ist das hier einfach meine Art, mit dieser Situation umzugehen. Meine Art, das in den Griff zu kriegen, was sich in mein Leben gedrängt hat. Mit dem ich jetzt leben muss. Eigentlich wollte ich erzählen, wie alles angefangen hat und was ich seit jenem Donnerstag gedacht habe. Eigentlich wollte ich von den Gefühlen reden, die in mir geraucht, gezischt und gedröhnt haben. Aber es gelingt mir nicht, sachlich zu sein, meine Erzählung vorbildlich dramaturgisch aufzubauen. Jetzt nicht. Später vielleicht.

Ich muss da mal was erzählen. Und wenn es jemanden von euch empört, dass ihr es auf diese Weise erfahrt, dann tut mir das leid. Verzeiht. Aber niemand empört sich mehr über diese Sache als ich. Das versichere ich euch. Ich muss da mal was erzählen. Ich habe Krebs.

Nichts ist mehr wie vorher. Morgen fängt meine Chemotherapie an. Und an jenem Donnerstag habe ich meine Pfannkuchen kalt gegessen.

Wie S&M

Ich warte am Eingang auf dich, hat Mama gesagt, und wir haben so getan, als wäre an der Situation nichts Peinliches. Mit halbwegs selbstsicheren Schritten, mit so geradem Rücken wie möglich, bewegte ich mich die Flure hinunter. Achtundfünfzig, achtundfünfzig, murmelte ich vor mich hin, als ich an den Abteilungen mit den niedrigeren Nummern vorbeikam. Schließlich war ich da.

Die Schwester bat mich, Platz zu nehmen. Mit Essensresten von dem eben beendeten Mittagessen zwischen den Zähnen diktierte sie von der anderen Seite des Tisches aus die Bedingungen, und ich konnte nicht umhin, mich zu fragen, in welchem Kühlschrank sie hier wohl ihre Lunchboxen aufbewahrten. Papiere mussten unterschrieben werden. Ich sollte mir darüber im Klaren sein, dass Lagerkosten anfallen würden, wenn ich die Proben über meinen 55. Geburtstag hinaus aufbewahren lassen wollte. Die Papiere wurden unterschrieben. Ich war mir über die möglichen zukünftigen Lagerkosten im Klaren. Dieses Risiko konnte ich eingehen, fand ich. Dann drückte sie mir eine Dose in die Hand und erklärte mir, dass es hinter den Türen mit den grünen Klinken freie Räume gäbe, wo ich so richtig abgehen könne. Da hieß es einfach nur zuzugreifen. Mit einem Seufzer und verkniffenem Gesicht erhob ich mich, um den weiteren Instruktionen zu folgen.

Der Raum war ein Witz. Ungemütlich und erfüllt vom Gestank chemischer Sterilität. Ein Ledersofa versuchte unbeholfen, einem Diwan zu ähneln. An der Wand hing ein Aquarell, das eine halbnackte Frau mit einem Champagnerglas in der Hand darstellte. Etwas für den Feinschmecker. Und ein Zeitungsständer mit vier Zeitschriften. Drei von ihnen priesen Analsex, allgemeine Zügellosigkeit und noch mehr Analsex an. Die vierte war wohl in irgendeiner osteuropäischen Sprache verfasst, der Inhalt schien aber derselbe zu sein. Die Zeitschriften zerfleddert zu nennen, wäre reine Untertreibung gewesen. Das Einzige, was sie zusammenhielt, waren Wille, Schweiß und andere Körperflüssigkeiten von Männern, die zuvor schon hier in die Enge getrieben worden waren. Nun war ich einer von ihnen. Es sollte Selbsthilfegruppen für Männer wie uns geben. Fackelzüge und Facebook-Gruppen.

Ich konsumiere schon lange keine Pornos mehr. Keiner, der das hier liest, wird mir glauben, aber es ist wirklich wahr. Trotzdem fühlte ich mich mehr oder weniger aufgefordert, um nicht zu sagen genötigt, mal an dem pornografischen Büffet vorbeizugehen. Haarige Männer, Hintern und Eier. Ich habe noch nie so lange gebraucht, und das, obwohl das sonst mein Paradefach ist. Aber hier: keine Regung. Ich legte die Zeitungen in den Ständer zurück, schließlich wollte ich sie nicht mehr als nötig strapazieren. Dann stützte ich mich mit einer Hand an der Wand ab, fingerte an mir selbst herum und schloss die Augen, um mir vorzugaukeln, ich wäre woanders.

Egal wo, nur nicht hier.

»Haben Sie etwas verschüttet?«, fragte die Schwester mich später von ihrem Bürosessel am Empfang aus. Als ich ihr den nunmehr körperwarmen Becher reichte, sah sie mich über ihr pechschwarzes Brillengestell hinweg an. Ich stammelte, sprach in Rätseln und verließ den Raum. Jetzt würden meine möglichen zukünftigen Kinder eingefroren und in der Kühlanlage des

Krankenhauses aufbewahrt werden. Bis zu meinem 55. Geburtstag kostenfrei. Ich beschleunigte meine Schritte und bewegte mich vorwärts, so klein wie noch nie. Ich hatte es eilig. Schließlich wartete die Großmutter meiner nunmehr steifgefrorenen Kinder am Eingang auf mich.

Die Auswirkungen einer Chemotherapie auf die Fruchtbarkeit sind individuell sehr unterschiedlich und nicht sicher vorherzusagen. Für Männer, die ihre Familienplanung noch nicht abgeschlossen haben, sollte daher die Kryokonservierung von Ejakulat vor Beginn der Tumortherapie fester Bestandteil des Behandlungskonzeptes sein.

Welch ungeheuer akademische Sätze.

Worüber ich nachgedacht habe

Gerade war es 04:19 Uhr, und ich kann nicht schlafen. Habe mich im Bett herumgewälzt. Nachgedacht. Nachgefühlt. Die Gedanken sind aufgewühlt. Das Bettzeug ist zu einem Strang gewunden.

Die ganze Welt scheint still zu sein.

Gestern ist mir ein sogenannter Port-a-Cath in die Brust eingesetzt worden. Das ist ein Zugang, aus dem ich alle meine Blutproben bestreiten werde. Dort wird mein Tropf hineinlaufen und meine intravenöse Medizin, meine Betäubung und dergleichen. Kurz gesagt, diese Erfindung macht es möglich, dass ich frühestens im Oktober wieder eine Spritze bekommen muss. Meine Arme sind jetzt schon die reinsten Nadelkissen.

Der Oberkörper schmerzt. So muss es sich anfühlen, wenn man mit dem Messer niedergestochen wird. Nur ein Kratzer, mit einem winzig kleinen Dolch, von einem superschwachen Menschen. Trotzdem. Es tut weh. Und zwar so richtig. Es ist, als wären mein halber Oberkörper und mein rechter Arm paralysiert. Ich krauche wie ein Käfer auf dem Rücken im Bett herum, ehe ich es schaffe aufzustehen. Dann drehe ich eine kurze Runde durch die Wohnung.

Ich höre die Heizung singen.

Höre die Badezimmertür quietschen. Höre, wie der Rest der Welt immer noch still ist. Ich öffne einen der Badezimmerschränke, den ich umräumen musste. Die Glühbirnen liegen jetzt woanders – meine Medikamente haben ihren Platz eingenommen. Ich zähle neun verschiedene Präparate. Lese schlaftrunken ihre Etiketten.

Da wird es mir plötzlich klar.

Eine der Schachteln kostet 3.596 Kronen. Und 50 Öre. Das ist eines der Medikamente, die ich nehmen muss. Es hemmt das Wachstum des Krebses und behandelt den Rest meines Körpers genauso schonungslos. Ich werde es immer weiter nehmen müssen, sonst werde ich das hier nicht schaffen.

Plötzlich erfüllt mich eine große Dankbarkeit, die stärker ist als jede Dankbarkeit, die ich jemals zuvor gespürt habe. Klar und deutlich: Dankbarkeit. Darüber, dass ich als Bürger dieses Landes nicht die gesamten Kosten für meine Krankheit selbst, aus eigener Kraft, aufbringen muss.

Ich bin dankbar dafür, dass ich nicht meine Wohnung verkaufen muss, um das Geld zu haben, das hier durchzustehen. Dankbar dafür, dass meine Familie nicht ihre Ersparnisse einsetzen muss, um die Kosten für die Medikamente und Behandlungen aufzubringen, die mein Körper braucht. Dankbar dafür, dass Mama und Papa nicht ihr Haus, mein Elternhaus, verkaufen müssen, um die Behandlung ihres jüngsten Sohnes bezahlen zu können.

Wenn ich wieder gesund bin, dürfen meine Glühbirnen an ihren angestammten Platz zurückkehren.

Das war es, worüber ich nachgedacht habe. Das und nicht mehr war es wohl, worüber ich nachgedacht habe.

APRIL 2011

Ich versuche, schneller zu sein

Vor einem Jahr, vielleicht vor anderthalb, habe ich etwas für mich Ungewöhnliches getan. Ich bin einer Mode auf den Leim gegangen, und zwar ganz bewusst. Ich wollte mit der Zeit gehen. Nach einer Jugend mit Ringo-Starr-Frisur habe ich mir Fünfzigerjahre-Koteletten gezüchtet. Ihr wisst schon, an der Seite kurz, im Nacken kurz, und über der Stirn eine freche kleine Tolle. Diese Frisur sieht man seither in unserer direkten Umgebung häufiger. Sie taucht hier und da auf, in allen möglichen Gesellschaftsschichten, und geografisch ist sie auch nicht mehr auf ländliche Gegenden und Garagen mit Oldtimern, Rockabilly, Schmieröl und Schraubenschlüsseln beschränkt. Heute ist sie in unserem Stadtbild an der Tagesordnung, wie Zebrastreifen, Latte trinkende Mütter und pickelige Teenagerhaut. Diese Entwicklung habe ich kommen sehen und mich Ende letzten Sommers entschieden, meine Haare wieder wachsen zu lassen. Meine offizielle Referenz war Dennis Wilson, auch wenn dessen Frisur eher einer früheren Epoche zuzurechnen ist.

Jetzt sitze ich also hier mit einer Beach-Boys-Frisur, die diesen Sommer nicht ausbleichen wird. Noch nie habe ich so eine lange Matte gehabt. Und ich wollte genau diese Frisur. So wollte ich aussehen. Ganz gleich, wie sehr ich in den letzten Jahren so getan habe, als wäre mir meine Frisur scheißegal: Dafür muss ich Abbitte leisten.

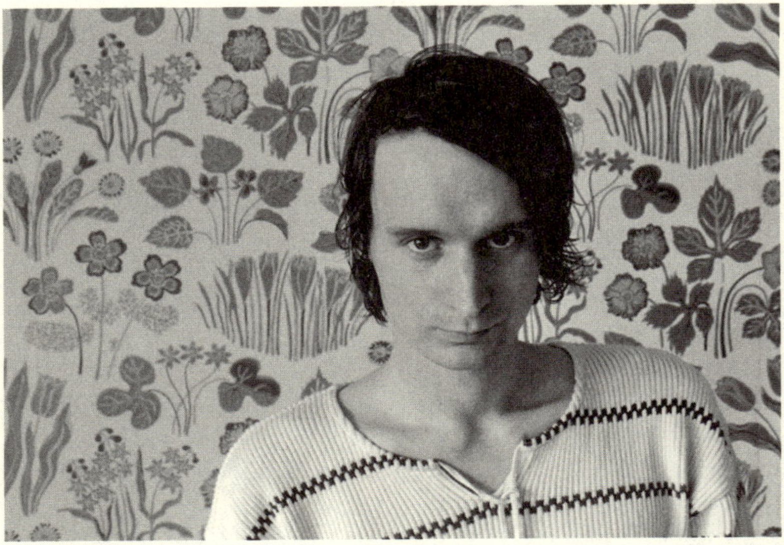

Ich gestehe.

Ich habe es mit meiner Frisur immer sehr genau genommen. Pedantisch genau. Habe meine Laune regelrecht von der Tagesform der Frisur abhängig gemacht.

Jetzt sind ein paar Tage vergangen, seit ich mit meiner Chemotherapie angefangen habe. Bald werden mir die Haare ausfallen, und das macht mir Angst. Denn ich will nicht eines Tages meine eigenen Haare aus meinem Bett klauben müssen. Will nicht die Reste von mir selbst zusammenfegen. Die Trümmer. Will mich nicht dünnhaarig und schütter im Spiegel sehen. Will nicht sehen, wie ich selbst runtergebrochen werde. Kaputtgehe.

Deshalb werde ich schneller sein als die Krankheit. Werde versuchen, ihr einen Schritt voraus zu sein.

Gleich gehe ich ins Badezimmer und schneide mir die Haare. Kurz. Und vielleicht, vielleicht werde ich ja eine Locke aufheben. Vielleicht hebe ich diesen Wirbel auf, den ich so mag. Vielleicht werde ich ihn manchmal hervorholen und mich an eben diesen Moment erinnern, als ich mich selbst hinters Licht führte, in dem ich glaubte, die Krankheit hinters Licht führen zu können. Wir werden sehen.

Falls jemand das irgendwie oberflächlich findet, wenn ich in diesem Zusammenhang wegen meiner Frisur herumjaule, dann kann er gerne die Behandlung an meiner Stelle fortsetzen.

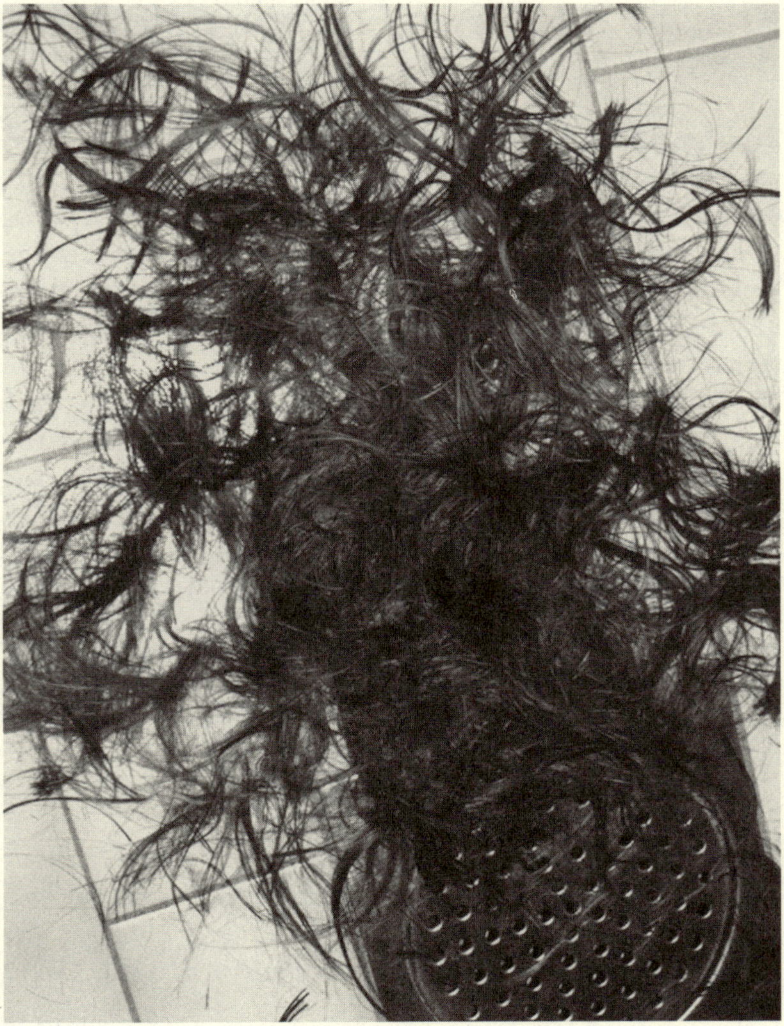

Kristian, du bist ein Fremder geworden

Manchmal ist es befreiend, sich einem Fremden zu öffnen. Ihm zu erzählen, was kein anderer weiß, und was außer diesem Fremden auch niemand erfahren wird. Ich habe das schon ein paarmal getan, und ich bilde mir ein, dass es geholfen hat. Das muss es einfach. Jetzt ist meine eigene Geschichte so ein Fremder geworden, dem ich alles erzähle. Und mir scheint, dass ich auch für viele andere zu einem Fremden geworden bin.

So viele lassen von sich hören, unterstützen, fragen, muntern auf. Danken und reden drauflos. Viele von ihnen habe ich nie kennengelernt, nie gesehen. Aber das macht nichts. Ich bin froh, dass wir zusammengekommen sind, dass eine Begegnung stattgefunden hat.

Jemand hat mich gefragt, ob ich, bevor ich die Diagnose bekam, jemals über den Tod nachgedacht hätte. Und ja, das habe ich getan. Ziemlich oft. Vielleicht zu oft. Er ist mir in vielen Formen begegnet. Ich habe ihn aus der Nähe gesehen, und ich weiß, wie er funktioniert. Ich habe keine Angst davor. Eigentlich gar keine. Aber ich will nicht sterben. Nicht jetzt.

Ich bin noch nicht fertig mit meinen Sachen. Noch nicht.

Ich habe einen Blog angefangen. Zu Anfang sollte er nur für mich sein, es sollte meine Art sein, mit dem hier umzugehen. Mein Sandsack. Etwas, worauf ich einschlagen kann. Prügeln. Ein Teller, den ich auf den Boden schmeißen kann, im schlimmsten Fall ein Spiegel, den ich in Stücke schlagen könnte.

Es dauerte nicht lange, bis der Blog explodierte. Die Reaktionen waren enorm. Das hat sich natürlich gut angefühlt, auch wenn ich die Aufmerksamkeit lieber für etwas Erfreulicheres bekommen hätte. Etwas Schönes. Kreatives.

Viele finden mich mutig und sind der Meinung, dass meine Stimme und mein Zeugnis gebraucht werden. Viele scheinen jemanden vermisst zu haben, der darüber schreibt, wie es ist, so etwas zu erleben. Wie es ist, durch die Hölle zu gehen.

Ich selbst habe nie daran gedacht.

Ich habe mich auch nie besonders mutig gefühlt, aber es hilft mir, dass ich möglicherweise so gesehen werde. Vielleicht ist es so, und vielleicht musste es so kommen. Tatsächlich ist es mir nie schwergefallen, über Ungewöhnliches zu reden. Ich bin Konflikten und Diskussionen nie aus dem Weg gegangen, habe mir nie den Kopf darüber zerbrochen, wie meine Ansichten aufgefasst werden könnten. Ich hatte nie Angst, mit meiner Meinung allein zu sein. Deshalb war es ganz natürlich für mich, so zu schreiben. Wenn ich gesund wäre, würde es mir wahrscheinlich komisch vorkommen, über das zu schreiben, was ich gerade tue, darüber, wie meine Tage aussahen, ehe ich erfahren musste, dass ich krank bin.

Ehe die Behandlung anfing.

Ehe nichts mehr so war wie zuvor.

Plötzlich habe ich ein Thema an der Hand, das berührt, das vielleicht verändern oder Diskussionen auslösen kann. So scheint es zu sein. In diesem Fall nehme ich die Rolle gern an. Ich kann der Typ mit dem Krebs sein. Zumindest für eine Weile. Aber dann will ich wieder ein anderer sein. Dann will ich wieder Kristian sein.

Ich sehne mich danach.

Heute noch nicht, aber dann, dann darfst du

Stolpere nackt durch die Wohnung. Schlaftrunken. Mickrig. Einmal quer durch das Zimmer. Ins Badezimmer. Ein rascher Blick. Ich halte inne.

Ein unbekannter Mann im Spiegel.

Jemand, den ich noch nie gesehen habe. Wer das wohl ist? Erstaunlicherweise dauert es wirklich einen Moment, ehe ich begreife. Das bin ich. Kristian Olof Erik Gidlund. Evas jüngster Sohn, Papas Krille.

Ich habe scharfe Gesichtszüge. Eine gerade Nase. Wie eine Linie. Außerdem ist sie ziemlich groß. Ein echter Zinken. Ich habe schon mal gesagt bekommen, sie sehe jüdisch aus – falls eine Nase überhaupt jüdisch aussehen kann. Meine Wangenknochen stechen heraus. Deutlich. Irgendwie selbstsicher. Wenn ich die Zähne zusammenbeiße und mir einbilde, meine Augen seien dunkler, als sie tatsächlich sind, dann habe ich ein russisches Killerface. Ehrlich. Das ist doch schon mal was, finde ich.

Seit meiner Geburt habe ich nicht so kurze Haare gehabt. Und womöglich waren sie selbst damals länger. Muss Mama fragen. Jetzt sehe ich aus wie die Mischung aus einem Crystal-Dealer und einem Statisten aus *This Is England* oder einer Nebenrolle in einem der besseren Science-Fiction-Filme meines Freundes Anders.

Ich fahre mit einer Hand über Nacken, Kopf und Stirn, dann über das Gesicht mit der jüdischen Nase. Dann streiche ich über die blasse Brust, an der Narbe vorbei, über die Rippen und den Bauch, der immer noch mir gehört. Ab Juli wird er anders sein. Eine Grenzlinie wird ihn zeichnen. Er wird geteilt sein. Eine dreißig Zentimeter lange Narbe wird sich wie eine Ziellinie von den Rippen, die ich eben befühlt habe, über den Nabel nach unten ziehen. Wie eine Ziellinie für meinen Sieg, meinen ganz persönlichen Sieg, das hoffe ich. Mein Körper, dann darfst du ausruhen.

Heute höre ich *Love is all* meines Freundes. Wieder und wieder.

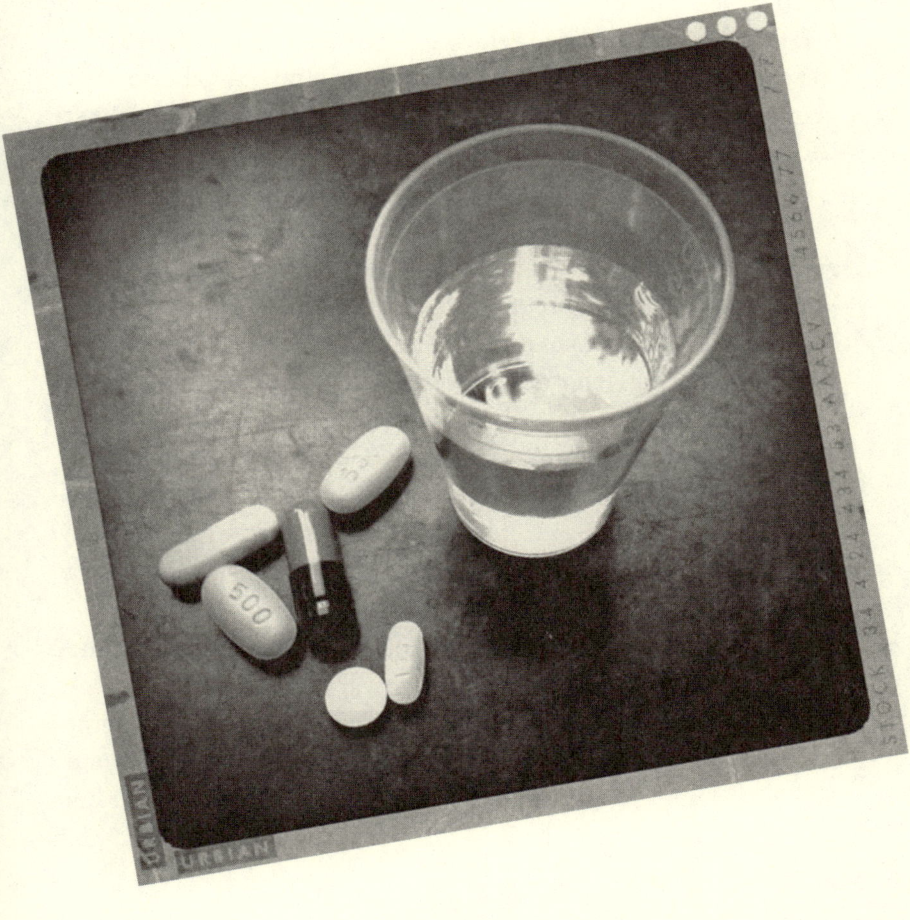

Allerliebster Junge

Es zehrt an mir. Das Wissen um meinen Krebs. Ich bin erschöpft. Erschöpft vom Denken. Erschöpft vom bloßen Sein. Ich fühle mich außen vor. Ich bin ein angefahrener Fuchs, der sich von der Straße schleppt, über das Feld, weg von dieser komischen Sache, die ihn da in die Mangel genommen hat. Und ich habe so viele starke Gefühle in mir. Die ganze Zeit. Wut, Freude, Sorge, Rastlosigkeit, Neugier, Enttäuschung.

Auf das hier war ich nicht gefasst.

Ich schlafe schlecht. Wache ornithologisch früh auf. Abends schwächele ich. Aber am meisten zehrt, dass ich gegen meinen Willen plötzlich gezwungen bin, alt zu werden. Plötzlich so alt. Ich gehe mit der Information über eine tödliche Krankheit um, die in mir wächst. Ich treffe Entscheidungen, die meine Gesundheit für den Rest meines Lebens beeinflussen können. Ich bin gezwungen, mit der Erkenntnis zu leben, dass ich vielleicht nicht das Leben werde leben können, das ich mir gewünscht habe. Das, worauf ich mich vorbereitet habe. Das ich erwartet, mit dem ich gerechnet habe. Vielleicht werde ich nicht so lange leben, wie ich gehofft hatte.

Die Gedanken sind härter. Der Tod bedeutet jetzt etwas anderes. Er ist konkreter, wie echt. Die Schwärze lastet schwerer.

Ich bin gezwungen worden, alt zu werden. Oder älter, auf eine andere Weise. Gleichzeitig bin ich mir nie kleiner vorgekommen. Wie ein kleiner Junge, der geweckt und in die Dunkelheit rausgeschickt wurde. Der in der Nacht durch einen Wald gehen muss, in dem auf der linken Seite ein Nebel aufzieht. Ein Wald, in dem Wölfe mit roten Augen lauern.

Jetzt grade ist so ein Moment, in dem ich nur ein kleiner Junge bin.

Ich werde mich jetzt ausruhen. Ausruhen und *Wisconsin* hören.

Montagsmodell

Das Wochenende hat mich eingeholt, und mit ihm die Wirklichkeit. Ich war mit ein paar Kumpels auf Abenteuertour. Mal was anderes machen. Eigentlich durfte ich das nicht, und sonderlich klug war es auch nicht, aber es hat mir das Gefühl gegeben, lebendig zu sein. Es ist so lange her, dass ich richtig gelacht habe. So ganz von innen. Das konnte ich an diesem Wochenende. Jetzt bin ich erschöpft. Der Körper schmerzt, der Kopf tut weh, der Puls dröhnt.

Der Nachtschlaf ist zerschlagen.

Gegen Ende des Wochenendes bin ich nach Dalarna gefahren, zu Mama und Papa, nach Kvarnsveden, in die Gegend, die mir jetzt so viel mehr bedeutet. Dort sind meine wirklichen Wurzeln. Dieser Ort ist meine Sehnsucht.

Abends saßen wir auf der Küchenbank und haben in einem Fotoalbum geblättert. Alle waren jünger. Die Freude konserviert. Das wird immer so sein. Die Sonne scheint immer noch am Mittsommerabend vor Jönköping, die Taufe meines Bruders scheint immer noch ein echter Höhepunkt zu sein, und Opas Brille ist seit 1976 nicht kleiner geworden. Wir haben über Papas Bart geredet und wie mein Bruder anfing zu weinen, weil er ihn, als er von einer Reise wiederkam, nicht mehr erkannt hat. Ich musste an meine eigene Kindheit denken. An die Jahre, die mich zu dem gemacht haben, der ich bin.

Ein- oder zweimal habe ich mir den Arm gebrochen. Und

verstaucht. Zweimal hatte ich eine Gehirnerschütterung. Das Handgelenk gebrochen. Hingefallen, so dass sich die Wirbelsäule zu einem S verformte, wie ein Fragezeichen. Dreimal ist mir die Kniescheibe rausgesprungen. Und dann 2002 diese kleine Hirnblutung, die mit allem hätte Schluss machen können. Langsam frage ich mich, ob ich vielleicht niemals ganz heil sein werde. Vielleicht liegt es in meiner Natur. Bin ich ein schwacher Mensch? Vielleicht bin ich so ein Kitz, das es niemals geschafft hat, sich aufzurappeln. Ich fange an nachzugrübeln, denke Gedanken, die mir gegenüber meinen Eltern die Schamesröte ins Gesicht treiben. Als würde ich auf ihre Schöpfung herabsehen. Als würde ich nicht nur meine, sondern auch ihre Fähigkeiten infrage stellen. Als wäre ihr jüngster Sohn ein Montagsmodell.

Nachdem ich die Diagnose hatte, sind viele Gedanken in meinem Kopf herumgesaust, die schlimmer gekocht haben als das Fieber, das sich in meinem Körper eingenistet hat. Ich habe überlegt, ob mein Glück langsam zur Neige geht. Wäre ich eine Katze, hätte ich schon acht meiner Leben verbraucht. Eine Chance hätte ich dann aber noch. So ist es wohl. Nach diesem Kampf, nach dieser Schlägerei, die mir aufgenötigt wird, habe ich noch eine Chance. Dann ist es vorbei.

Mein erklärtes Ziel war es immer, von Konfliktherden zu berichten. Ich will da sein, wo sonst niemand anders ist, will das sehen, was eigentlich niemand sehen will. Das erzählen, was ganz viele hören müssen. Soll nicht heißen, dass Konflikte etwas Schönes sind. Aber verlockend.

Inzwischen aber habe ich zu zweifeln begonnen. Schließlich habe ich nur noch eine Chance. Da würde ich als Kriegsberichterstatter sicher auf dem Flug zu einem Krisenherd eine Erdnuss in den falschen Hals kriegen und ersticken. Oder ich würde über irgendwas Blödes stolpern, mir den Kopf anschlagen und ... sterben. Weil mein Vorrat an Glück langsam zur Neige geht. So fühlt es sich für mich an.

Plötzlich spüre ich ein brennendes Verlangen. Eine Frage liegt mir auf dem Herzen, sie muss raus. Ich muss die Wahrheit wissen. Also rufe ich meine Mutter an. Das hilft eigentlich immer. Sie hat immer eine Antwort. Also frage ich, und sie antwortet.

Ich bin an einem Mittwoch geboren.

Plötzlich fühlt sich alles besser an. Ich habe mich wohl getäuscht. Hoffe ich.

Aufstand in den Gassen

Krankenhaus. Wartezimmer. Fremde auf dem Sofa. Schlechter Radiosender. Versuche so auszusehen, als ob ich das hier schon tausendmal gemacht hätte, als sei ich vollkommen unberührt vom Ernst der Lage. Als würde es mich nicht im Geringsten berühren, hier zwischen anderen Krebspatienten zu sitzen. Und wir sind wirklich eine bunte Mischung. Einige scheinen massenhaft Termine zu haben, als würden sie nie fertig werden und nie weiterkommen. Als würde irgendetwas sie festhalten. Ich höre, wie sich jemand am Empfang als »Stammkunde« bezeichnet. Und auf dem Sofa neben meinem sitzt eine ganze Familie. Sie scheinen zum ersten Mal hier zu sein. Der Vater ist der Kranke, ihm steht dieselbe Schlägerei bevor wie mir. Es tut weh, ihn zu sehen. Er scheint in guter Verfassung zu sein, stark, ruhig, gesammelt, vierzigerjahremäßig. Er erinnert mich an meinen eigenen Papa, der war auch mal krank. Und was mich damals am meisten erschreckte, war meine eigene Angst davor, ihn schwach sehen zu müssen. Die Furcht, zu sehen, wie er in etwas verwandelt werden würde, was er in meinen Augen niemals war. Papa war Stärke. Und so wollte ich ihn sehen. Als sicheren Ort.

Ein Arzt kommt ins Wartezimmer. Er sagt einen Namen, und die Familie steht auf, geht in den Flur. Ich sehe dieselbe Angst in den Augen der Familienmitglieder. Das Gedankenzittern.

Meine eigene Krankheit fühlt sich nicht so gefährlich an, vielleicht, weil sie sich nicht auf einem solchen Minenfeld befindet.

Ich habe keine Kinder. So wie es aussieht, werde ich keine besorgten Jungs oder Mädchen hinterlassen. Nicht dass ich wüsste jedenfalls.

Papa hat damals gesiegt. Papa ist gesund geworden. Und ich werde es so machen wie du, Papa. Aber erst werde ich jetzt mal hinter meinem Arzt hergehen, der im Wartezimmer meinen Namen aufruft. Ich stehe auf und gehe los. Doch für mich ist das hier etwas anderes. Für mich sind das zittrige Schritte zu einer Schlägerei. Das hier ist ein Aufstand in den Gassen. Es erinnert mich an die Teenagernächte am Borganäsvägen in Borlänge, wo manche ein Messer hatten, wo einer ein Gewehr hatte und wo alle bereit waren, zum Selbstschutz die Fäuste zu ballen. Denn das ist genau, was ich tun muss. Aber diesmal muss ich sie gegen mich selbst erheben.

Ich will über alles Bescheid wissen, von den Medikamenten bis hin zum Gästeparkplatz des Krankenhauses. Das ergibt ein breites Spektrum zum Nachdenken, vieles, das geklärt werden muss. Der Arzt erzählt detaillierter als das letzte Mal von meiner Operation und wie mein Körper darauf reagieren wird. Wie ich mich verändern werde. Und vor meinem inneren Auge sehe ich nicht nur, wie mein Körper wie ein Schweinerücken auf dem Metzgertisch aufgeteilt wird, sondern auch, wie das kommende Jahr – vielleicht die kommenden Jahre – verstümmelt und amputiert werden.

»Es ist, wie es ist«, sage ich und klinge dabei erstaunlich macho, während ich alles tue, um nicht loszuheulen.

Es gelingt mir nicht. Aber ich begreife, dass es wahr ist. Es ist, wie es ist. Ich muss mich schlagen. Ich muss den Borganäsvägen on my ass runtergehen. Ich muss siegen. Damit der Krebs *just another dead rat in a garbage pail behind a Chinese restaurant* wird.

Ich werde es so machen wie Papa.

Tollwut

Fast eine Woche habe ich gebraucht, bis ich wieder klar sehen konnte. Eine Woche, bis ich meine Gedanken zu Ende gedacht hatte. Eine Woche, bis ich wieder dabei sein konnte. Davor habe ich meist gelegen. Ausgeruht. Geschlafen. Ich war woanders. Ich war nicht der Kristian, der ich sein wollte. Und so ist es mehr oder weniger weitergegangen.

Bis jetzt.

Bis gerade eben.

Bis gerade eben war ich jemand anders.

Ein Mann mit Stoppelhaaren und einer Narbe – dem Startsignal – auf der Brust. Ein Mann, der mit dem Gefühl von kaltem Regen auf dem Gesicht herumlief, mit verkrampften, in die Handflächen geklappten Daumen. Ein Mann, der fand, dass alles nach Eisen schmeckte, ein Mann mit einer tauben Zunge. Der nicht reden konnte, wenn er es endlich geschafft hatte zu essen. Für den der kleinste Lufthauch wie ein Eismeersturm war, der sich selbst schreien hörte, nachdem er etwas aus dem Kühlschrank geholt hatte – weil noch nie jemals etwas so kalt gewesen war.

Aber vor allem war ich ein Junge, der sich selbst vermisste.

Ich war naiv gewesen. Hatte nicht gedacht, dass es so schlimm sein könnte. Hatte mir nicht vorstellen können, dass eine Chemotherapie so brutal sein würde. Abscheulich. So beinhart. Hatte nicht gewagt, mir vorzustellen, dass es so sein würde. Und wahrscheinlich kann ich mir das nicht mal vorwerfen.

Wenn jemand sagt, »Es wird Ihnen wahrscheinlich ein bisschen übel werden«, dann fällt es irgendwie schwer, herauszubekommen, was damit eigentlich gemeint ist. Die Information sagt nichts, sie ist ein Luftschloss. Wertlos. Man kann keinen Bezug zu der Auffassung eines anderen über seinen Körper herstellen, ganz gleich, ob es um Liebe, Schürfwunden, ein gebrochenes Nasenbein, einen Orgasmus oder eine Chemotherapie geht.

Es ist seltsam, wie mein Körper zu einem eigenen Wesen geworden ist. Er ist ein Hund geworden, der während des Abendspaziergangs die Dunkelheit verbellt. Wie der Hund meines Bruders, der über die Felder rannte, um dann den ganzen Wald zu attackieren, als ob der Wald und nicht der Wolf die Bedrohung wäre. Er ist wie Lisas Pferd geworden, das völlig abbaute, Fieber bekam und durchdrehte, und dann war es Tollwut. Es war wohl ein Wolf über die Weide geschlichen.

Morgen kommt die nächste intravenöse Dosis der Gifte. Von meinem Bett aus werde ich sehen, wie der Pegel in der Flasche immer weiter nach unten sinkt, werde spüren, wie die Müdigkeit angeschlichen kommt, wie der Körper zu Anfang wärmer wird. Wie ich selbst immer träger werde und alles um mich herum sich drehen wird. Wie auch ich wanken werde, wieder rot pinkeln werde.

Und genau dann, wenn ich wieder hochkomme, wenn die Kräfte in ein paar Wochen zurück sind, dann ist es wieder so weit. Zeit, den Körper wieder zu brechen. In genau vierundzwanzig Stunden geht es los.

Ich habe die Tollwut. So ist es. Das musste einfach mal gesagt werden, jetzt, da ich weiß, warum ich die Dunkelheit verbelle.

Marzipantörtchen im März

Jetzt ist es an der Zeit, dass ich es erzähle. Wie das alles begann. Wieso ich hier sitze, mit einem Leben, das eine völlig neue Wendung genommen hat. Eine Wendung, die ich nicht geplant hatte und auf die ich mich auch nicht gerade spontan gefreut habe, als ich sie auf mich zurauschen sah. Es ist schwer, einen Anfang zu finden. Ich kaue auf den Wörtern, sauge die Kraft aus ihnen, starre blind vor mich hin. Aber ich werde es versuchen.

Hallo, ich heiße Kristian, und ich bin Workaholic. Das bin ich schon ... seit ich denken kann. Aber ich weiß, dass vor ungefähr zwei Jahren alles aus dem Ruder gelaufen ist. Ich lebte aus eigener Entscheidung allein und war eigentlich ziemlich fertig. Ich war wie ein Paar zerschlissener Schuhe, die ihren Dienst schon seit langer Zeit abgeleistet hatten. Doch ich habe mich geweigert, das einzusehen. Also fing ich an zu arbeiten. Oder besser gesagt, mich auszuzehren. Nur so, wenn überhaupt, konnte ich die Leere ausfüllen. Die Arbeit sollte bestätigen, dass ich zu irgendetwas taugte. Und so wurde die Arbeit schnell zu dem Einzigen in meinem Leben, das Substanz zu haben schien. Das einzig Konkrete. Sie wurde zur Wirklichkeit. Der Erfolg in der Arbeit war meine Methode, mich selbst zu befriedigen. Das Schreiben war mein Weg zurück. Meine Art, mein Selbstvertrauen aufzubauen. Meine Art, etwas zu beweisen. Doch je mehr Zeit verging, desto unklarer wurde, wem ich etwas beweisen wollte und warum.

Das habe ich damals nicht begriffen.

Und so ging es weiter. Monat um Monat. Es war einfach zu schwer, von dem Güterzug abzuspringen. Ich habe alles angenommen, was mir über den Weg lief. Egal, was es war.

Ich schrieb in die brodelnden Nachtstunden hinein. Ich hieb dem Schlaf meinen Schädel an den Kopf, ich rammte der Erschöpfung mein Knie in den Schritt. Dachte, dass ich es schaffen würde, wenn ich den Körper, der zu meiner einzigen Beschränkung geworden war, ignorierte.

In diesem Jahr war ich entsetzlich erschöpft. Habe höllische Kopfschmerzen mit mir herumgeschleppt. Musste zu Hause bleiben und mich ausruhen, wenn ich den Weg von der U-Bahn zurückgelegt hatte. Fand die Treppen unüberwindbar. Alle Arten von körperlicher Anstrengung wirkten furchterregend. Ich konnte nicht mehr. Nach langem Hin und Her und den kompromisslosen Forderungen meiner Mutter landete ich schließlich beim Arzt. Und das war gut so.

Es erwies sich schnell, dass meine Blutwerte völlig im Keller waren. Das sei im Hinblick auf meine ansonsten gute Verfassung doch etwas seltsam, meinte man im Krankenhaus. Ganz und gar nicht, dachte ich, weil es natürlich seinen Tribut forderte, wenn die Arbeit den Schlaf im Würgegriff hat. Ich musste zur Beobachtung bleiben. Ich bekam mehrmals Bluttransfusionen und sofort eine Reihe von Medikamenten. Für mich, der eigentlich seit über einem Jahr Ruhe und Entspannung brauchte, war die Zeit im Krankenhaus der reinste Strandurlaub. Abends aß ich mit den Rentnern Marzipantörtchen. Wir schauten Hockey, aber sie schliefen ein. Nachts bewegte ich mich durch die leeren Korridore des Krankenhauses, durch den sterilen Geruch und die Stille – ein Ambiente aus einem japanischen Gruselfilm – und ich ging davon aus, dass ich bald nach Hause fahren würde.

Da täuschte ich mich.

Nach ein paar Tagen stellte man eine Blutung im Magen fest.

Ich hatte eine ganze Zeitlang schon Blut verloren, und zwar ziemlich viel. Mama beschuldigte meine Indienreise ungefähr ebenso harsch, wie der Ermittlungsleiter Hans Holmér einst die PKK beschuldigt hatte, hinter dem Mord an Olof Palme zu stecken. Mama hat die Sache jetzt losgelassen. Ich weiß nicht, wie es damit bei Hans Holmér aussieht. Ich selbst war ganz sicher, dass es die Arbeit und der Schlafmangel waren, die nun mit der Rechnung an die Tür klopften. Und als man dann anfing, noch zusätzlich von einem Magengeschwür zu reden, war ich kein bisschen erstaunt. Aber das sollte sich bald ändern.

Ich glaube, ich hatte den Bescheid schon tags darauf. Ich bin wirklich nicht ganz sicher. Schwer, sich an Anfang März zu erinnern, es kommt mir so unendlich weit entfernt vor.

Der Arzt glitt vorsichtig auf mich zu – dabei hatte er sich doch vorher so selbstsicher und vertraut auf der Station bewegt. Er fragte, ob wir mal in sein Zimmer gehen könnten, um zu reden.

»Klar«, antwortete ich, fest davon überzeugt, dass ich nun mit ein paar Tabletten und der Ermahnung, es etwas ruhiger angehen zu lassen, entlassen würde.

Der Arzt sprach ruhig, konzentriert, zielgerichtet, so wie Ärzte es eben tun. Er war warmherzig, versuchte, mir die Diagnose behutsam und rücksichtsvoll beizubringen. Ich werde diesen Augenblick nie vergessen. Der Arzt holte kurz Luft, machte eine kleine Pause. Sie hatten etwas in meinem Magen gefunden. Etwas Fieses. Etwas, das nicht gut war. Einen Tumor, der sich wie ein Netz im Magen ausgebreitet und nach Milz und Bauchspeicheldrüse gegriffen hatte.

Noch nie zuvor war ich so erstaunt gewesen. Noch nie so enttäuscht. Noch nie habe ich mich gleichzeitig so tot und so lebendig gefühlt.

Irgendwo hier fängt meine Geschichte richtig an.

Für ein paar Zeitungen und zwei Flaschen Wodka

Karfreitag. Schlecht geschlafen. Fiebertraum über Mamas Kummer und die Apokalypse. Und dennoch gibt es da einen anderen Traum, den loszulassen mir schwerer fällt. Er flog mich vor ein paar Wochen an und hat mich seither nie richtig verlassen. Er verbirgt sich, aber manchmal sehe ich ihn.

Es scheint auf dem Balkan zu sein. Die Umgebung und die Sprache wirken wie Balkan. Vielleicht so um 1998, als der Kummer der Mütter und die Apokalypse noch anders waren.

Ich wurde in eine Rebellengruppe eingeschleust. Schreibe für eine sehr weit entfernte Zeitung, für Menschen, die zu verstehen glauben. Ich bin schon eine längere Zeit mit den Rebellen zusammen; wir sind gute Freunde geworden, obwohl wir das eigentlich nicht sein sollten. Doch wir sind es. Wir haben zusammen über das Teuflische des Lebens gelacht, haben gefallene Kameraden betrauert und vielleicht sogar erfolgreiche Angriffe auf den Feind gemeinsam gefeiert. Der Feind, der sich in den starrgefrorenen Bergen verbirgt. Nachts sehen wir, wie Leuchtraketen ihren Schein über die leeren Wälder werfen, und wir pressen uns dichter aneinander, als ob wir dadurch schwerer zu entdecken wären. Wir glauben, dass es uns gelingt. Aber eines Tages wird das Ende kommen.

Unser Versteck, ein zerschossener Bauernhof an einem Abhang, wird eingenommen. Draußen auf dem Hof stolziert ein Mann herum. Ein General. Er raucht. Bewegt sich hochmütig. Nicht gerade der Typ, mit dem gut Kirschen essen ist. Die Rebellengruppe, zu der ich neuerdings auch gehöre, soll in ein Lager geschickt werden. Wir wissen alle, was uns da erwartet. Der Kummer der Mütter und die Apokalypse. Ich versuche zu erklären, dass ich Journalist bin. Dass ich nicht so bin wie sie. Dass ich nicht ... zu ihnen gehöre. Es spielt keine Rolle. Verzweifelt leere ich meinen Rucksack und sehe Einzelteile aus meinem Leben den Abhang herunterrollen. Ein paar Zeitungen und zwei Flaschen Wodka. Ich reiche sie dem General. Und mein Vorschlag, mein Preis für meine eigene Freiheit, mein Leben und den Tod der anderen, fällt auf fruchtbaren Boden. Ich sehe die Blicke meiner ehemaligen Kameraden. Die Enttäuschung. Aber auch, dass sie irgendwie damit gerechnet hatten.

Heute ist Karfreitag. Der Tag, an dem Jesus von Nazareth gekreuzigt und begraben wurde, nachdem er von Judas Ischariot, dem größten Sündenbock der Geschichte, verraten worden ist. Und ich denke an meine Fantasiegespinste an einem Ort, der wie der Balkan wirkt. Wie ich die anderen für mein eigenes Leben verkauft habe, für ein paar Zeitungen und zwei Flaschen Wodka. Was bin ich zu tun bereit, um das hier zu überleben? Was werde ich verkaufen? Wie soll ich feilschen? Was braucht es für einen Sieg?

Wo ist der General?

Der Tag heute: ein verlorenes Match

Manchmal lauert es in einem Augenblick, manchmal in langen Stunden. Manchmal liegt es nachts neben mir. Dann wieder sitzt es morgens bei mir, wenn ich das Gefühl habe, der Einzige auf der ganzen Welt zu sein, der wach ist. *Es* ist der Wunsch, meine Krankheit wäre eine Fresse, in die ich reinschlagen könnte.

Ich wünschte, du wärest konkreter, Krebs. Es würde sich wirklicher anfühlen und vor allem gerechter, wenn du jemand wärest, mit dem ich reden könnte. Aber jetzt sitze ich hier und habe den ganzen Tag mit dir rumgemacht, ohne eine einzige Antwort zu bekommen. Es wäre gerecht, wenn es jemanden gäbe, der für das hier Rede und Antwort steht. Jemanden, der wenigstens versuchen würde, zu erklären, warum ich jetzt krank geworden bin. Es wäre gerecht, wenn es eine Erklärung mit Brief und Siegel gäbe, ein schriftliches Protokoll, einen durch Abstimmung erlangten Beschluss, warum. Aber so etwas gibt es nicht. Keine Telefonnummer, die ich anrufen kann, um mich in die Hotline einzureihen und möglicherweise, eventuell, vielleicht eine Antwort zu erhalten. Nicht einmal eine Warteschleife, nicht einmal diese höllische Erfindung gibt es für mich.

Ich sehe nicht nur, wie der Krebs meinen Körper frisst, sondern auch meine Zeit. Meine Pläne kriegen Risse. Frühjahr, Sommer und der Rest des Jahres werden vor meinen Augen in Stücke geschlagen. Und ich erkenne, wie wenig ich dagegen ausrichten kann. Die frühlingshaft alkoholisierte Klientel in den

Cafés provoziert mich, das Kichern und die sorglosen Augenblicke.

Doch am meisten provoziert mich meine eigene Verbitterung.

Schon oft habe ich diese Situation, die Krankheit, behandelt, als wäre sie ein Match. Ich rede mit anderen und mit mir selbst, als ob es einfach nur darum ginge, es runterzuspielen. Im Moment liege ich zurück. Ich liege zurück, und ich werde es nicht drehen. Nicht dieses Spiel. Das ist verloren. Genau wie dieser Tag. Später dann, wenn der Krebs weg ist, da beginnt ein neues Match, und das werde ich haushoch gewinnen. So ist es einfach. Dann komme ich groß raus. Und zwar so richtig. Aber manchmal ist das ein schwacher Trost.

Es war ein ekelhafter Tag. Beim Aufwachen fühlte ich mich noch stark, doch schon kurz darauf wurde ich schwach. Mickrig. Dann wurde es immer nur noch schlimmer. Der Tag, an dem ich die Diagnose bekam, kommt mir im Vergleich zu dem heutigen Tag wie die reinste Party mit Freibier vor. Wirklich. Weil ich damals den rumtobenden Blitz gegeben habe. Explodiert bin. Zugelassen habe, dass ich zornig bin. Vor Wut raste. Ich bin in einen Orgasmus aus Flüchen ausgebrochen. Habe meine Faust geschüttelt, als niemand hingesehen hat. Habe getreten, direkt in die Luft.

Wenn du doch nur so eine Fresse sein könntest. Dann würde ich voll auf dich losgehen. Und ich würde es nicht bei geballten Fäusten oder Lufttritten belassen. Ich würde dich nach den Anweisungen von Cormac McCarthy skalpieren. Ich würde dir den Schädel abreißen und ihn auf einem Spieß herumtragen, zur Warnung für Typen wie dich.

Diese leere Bedrohung zehrt an mir, denn das hier bin nicht ich. Du tust mir Böses. Und du hörst nicht einmal zu. Weil du kein Mensch bist. Du bist der Krebs in meinem Körper.

Dafür werde ich dich immer hassen.

MAI 2011

Wir werden durch das Gewitter gehen, mein Bruder und ich

Walpurgisabend und vorsichtiger Frühlingsregen. Offene Balkontür. Ich saß auf dem Sofa und genoss den Duft der Feuchtigkeit. Wartete auf das Gewitter, das niemals kam. Aber ich blieb sitzen, auf dem Platz, auf dem mein Bruder saß, als er kürzlich bei mir war. Und zwei Gedanken begegneten sich. Frontalzusammenstoß. Ich konnte sehen, dass sie zusammengehörten. Dass sie Brüder waren.

Ich war klein. Ein Junge noch, zu Hause im behüteten Kvarnsveden, und alles war so spannend. Es war Sommer, und dunkle Wolken türmten sich selbstsicher und bedrohlich wie ein wütendes Gemälde über den Baumwipfeln auf. Es begann zu regnen. Und gleich danach kamen die Blitze. Es donnerte. Das Donnern echote vom Wald her, wo die Elektrizität einschlug, und knallte auf das, was damals die ruhigste Straße der Welt war. In diesem Augenblick war ich außer mir vor Angst. Zu viel Kraft ringsumher. Das habe ich wohl damals schon begriffen. Mein Bruder, der ein paar Jahre älter ist, packte mich, und wir legten uns unter einen der Apfelbäume – den mit den grünen Äpfeln. Jetzt, im Nachhinein, weiß ich, was für eine schlechte Idee das war. Vielleicht wusste mein Bruder es damals schon, aber das war nicht so wichtig. Vielleicht lagen wir wegen der Spannung dort. Es schien, als wollte er möglichst nahe beim Aufstand des Himmels sein.

Ich lag neben ihm. Das Herz erforschte den Brustkorb, schlug im Takt mit den Donnerschlägen. Ich erinnere mich, dass er lächelte, mein Bruder. Und da begriff ich: solange ich neben ihm lag, solange er bei mir war, musste ich keine Angst haben.

Das war damals, und heute ist heute. Am Tag vor meiner vorigen Behandlung kam er zu mir, mein Bruder – der große, der starke. Er, der so sehr Mann ist. Ich sah seine Sorge. Ich spürte sie. Und ich begriff plötzlich, dass es auch schwer ist, danebenzustehen. Denn das frustrierte Weinen tut am meisten weh. Ich bin schließlich sein Bruder – der kleine, der schwache. Der noch so sehr Junge ist. Und mein Bruder, der alles für mich tun würde, ganz gleich, unter welchen Bedingungen oder mit welchen Chancen, kann jetzt im Moment gar nichts tun. Und das zehrt an uns beiden.

Aber nimm es nicht so schwer, mein geliebter Bruder, ältestes Kind meiner Mutter. Wir werden durch das Gewitter gehen, du und ich. Genau wie damals, als wir klein waren. Solange du bei mir bist, werde ich das hier schaffen. Das muss ich einfach. Und dann werden wir uns unter den Apfelbaum legen, den mit den grünen Äpfeln, und das Gewitter auf uns zurauschen hören, wenn der Frühling auf dem Weg zum Sommer ist.

Der Sturm, in dem ich gefangen bin

Du starrst mich an wie Hohnlachen an einem Bartresen. Du bist eine Beleidigung in einem sommerlichen Rausch. Du bist ein sinnloses Geschoss aus dem Nichts. Ich bin dich so leid. Im Grunde bin ich gar nicht empört. Im Grunde bin ich enttäuscht.

Hallo, Leben, ja, ich rede mit dir. Go fuck yourself.

War gestern im Krankenhaus. Habe mich auf die Waage gestellt, um mein Kampfgewicht für die Boxrunden festzustellen, die vor mir liegen. Ich sitze in einem Wartezimmer, in dem alle anderen älter sind als ich. Wo sie mich verwundert ansehen, um rauszufinden, wo mein kranker Verwandter, meine Eltern oder meine Großmutter sind. Aber ihr könnt aufhören, mich anzustarren. Es ist niemand da. Und es wird auch niemand kommen, auch wenn ich doch weiß, dass sie mir immer nahe sind. Dass sie immer für mich da sind.

Aber nicht sie tragen diesen Orkan in der Brust. Ich bin es. Ich bin es, der krank ist. Ich bin es, der Krebs hat. Und das hier ist mein Kampf. Das hier ist der Sturm, in dem ich gefangen bin.

Der Arzt und ich. Unpersönliches Zimmer. Kahle Wände, draußen vorm Fenster erstaunlich herbstlich, Stand-PC. Desinfektionsmittel für die Hände. Wir haben in unseren Kalendern geblättert und Termine angeschaut, als würden wir ein gemeinsames Mittagessen planen. Aber darum ging es nicht. Darum geht es nicht. Es geht um das Ereignis, das mein Leben in zwei Teile spalten wird, deutlich markiert durch das Skalpell des Chirurgen.

Kristian: vorher und nachher. Nun weiß ich, in welcher Woche das geschehen wird.

Das wird dieses Jahr ein kurzer Sommer.

Es fällt schwer, das zu Ende zu denken. Es fällt mir schwer, irgendeinen Sinn darin zu sehen. Verliere die Lust. Werde zynisch. Ich sehe, wie ich selbst – der Junge, der ich mal war – vergehe. Wie die Kreationen der Fantasie verblassen. Wie mein Optimismus, der immer an meiner Seite war, plötzlich weniger wird. Zu einem treuen Hund wird, immer älter und schwächer. Wie er zu Ende geht. Trotzdem sind die Gedanken alles, was ich habe. Das Nachdenken. Die Sorge. Die Sehnsucht.

Bald werde ich eine Liste mit Sachen erstellen, die ich machen werde, wenn das alles hier vorbei ist. Hoffentlich wird sie lang. Eine kraftvolle Liste. Aber ich weiß jetzt schon, was meine Hoffnung ist. Ich hoffe, wieder naiv zu werden und weiter glauben zu können, dass das Leben trotz allem eine schöne Geschichte ist. Denn das möchte ich am liebsten von allem. Dieses Gefühl soll zurückkommen wie ein entlaufener Köter.

Ich werde mich nach dir umdrehen, werde in der Nacht deinen Namen rufen, werde draußen sitzen und auf dich warten. Bereit sein. Und dann werde ich in die Hocke gehen, damit ich dich begrüßen kann, wenn du angelaufen kommst. Und dann sind wir zwei wieder zusammen, und nichts wird uns trennen.

Und am dritten Mittwoch …

06:21
Der brüchige Schlaf ist vorbei. Habe scheinbar die ganze Nacht lang ein Kissen umarmt. Geträumt. Ununterbrochen. Kann nicht richtig erkennen wovon. Doch die Träume waren die ganze Zeit da. Sehe, dass es ein schöner Tag ist. Es ist, als wäre es schon später. Gestern habe ich alles getan, um den heutigen Tag vor mir herzuschieben. Bin in der Wohnung herumgegeistert und habe mich mit sinnlosen Dingen beschäftigt, nur um den Morgen so lange wie möglich von mir fernzuhalten. Schließlich bin ich eingeschlafen.

Jetzt sehe ich, wie die zusammengeknüllte Decke Striche auf meinen Bauch gemalt hat. Versuche nicht, noch mal einzuschlafen. Hat keinen Sinn. Bald geht es los. Erneut.

07:47
Frühstücke, so viel ich nur kann. Die Gelegenheit muss genutzt werden. Bald ist es mit dem Appetit vorbei. Höre Musik, Lieder und Erzählungen, von denen ich glaube, dass sie meine Laune verbessern. Der Mann mit dem Berg, von dem niemand wusste, wer es ist, singt *Pancho and Lefty*. Ich singe mit, aber ich weiß nicht, wer von beiden ich bin. Heute weiß ich es wirklich nicht. Ich bin erstaunlich froh, zum ersten Mal seit viel zu langer Zeit.

08:56
Nehme den Bus, damit ich die Bäume sehen kann. Die U-Bahn ist schneller, aber ich will nicht U-Bahn fahren. Ich will die Leben der anderen an mir vorbeifahren sehen. Rufe ein paar meiner Liebsten an. Weiß nicht, warum, vielleicht, um zu beweisen, dass ich lebe. Weil sie wissen sollen, dass ich an sie denke, jetzt, da ich mich in meinen Nebel begebe. In mein Lützen. Es fühlt sich an, als würde ich sie verlassen, um auf einer Bohrinsel zu arbeiten, oder vielleicht eher in einer Raumsonde, die oben am Sternenhimmel kreist. Und ich werde sie aus meiner Finsternis heraus sehen, weit da unten, und sie werden mich nur erahnen können. Weit, weit weg.

Das letzte Stück zum Krankenhaus gehe ich zu Fuß. Die Autos brüllen, die Maschinen lärmen. Der Berg unterhalb des Krankenhauses, der, als ich das letzte Mal hier war, wie mit Zündhütchen akupunktiert dalag, besteht jetzt nur noch aus zerschlagenen Steinen, Wurzeln und Staub.

09:36
Man gibt mir dasselbe Zimmer wie letztes Mal. Und das macht mir Freude, zumindest zu Anfang. Warum, das werde ich zu einem anderen Zeitpunkt erzählen. Die Krankenschwester reibt meine Brust mit Alkohol ein und bittet mich, tief Luft zu holen. Dann schiebt sie die Nadel in den Port-a-Cath, die Schachtel, die mir unter meinem rechten Schlüsselbein eingesetzt wurde. Sie packt fest zu. Ich fühle ihre Finger um den Zugang und wie sie ihn gegen das Schlüsselbein drückt.

Diesmal höre ich nicht, wie die Nadel in den oberen Teil der Schachtel eindringt.

09:48
Die erste Flasche, die gegen die Übelkeit, ist leer. Zeit, der

Krankenschwester Bescheid zu geben, damit sie die erste Dosis Zytostatika, Zellgifte, anschließen kann. Ich versuche, mich auf dem Bett herumzudrehen, suche nach der Klingel. Die müsste irgendwo hier sein. Ich weiß es. Da war sie doch grad noch. Da. Gut.

Da scheint jemand im Flur zu rennen.

09:49
Falscher Knopf. Falscher Alarm. Das letztgültige Signal von Tod und körperlicher Zerstörung. Entschuldigung.

10:11
Kommt angeschlichen. Damit ich es nicht merke. Aber ich weiß, dass es unterwegs ist. Dass es sich nähert. Es geht mir wie nach einer halben Flasche Wein. Träge. Langsam. Gegen meinen Willen heiß.

Unten vor meinem Fenster sehe ich auf dem Årstaviken ein schönes Holzboot vorüberfahren. Auf dem Weg nach draußen, oder nach Hause.

10:31
Wie nach noch mehr Wein. Habe über eine halbe Stunde lang versucht, aufs Klo zu gehen. Fühle mich wie *The Wrestler* . Weiß, dass ich stärker bin als jetzt gerade. Etwas hält mich zurück.

Nach diesem Satz werde ich die Beine nach rechts drehen, die Hände auf den Rand des Bettes aufstützen und dann das Flaschengestell mit mir ins Badezimmer schieben.

11:01
Schwarzer Rausch.

Der einzige Lebendige in unserer Stadt

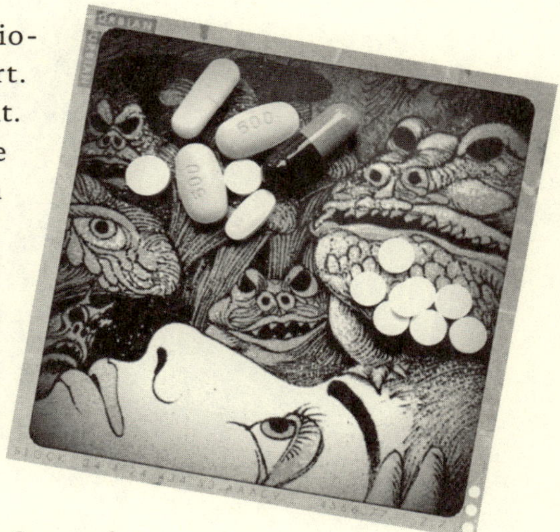

Alle erdenklichen Positionen im Bett ausprobiert. Mich gewunden. Gedreht. Aufgestanden. Die Sonne streicht über die alten Ericsson-Gebäude am Telefonplan. Stockholm schläft. Draußen vor meinem Fenster höre ich die Hohltaube ununterbrochen plappern. Ich bin fit. Seit bald zwei Stunden hellwach. Könnte einen Marathon laufen. Auf hundert Fragen in ebenso vielen Sekunden antworten. Ganz nach oben in einen Baum klettern, um nie wieder herunterzukommen.

Der Plan besagt, dass ich während der direkt auf die intravenöse Behandlung folgenden Tage acht verschiedene Medikamente nehmen soll. Jedes Medikament wirkt anders auf den Körper. Aber ich nehme nur sieben. Mehr schaffe ich nicht. Mehr kann ich nicht. Eines von ihnen ist eine Art Hallo-wach, das mich bis zum Nachmittag unglaublich fit macht. Danach sacke ich in mich zusammen. Die Wirklichkeit holt mich ein. Und dann finde ich mich selbst schlafend vor, wenn ich am liebsten wach wäre. Das Medikament, die kleinen Tabletten, rechts auf dem Bild, mildern die Nebenwirkungen der Zytostatika ab. Deshalb nehme ich sie. Damit werde ich nicht so schnell aufhören. Aber ich werde noch einen Augenblick warten. Muss versuchen, die Stunden in Schach zu halten. Mit diesem Tagesrhythmus werde ich von allem und allen abgeschieden leben. Das will ich nicht. Die Isolation meines Daseins genügt mir schon.

Jetzt im Moment bin ich *the only living boy in Hägerstensåsen.*

Der Junge und die Krähe

Dann war da noch das mit der Freude über das Zimmer im Krankenhaus. Die Freude, die so schnell erstarb. Die, wie so vieles andere, verschwand.

Als ich das erste Mal zur Behandlung hier war, bekam ich Zimmer 1 mit einer atemberaubenden Aussicht über den Årstaviken und die südlichen Teile Stockholms. Das war ein schöner Anblick. Und das ist es immer noch. Direkt vor meinem Fenster, nahezu auf derselben Höhe, schwirrten zwei scheinbar frisch verliebte Elstern. Sie waren high vor Liebe, tief in einer gemeinsamen, durch die Nähe des anderen geschaffenen Hybris. Sie flogen mit Ästen, die sie eigensinnig und zielgerichtet abgebrochen und von der Erde aufgeklaubt hatten, um sie in einer Astgabel im Baum zu befestigen. In dem Baum vor dem Fenster, wo das Jungenherz von *Moonlight Mile* zu seinem ersten medizinischen Holmgang aufgerufen wurde. Ich sah, wie sie eine anfänglich anspruchslose Behausung bauten, eine gemeinsame Zukunft. Wie sie gemeinsam etwas Schönes schufen. Es dauerte, aber nach einer Weile konnte man die beginnenden Formen eines klassischen Elsternnestes erkennen.

Vielleicht das schönste, das ich je gesehen habe.

Als ich drei Wochen später für die nächste intravenöse Dosis kam, war das Nest verstärkt worden. Es war stabiler. Sicherer. Dachte ich. Und es dauerte nicht lange, bis ich das verliebte Vogelpaar sah. Und ihre Verzweiflung. Eine dreiste Krähe in grauschwarzer Erscheinung pickte mit ihrem kräftigen Schnabel unter den Zweigen und den sorgfältig zurechtgelegten Ästen. Die Elstern taten ihr Möglichstes, ihre Schöpfung zu verteidigen. Tapfer näherten sie sich dem größeren Widersacher, der sie sogleich zum Rückzug nötigte und zwang, ein paar Meter weit wegzufliegen, wo sie dann zusehen mussten, wie ihr Feind ihr Nest vandalisierte. An jenem Montag war die Aussicht nicht mehr so schön.

Als ich das Krankenhaus verließ, musste ich ständig darüber nachdenken, wie es wohl weitergehen würde. Wie der Kampf enden würde.

Und montags war ich wieder da. Zunächst freute ich mich darüber, wieder Zimmer 1 zu bekommen. Ich wollte so gerne sehen, wie es den verliebten Elstern ergangen war. Das Wetter war, wie es sein kann, wenn es gut gelaunt ist. Aber das spielte keine Rolle. Das Nest war leer. Der Baum ebenso. Ich hielt nach den Elstern Ausschau, doch sie waren nirgends zu sehen. Auch die Krähe zeigte sich nicht. Ich glaube, ich sah keinen einzigen Vogel. Es ist wohl nichts geworden aus der gemeinsamen Zukunft in jenem Baum. Es war wohl einfach nur etwas Schönes, das zerstört worden war.

Ich hörte auf hinauszublicken. Es war, als würde es mir wehtun.

Ich schloss die Augen. Versuchte zu schlafen. Im Einschlafen erkannte ich, wie sich auch in mein Leben eine Krähe gedrängt hatte – schmutzig grau und schwarz wie die Sünde. Wie sie nimmt und an sich reißt und um der Zerstörung Willen zerstört. Und wie wenig ich behalten darf.

Unwichtig, wie sehr sich zwei kleine Elstern, frisch verliebt, auf eine gemeinsame Zukunft freuen. Wenn eine Krähe eindringt, kann man nichts machen. Und darüber kann ich denken, was ich will. Was ich will.

Ich bin gezwungen, sie wie einen mottenzerfressenen Papagei auf meiner Schulter mitzuschleppen.

Von all den Sachen, die ich danach tun werde

Eigentlich bin ich kein wütender Mensch und auch nicht großartig verbittert. Eigentlich neige ich nicht dazu, aufzugeben. Doch in der letzten Zeit hat sich das Leben etwas zu sehr als ein langgezogener *golden shower* präsentiert. Eigentlich bin ich sogar gut darin, nach vorn zu schauen. Gut darin, mich aufzurappeln und Lösungen zu finden. Ich bin nicht sonderlich stur, aber ich bin verdammt zielorientiert. Und wo die Grenze zwischen diesen Eigenschaften verläuft, das soll jemand anders entscheiden. Stur klingt so starrköpfig. Ein Bergsteiger oder ein Abenteurer würde eher zielgerichtet sagen. Damit kann ich mich besser identifizieren. Zumindest heute.

Es gab so viele Dinge, die ich machen wollte. Neulich und während der kommenden Monate. Nun habe ich die Erlaubnis, sie alle abzusagen. Habe dicke Striche in meinem Kalender gemacht, Pläne ausradiert und so getan, als hätte ich sie vergessen.

Aber ich habe sie nicht vergessen.

Nicht wirklich. Es haben so viele Leute schöne und aufmunternde Dinge zu mir gesagt, zum Beispiel, dass die Haare wieder wachsen, dass noch mehr Sommer kommen, und dass die fremden Länder nicht weglaufen. Ich weiß, dass dies alles mit dem größten Wohlwollen gesagt wurde, und ich weiß auch, dass es wahr ist. Doch alles, was für mich im Moment noch existiert, ist etwas anderes. Ein Kampf. Ein Kräftemessen.

Ein Schlag ins Gesicht, den ich einstecken muss.

Ehe ich erfuhr, wie weit mein Krebs sich schon ausgebreitet hatte, habe ich mir vorgestellt, dass ich noch ein Jahr haben würde. Was würde ich in diesem Fall am meisten bereuen, nicht gemacht zu haben? Sofort musste ich daran denken, dass ich noch nie wilde Elefanten gesehen habe, diese Tiere, die mich schon immer fasziniert haben, seit ich ein kleiner gerstenblonder Junge zu Hause in der Kyrkvärdsgatan war, wo auf mein Geheiß der Wald ein Dschungel und die Felder eine Savanne sein konnten. Doch der Wunsch, Elefanten sehen zu wollen, erwies sich als lächerlich, zumindest, wenn ich nur noch ein Jahr hätte. Hingegen empfand ich stärker denn je, dass ich auf dem Land leben will, und dass ich das als junger Mensch tun will. Und wenn ich davon spreche, auf dem Land zu leben, dann gibt es nur Dalarna. Meinen Ursprung. Meine Wurzeln. Ich will sehen, wie sich meine Persönlichkeit entwickeln wird und wie ich davon beeinflusst werde, dort draußen zu leben, wo das Tempo ein so ganz anderes ist. Wo andere Dinge wichtig sind. Wo der Wald voller Kräfte ist und wo ich die Tage damit beginnen würde, in Bademantel und Gummistiefeln die Pferde auf der Weide zu begrüßen. Doch dies ist nicht das Frühjahr, in dem ich aufs Land ziehen werde.

Der Sturm zieht auf.

Als mein Großvater sechzehn Jahre alt war, lief er durch Örnsköldsvik, trat in den Kies und dachte: Nein, das hier ist nicht meine Welt. Hier will ich nicht leben.

Hinter der nächsten Ecke wartete das Abenteuer auf ihn, da war er sich ganz sicher. Also fälschte er die Unterschriften seiner Eltern, schwindelte, was sein Alter anging, und heuerte auf einem Schiff an, das unten im Hafen am Kai lag. Er wurde Seemann und hat alle Weltmeere bereist außer dem Indischen Ozean. Nach Örnsköldsvik ist er wohl nie mehr zurückgekehrt.

In seiner Kajüte hielt er sich ein Chamäleon, das ihm die Mücken wegfraß, im Kühlraum erschlug er die Schlangen, die aus den Bananenstauden krochen, und er sah, wie seine Kameraden, um ein paar Scheine mehr in der Heuer zu haben, Minen aus dem Weltkrieg entschärften, und später erzählte er, wie das manchen gelang und anderen nicht. Einmal kollidierte ein Frachter, auf dem er arbeitete, in der Türkei mit einem U-Boot. Einige Leute der türkischen Besatzung starben, und die schwedischen Seeleute wurden nach Istanbul in Gewahrsam genommen.

Einige Zeit nach Großvaters Tod fanden wir eine Kiste mit Dingen, die er während seiner Reisen gesammelt hatte. Schwarzweiße Fotografien von Delfinen im offenen Meer, gigantischen Redwoods in Kalifornien und von der Golden Gate Bridge, niemals abgeschickte Postkarten aus Portland, Streichholzbriefchen aus Nachtclubs in Los Angeles und San Diego, eine Reisebroschüre über Acapulco und den abschlägig beschiedenen Antrag auf eine Aufenthaltsgenehmigung in Brasilien. Großvater war rastlos und ständig in Bewegung. Genau wie sein Sohn. Genau wie sein Enkel aus Borlänge. Großvater lebte, wo er lebte.

Er erzählte, dass es auf den Schiffen immer zwei Lager gab: diejenigen, die tranken, und die anderen, die lasen. Ich weiß, zu welcher Gruppe Großvater gehörte. Er konnte meterweise Gedichte von Nils Ferlin und Dan Andersson aufsagen, und während seiner letzten Lebensjahre las er wieder und wieder *Die Abenteuer von Röde Orm*. Ehe ich krank wurde, wollte ich mir ein Bild tätowieren lassen, das Großvater irgendwo auf einem der Weltmeere auf billiges Papier gemalt hatte. Jetzt kann ich das nicht mehr machen, da die Behandlung die Tätowierung verfärben könnte. Aber später, Großvater, wird das Bild für immer auf meinem Arm sein, meinem eigenen Heimweh und meiner Familie zum Trotz.

Voriges Jahr habe ich alles stehen und liegen lassen und bin für einen Monat nach Indien gegangen. Allein. Mama war das reinste Espenlaub. Vielen anderen hat es imponiert, dass ich mich allein aufgemacht habe. Die Reise hat mir viel gebracht.

Einer hat mal unter lautem Lachen gefragt: »Und was hast du da gemacht? Dich selbst gefunden, oder was?« Ja. Das habe ich gemacht. Aber das wäre mir wahrscheinlich auch nach einem Monat nur mit mir allein in Sveg oder in Nässjö gelungen.

In diesem Sommer wollte ich eigentlich auf eine Insel gehen. Weit weg. Wo die Zeit stehen geblieben zu sein scheint, die Oldtimer scheppernd an den Straßenecken stehen und Zigarrenrauch ein selbstverständlicher Bestandteil der Luftzusammensetzung ist, und wo der Mann, der mein Schreiben mehr als jeder andere beeinflusst hat, gewohnt hat, ehe er sich den Schädel in kleine Stücke schoss.

Irgendwann werde ich all das sehen.

Und dann werde ich mich auch wie Snusmumriken in den Bergen verstecken. Wie in einer besser geplanten Version von *Into the wild.* Ich werde einfach nur dort sein. Werde zwischen den knorrigen Birken spazieren, im klaren Wasser baden und sehen, dass die Landschaft weiter weg ist, als ich begreifen kann. Und ich werde nicht in die Zivilisation zurückfahren, ehe ich satt bin.

Jetzt, da ich diese Liste schreibe, beschleicht mich ein seltsames Gefühl. Ich stehe auf und spüre dem nach. Bin erstaunt. Verwundert. Ich sehe, wie sich alles um meine Einsamkeit dreht, wie ich alles allein mache. Aber eigentlich ist das nicht wahr.

Ich will mit jemand anders zusammen sein. Am allerliebsten. Das ist es, was ich will. Das muss das Wichtigste sein. Ganz ohne Frage.

Der Vater, der Sohn und Kristian Olof Erik Gidlund

Fast einen halben Tag lang wach gewesen. Um 9 Uhr zu Mittag gegessen. Aus einem Traum von dem Haus in Dalarna aufgewacht. Es kam mir so nahe vor. So wirklich. Aber ich war nicht da. Ich stand aus dem Bett auf und stand nackt am Fenster. Stockholm war schön in seiner Stille. Ein seltsames Licht. Ich sah den Wald schlafen, und es hätte mich nicht erstaunt, wenn Charlotte Gainsbourg langsam vorbeispaziert wäre, wie in dem Film, der nie vergeht.

Die Nacht ist ein einsamer Ort. Ich bin so gar nicht mehr sicher, was es wirklich gibt, wenn alle anderen schlafen, weit weg sind, in ihren Träumen. Ich fühlte mich einsam. Klein. Aber gleichzeitig stark. Wenn ich am kleinsten bin, dann bin ich nur ein Kind, ein kleiner Knirps, der auf dem Arm herumgetragen werden muss, den man nahe bei sich halten muss. Gleichzeitig muss ich auch der Vater des Kindes sein. Der Starke, der mit dem Arm, in den sich der Knirps hineinschmiegen kann, der ihn immer ganz nahe bei sich halten wird. Irgendwo in dieser Bewegung, in dem Stellungskrieg zwischen dem Kind in mir und einer fremden Erwachsenenwelt, befinde ich mich: Kristian Olof Erik Gidlund aus Kvarnsveden, dem Ort mit der Papierfabrik, gleich im Norden von Borlänge.

Wenn alle anderen schlafen, gibt es nicht so viel zu tun. Oder alles. Also haben wir eine Weile rumgetüddelt, mein Kind und sein Papa. Und ich war wir beide. Wir haben Bilder aus der Zeitung ausgeschnitten – so einen komischen Leoparden und ein Gemälde. Dann haben wir sie in den Kalender geklebt. 19. Mai, dich gibt es jetzt nicht mehr. Ein Schneeleopard und der abgedrehte Ecstasy-Trip von irgendjemand haben deinen Platz eingenommen. Ob ich mich wohl an dich erinnern werde, wenn ich später mal den Kalender durchblättere? Und was werde ich meinem Kind erzählen, wenn es wirklich mal zu mir kommt, in einer Nacht, in der es aufgewacht ist und nicht wieder einschlafen kann?

Das frage ich mich.

Kristian, Kristian, dumm wie Stroh, dich betrüg ich sowieso

Ich bin leicht reinzulegen, das war schon immer so, und es hat mir eigentlich nie viel ausgemacht. Ich war immer stolz darauf, dass ich den Menschen vertraue. Aber manchmal gelingt es mir sogar, mich selbst reinzulegen. Ehrlich gesagt passiert das viel zu oft.

Das tut dann aber richtig weh.

Vorigen Samstag ist etwas Fantastisches passiert. Ich war von vielen Menschen umgeben, die mir wirklich viel bedeuten. Die alles bedeuten. Die das Leben ausmachen. Es war ein schöner Abend, eine schöne Nacht. Wenn ich jemals vom Leben high gewesen bin, dann an jenem Abend. Als gerade niemand hinschaute, spannte ich jeden Muskel in meinem Körper an und schwor, dass ich von der Euphorie dieses Abends leben wollte. Und zwar lange, sehr lange. Dann kam der Sonntag, und der war, wie Sonntage immer so sind, nichts Besonderes. Doch am Montag war alles wie von der Erdoberfläche weggesprengt. Ich war der überfahrene Fuchs. Ein Autounfall, den niemand gesehen hat. Ich hatte mich selbst reingelegt.

Wieder mal.

Montagmorgen. Und ich hatte gedacht, ich würde wie alle anderen sein. Aber. Ich konnte mich nicht rühren, lag den ganzen Tag lang im Bett. Spähte vorsichtig aus dem Fenster, als hätte ich

Angst, jemand könnte mich sehen. Erst am Nachmittag quälte ich mich aus der Wohnung. Unter bedrohlichen Bedingungen. Die Kälteempfindlichkeit war nach der letzten Behandlung länger geblieben. Deshalb musste es eine Mütze sein, als ich die sichere Ecke meines Zuhauses, meinen eigenen Bau verließ.

Pflichtschuldigst wanderte ich eine Straße hinunter, die Hände in die Hosentaschen gebohrt, um die Wärme zu halten. Tat so, als würde ich mich für irgendwelche Hemden in einer schicken Boutique interessieren. Nur um ein Weilchen so zu sein wie alle anderen, betrat ich ein Café – mit dem inzwischen obligatorischen Sauerteigbrot, den iPad-Papas und den schweren Männern mit den Gitarren aus den Lautsprechern. Beim Backwerk Selbstbedienung. Selbstsicher nahm ich den Tortenheber, und da fing der Krampf an. Die Finger erstarrten in einem Griff wie bei einem neurotischen Anfall, alle Kraft war wie weggeblasen. Es wurde eine schweißtreibende Sache, nach ein paar Minuten war ich fertig. Die Kassiererin sah mich und den Teller mit einem erstaunten Lächeln an.

»Ist das alles?«, fragte sie, und ihr Blick heftete sich auf das, was eben noch ein Schokoladenkuchen gewesen war, jetzt aber ein schwer misshandelter Matsch aus Kakao und Kalorien.

Ich nickte und streckte ihr meinen Pfeil von einem Arm entgegen. Dann setzte ich mich in eine Ecke und schmollte, sah die gackernden Leute, die draußen saßen, und begriff, dass mein Sehnen erstorben war. Verändert. Jetzt sehne ich mich nach einem Körper, der sauber ist. Rein. Ganz. Stark. Unbeeinträchtigt und nüchtern.

Wieder zu Hause, rief ich Mama an. Erzählte ihr von diesem weniger geglückten Tag und dass ich inzwischen wie ein Rentner lebe, um 05:47 Uhr aufwache, zwei Stunden lang die Zeitung lese, nur eine Sache am Tag machen kann und überall einschlafe. Die ganze. Verdammte. Zeit. Und ich habe ihr erzählt, wie ich mich danach sehne, meine Sachen machen zu können. All das, was

Kristian immer gemacht hat. Und ich habe ihr erzählt, dass ich jetzt mal so tun muss, als sei dieses Jahr bald vorüber.

Dann habe ich eingesehen, dass ich mich selbst betrügen muss. Und diesmal tue ich es in vollem Bewusstsein.

Mein Körper, der ist ein Käfig

Im Grunde habe ich mir das alles selbst zuzuschreiben. Ich habe nicht versucht, meine Krankheit in der Brust zu behalten und wie ein dunkles Geheimnis zu bewahren, von dem nur ich und meine Nächsten wissen dürfen. Im Gegenteil, ich habe offen über meinen Zustand gesprochen, habe den Menschen, denen ich begegnet bin, den Bekannten, die ich getroffen habe, davon erzählt. Und vor allem habe ich geschrieben, damit alle es lesen können. Um den anderen Verständnis und einen Einblick zu ermöglichen. Um sie einmal in das Fenster des Hauses spähen zu lassen, das schon immer störend und furchterregend war, das aber immer lockte.

Jetzt habe ich so viel geredet, dass mir meine eigene Stimme schon in den Ohren wehtut. Habe so viel geplappert, dass mir meine eigenen Geschichten vorhersagbar erscheinen. Ich bin mich selbst leid. Bin das Böse leid, das sich hineingedrängt hat. Bin meinen Krebs leid. Und in der letzten Zeit fühle ich mich aufsässig, fast gemein. Ich habe Freunde und Bekannte gefragt, was sie demnächst so vorhaben. Was diesen Sommer auf sie wartet. Ich habe sie nach ihren Plänen gefragt. Und ich habe sie zu hören bekommen. Ihre Erzählungen, ihre Pläne. Ein bevorstehender Sommer, der sowohl schön als auch kraftvoll werden wird.

Und dann bin ich mir selbst eingefallen.

Ich habe gemerkt, wie in meinem eigenen Körper der Neid aufstieg – ein Gefühl, das mir bisher fremd war. Und ich habe mich noch nicht daran gewöhnt. Ich werde es nicht einmal versuchen. Aber ich bin neidisch, weil meine eigenen Pläne zerschlagen worden sind. Inzwischen weiß ich, dass mein Sommer weder schön noch kraftvoll werden wird. Und das tut weh. Es tut weh, zu sehen, wie man sich selbst verändert. Gegen den eigenen Willen.

Ich bemühe mich. Jeden Tag strenge ich mich an, um Kristian zu bewahren. Doch in der letzten Zeit habe ich es nicht geschafft. Deshalb erschien es mir am sinnvollsten, mich fernzuhalten. Wie ein Vogel, der gegen eine Glasscheibe fliegt. Oder vielleicht noch eher wie ein angefahrener Fuchs, der in seinen Bau zurückhinkt, um sich zu verstecken. Um in Ruhe gelassen zu werden. Um darauf zu warten, dass alles besser wird. Also habe ich dieses Dasein für ein paar Tage verlassen.

Ich habe mich in das Haus im Wald zurückgezogen, das Großvater gebaut hat. Ein Refugium, zu dem ich immer wieder zurückkehre. Ein Ort, den ich selbst einmal so beschrieben habe: »Da haben die Morgen nach Pfeifenrauch und geröstetem Brot gerochen. Unten auf der Wiese spazierten die Rehe im Morgennebel, und Großmutter schloss die Augen und lächelte, wie nur sie es konnte.« Da war ich still. Allein. Und irgendwie gesund. Denn hier wusste niemand, dass ich krank war. Andererseits habe ich auch keine Menschenseele getroffen, aber egal. Im Grunde habe ich drei Tage lang kein Wort gesprochen. Ich habe mich in dem Wald versteckt, den ich am meisten liebe, und ließ mich von ihm mit Kraft und Volksglauben erfüllen.

Denn ich muss es schaffen. Muss weitergehen. Muss weitermachen. Ich habe gesehen, wie meine eigene Erinnerung an mich selbst schwächer wird. Ich sehe, wie Teile meiner selbst verschwinden. Weiter weggleiten. Wie mein Körper eingeschränkt wird. Wie er zu einem Käfig geworden ist, genau wie in diesem Lied.

Aber ich weiß, dass du da bist, Kristian. Ich sehe dich durch den Nebel auf mich zukommen. Im Grunde genommen bist du ganz nah, ich weiß das, und bald wirst du zurück sein. Wenn alles gut geht. Geh doch bitte gut, alles!

Versprich es mir!

Das sollt ihr wissen

Ich lese, was ich geschrieben habe, und es ist ein verdammtes Gejammer. Ich komme aus Borlänge, der Patin aller Fabrikstädte, wo das Jantelag, das Jantegesetz, nach dem sich niemand über den anderen erheben soll, so selbstverständlich ist, dass der Begriff allein schon fremd wirkt. Dort wird jede Niederlage totgeschwiegen, die Tränen werden zurückgehalten und das Beste, was einem passieren kann, ist, so zu sein wie alle anderen. Auch wenn mir das nur allzu oft missglückt ist, habe ich es trotzdem versucht. Ich habe mich angestrengt. Diese Mentalität hat mich oft verfolgt, sie war neben mir und in mir, auch wenn ich sie verabscheue. Auch wenn sie weit von meinen eigenen Werten entfernt ist. Aber in der letzten Zeit habe ich nicht mehr dagegenhalten können. Die Niederlage ist nicht totgeschwiegen worden, die Tränen sind nicht zurückgehalten worden.

Ich war nicht so wie alle anderen.

Neulich hat mir jemand geraten, mir den Krebs zunutze zu machen. Ich sollte versuchten, diese Zeit ganz bewusst anzunehmen, runterzukommen und nachzudenken. Meinen Gefühlen auf den Grund zu gehen. Alles das zu machen, was ich vorher nie geschafft habe, als ich mich noch an anderen Sachen blind gestarrt habe. Als der Fokus woanders lag.

Und ein anderer hat gesagt, dass ich mich nicht verändere, sondern dass ich mich jetzt erst richtig verstehen werde. Denn diese Gedanken und Gefühle hätten sich schon immer in meinem

Innern befunden, halb schlafend, schlummernd, ruhend. Und jetzt habe das Gewitter sie geweckt, nun seien sie ganz nah. Die Vorstellung, dass ich mir den Krebs zunutze machen soll und dass ich mich nicht verändern würde, liegen nicht weit voneinander entfernt. Vielleicht wird dieses Erleben zu irgendetwas Positivem führen, auch wenn ich mir geschworen habe, niemals auf meinen Krebs als einen Freund zurückzublicken. Als etwas, das ich nicht ungeschehen machen will – denn das will ich.

Jemand hat mir eine CD mit Entspannungsübungen geschickt. Heute Morgen bin ich wie immer früh aufgewacht. Die Nachrichten der Welt fielen im Flur auf den Boden. Der Morgenregen trommelte ans Fenster. Ich bewegte mich aus dem Bett, legte mich nackt auf den weißen Teppich und hörte die Übungen an, die ruhige Stimme. Ich weiß nicht, ob die Nachbarn mich gesehen haben, ich war nicht imstande, mich darum zu scheren. Stattdessen lag ich da. Spannte einen Muskel nach dem anderen an. Atmete. Folgte den ruhigen Instruktionen der Frau. Sie bat mich, den Körper mit einem Licht zu erfüllen. Ich sah Lila. Warum, weiß ich nicht, doch das wird meine Krankheit besiegen.

Mach einen Sieg daraus.

Zudem war ich von Dankbarkeit für die Fürsorge erfüllt, die mir galt. Von der Familie und von den Freunden – diesen so in jeder Hinsicht schönen Menschen. Von Fremden, die nachdenken und überlegen. Und mir wurde klar, dass ich jetzt anstrengend bin. Es ist schwer, mit mir zu reden. Ich bin distanziert. Ich habe mich isoliert. Viele von ihnen halte ich ein Stückchen von mir entfernt.

Aber ich will, dass sie eines wissen. Sie sollen wissen, dass ich sie jetzt nicht weniger mag. Ich liebe sie nicht weniger, auch wenn das vielleicht so scheint. Hoffentlich verstehen sie es, das hoffe ich mit all meiner Kraft, mit all meinem Sehnen. Denn sie stehen mir am allernächsten. Das werde ich niemals vergessen.

Das sollen sie wissen.

Irgendwann werden wir wieder von einem Festival in der Stadt unserer Träume betrunken nach Hause torkeln, wenn die Sonne die anderen schon weckt. Irgendwann werden wir wieder lachend im Regen stehen. Irgendwann werden wir all das machen, was jetzt unmöglich ist.

Irgendwann.

Das möchte ich so gern.

JUNI 2011

Wie man Keramik, Porzellan und Kniescheiben zerschlägt

Wir waren um halb zehn am Eingang verabredet, und meine Blutabnahme hatte länger gedauert als gewöhnlich. Langsam wurde es knapp. Aber nicht deswegen war ich wütend. Nicht deswegen war ich eine Katastrophe auf zwei Beinen, eine nicht detonierte Handgranate, die jederzeit losgehen konnte. Nicht deshalb hätte ich am liebsten Keramik, Porzellan und Kniescheiben zerschlagen.

Ich hatte gelinde gesagt einen ungünstigen Vormittag gehabt. Und der Weg ins Krankenhaus erfüllte mich nunmehr mit einer derart miesen Energie, dass mir schon auf dem Ringvägen klar war, wo das enden würde. Denn ich spüre augenblicklich, wie es in der Nase nach Salz riecht, kurz bevor die Behandlung beginnt, wie die Zytostatika ins Blut hinaus pulsieren, und wie ich mich sofort danach wie gesteinigt fühle.

Heute war aber kein Behandlungstag. Heute sollte nur geredet werden.

Mama und Papa saßen pünktlich unten am Eingang. Papa trank Kaffee aus einem Pappbecher, vielleicht spürte er schon meine Wut. Er blätterte in einer Zeitung, ich konnte nicht sehen, welche es war. Mama tat nichts. Sie saß einfach nur da. Sie waren schick angezogen. Wirklich schön.

Während wir uns umarmten, zischte ich schon, dass ich einen

miesen Tag gehabt hatte. Inzwischen war es schon nach halb. Ich bekam Stress und ging auf den Flur hinaus, Mama und Papa folgten mir auf dem Fuß. Eine Tür zu meiner Linken flog auf, und da stand sie: die Ärztin, die mich an meine Tante erinnert. Wir gaben uns die Hand und lächelten, wie man es eben so macht. Dann stellte sie mir eine Medizinstudentin vor und fragte, ob sie an der Besprechung teilnehmen dürfe. Das durfte sie.

Wir ließen uns in dem kleinen Arztzimmer nieder. Zusätzliche Stühle reingeschoben. Eng. Mein Blick arrogant abwesend. Ließ ihn sein eigenes Leben leben. Sah niemanden an. Mir wurde eine offene Frage gestellt, weiß nicht mehr genau, was, und ich fing an zu erzählen. Dass ich jetzt wie ein Rentner lebe und mir plötzlich so viel älter vorkomme, vom Tagesrhythmus her und vom Schlaf, wie der Appetit immer weniger wird, vom eingebildeten Ausgeschlossensein, und dass mein linker Unterarm nach all den Blutabnahmen hart wie ein Stück Holz ist, und dass ich ein neues Rezept für die ganzen Medikamente brauche. Zwischen mir und der Ärztin lag eine braune Aktenmappe. Ich nahm an, dass sie die Ergebnisse der letzten Röntgenuntersuchung vom vorigen Mittwoch enthielt, die darüber Auskunft geben sollten, wie sich der Krebs entwickelt habe. Und die Ärztin begann in dieser seltsam formlosen Sprache, die sich immer einfindet, wenn ernste Dinge besprochen werden sollen.

»Es sieht also vor der Operation recht vielversprechend aus«, sagte sie.

»Und wann findet sie statt?«, fragte ich, den Blick immer noch ins Nichts gerichtet.

»Das kann ich nicht sagen, das wird der Chirurg Ihnen am Freitag mitteilen.«

Irgendwo an dieser Stelle, aber vielleicht auch vorher schon, habe ich die Fassung verloren. Der Junge war wieder da. Ich tat mein Möglichstes, das Weinen zu unterdrücken. Presste meine rechte Hand auf meine Augen, hielt die Luft an und herrschte mich in meinem Innern an, *to get my act together*. Ich spürte, wie meine Körpertemperatur den Siedepunkt erreichte. Für einen kleinen Moment fuhr der Blick hoch. Die Ärztin sah mich erstaunt an, dann wanderte der Blick zu den anderen im Zimmer, als wolle sie Bestätigung für ihre Einschätzung erhalten, dass mein Verhalten komisch und vielleicht schlichtweg durchgeknallt war. Mama strich mit ihrer Hand über meinen Rücken. Papa holte Taschentücher. Die Tränen und der Schweiß vermischten sich mit Rotz und platschten auf mein frisch gewaschenes Hemd. Und mitten in alldem saß die Medizinstudentin mit einem Gesichtsausdruck, der förmlich schrie: »Verdammt, hätte ich doch bloß Architektur studiert!«

Kurz darauf standen wir auf. Fertig geredet. Zeit zu gehen. Wir gingen schweigend. Papas Kaffee war kalt geworden. Er warf den Becher auf dem Weg hinaus in einen Papierkorb. Dann gingen wir weiter, meine Mama und mein Papa – sie beide schick angezogen und schön. Und ich – der ich geglaubt hatte, dass nur Kinder weinen würden, und der ich so tat, als wäre ich irgendeine Art von Militär.

Der Junge mit dem verrotzten Hemd.

Elf

Mama hat mal im Wald ein Fahrrad gefunden. Es war schwarz und sah so aus wie das, was der Postbote hat. Da Mamas kriminelle Energie sehr gering ist, brachte sie es zur Polizei. Dort war man nur mäßig interessiert, und nachdem es ein paar Wochen im Keller der Polizeiwache Borlänge sichergestellt worden war, riefen sie an und sagten, Mama könne das Fahrrad abholen. Wenn sie es haben wolle. Und das wollte sie.

Jetzt steht es in der Hütte, in dem Haus, das Großvater gebaut hat. Hier verstecke ich mich, wenn alles zu viel wird. Wenn mir die Gespräche zu viel werden, wenn der Fokus zu sehr auf meiner Krankheit liegt. Wenn ich nur noch krank bin.

Hierher fliehe ich, wenn ich schlechte Laune habe und mich einfach nur von allem fernhalten will. Denn hier draußen kann ich so gesund sein, wie ich möchte. Niemand denkt darüber nach. Niemand fragt. Niemand hat Grund, etwas anderes zu denken.

Mama, Papa und ich sind gestern hierhergekommen. Wir hatten den Tag im Krankenhaus Huddinge begonnen, mit vier Gesprächen, Blutabnahmen, Frageformularen, kostenlosem Filterkaffee und Impfungen. Mit Fragen, Antworten und unglaublich viel Information.

Kurz nach acht schon musste ich mit der Blutabnahme anfangen.

Ich habe mich verändert. Bin inzwischen gut darin. Ich kremple einfach den Ärmel hoch und starre geradeaus, wenn die Krankenschwester die Nadel in meinen Arm sticht. Diesmal musste es der rechte sein. Wieder. Ich habe ein entzündetes Blutgefäß in meinem linken Unterarm, weshalb ich ihn nicht ganz ausstrecken kann. Das wird schon vorbeigehen. Als ich dasaß, während die Krankenschwester zwei, drei Röhrchen füllte, hörte ich, wie der Mann im Nebenzimmer plötzlich anfing zu weinen.

»Ich kann nichts dagegen machen. Es kommt einfach«, sagte er niedergeschlagen und entschuldigend.

Und ich wollte einfach nur zu ihm hingehen, seine Hand nehmen und sagen: »Ich weiß, was Sie meinen. Ich weiß, wie es sich anfühlt«, und dann würden wir zu dem Taxi runtergehen, das für ihn bestellt war. Aber ich habe es nicht getan. Stattdessen ging ich einfach weiter zu den diversen Gesprächen des Tages. Der Krankengymnast erzählte mir forsch von den Übungen, die ich nach dem Aufwachen machen soll, und ließ es so klingen, als ob das alles kein Problem wäre. Selbst bin ich nicht so überzeugt, denn jetzt weiß ich schließlich, was ich gestern noch nicht wusste.

Ich habe einen Reserveplatz im Krankenhaus bekommen. Meine Operation ist um zwei Wochen verschoben worden. Zehn Tage habe ich noch, bis ich eingewiesen werde. Noch elf Tage, dann beginnt der richtige Krieg. Elf Tage, bis der Körper verändert werden wird. Elf Tage, dann wird alles auf die Spitze getrieben.

Ich habe noch elf Tage.

Als wir gestern zur Hütte kamen, stand dort das Fahrrad, das Mama im Wald gefunden hat. Und ich hatte wohl noch nie so ein dringendes Bedürfnis abzuhauen, wenn auch nur für ein Weilchen. Also setzte ich mich aufs Rad. Ich bremste mich den Schotterhügel hinunter und trampelte mit aller Kraft an dem verlassenen Haus vorbei, an den Hühnern vorbei und den Hügel hinunter, an dem Papa, als er ein Kind war, mal die Kette abgesprungen ist. Ich krachte an dem Hippiebus vorbei, sauste unter den Laubbäumen durch und spürte, wie die Feuchtigkeit des Sommers meine Stirn benetzte. Dann fuhr ich weiter über die kaputte Straße, auf der in einem Sommer mal eine überfahrene Kreuzotter gelegen hat, an dem Pferd vorbei, das mich an Thea erinnert, an der Wiese vorbei, wo meine Schwester voriges Jahr an Mittsommer ihre Blumen gepflückt hat. Und am Ende kam ich zu der Eiche, die nicht gefällt werden darf. Ich legte meine Hand an ihre Rinde. Dick, hart, stark. Kraft. Ich fuhr mit den Fingern über eine Furche, legte den Kopf in den Nacken und sah, wie sich mir die Sonne durch das Laubwerk entgegenstreckte.

Nach einer Weile zog ich das Fahrrad aus dem hohen Gras und wendete es. Langsam fuhr ich nach Hause. Die ganze Fahrt lang musste ich über das einzige Versprechen nachdenken, das mir der Chirurg während unseres Gesprächs im Krankenhaus gegeben hatte. Und auch jetzt sind diese Gedanken immer noch da. Bald werde ich davon erzählen. Von dem Einzigen, das sie versprechen können. Von dem, das mir mehr als alles andere Angst macht. Bald werde ich erzählen, aber nicht jetzt. Denn jetzt muss ich Rad fahren. Schneller denn je, dieselben Hügel hinab, an den Hühnern vorbei, die Angst haben, an dem Pferd vorbei und dann zu der Eiche hinunter. Und wenn mich gerade keiner sieht, werde ich sie fest umarmen. Dann werde ich wieder nach Hause fahren.

Elf Tage habe ich noch.

Ein Brief, der geschrieben werden muss

Mein Vater und meine Schwester schliefen noch, als ich am frühen Morgen die Hütte verließ. Ich durchsuchte die Taschen von Papas Jacke, nahm die Autoschlüssel heraus und verschwand. Dabei trug ich den blauen Mantel meines Vaters und die Stiefel von irgendjemand anders. Ging an den Stromkabeln vorbei, wo mir einmal eine Katze nachgelaufen war, an dem Bach vorbei, in dem es eine Insel gibt, die Papa mal gebaut hat, als er klein war. Ich ging in den Wald hinein, der keinem gleicht. Alles wurde still. Ich ging ruhiger, langsamer, vorsichtiger. Warum, weiß ich nicht, aber so ist es immer, wenn ich mich in diesem Wald bewege.

Später kam ich dann auf der Lichtung heraus, wo die abgestorbene Tanne wie eine blasse Fremde zwischen den anderen steht. Die Rehe sahen mich, aber sie scherten sich nicht um mich. Dunkle Wolken, Aufruhr aus der Hölle, schoben sich von Osten herein, und ich wünschte mir fast, dass es regnen würde. Das würde ziemlich viele Überlegungen wegspülen. Einen gewissen Gedanken wegwischen. Dass die Operation bald stattfinden wird. Dass bald alles anfängt. Dass jetzt Schluss ist mit warm-up, und der Ernst schon schnaubend dasteht und darauf wartet, dass es richtig losgeht.

Dieser Gedanke lauert wie ein Tiger in jedem Gestrüpp, an dem ich vorbeikomme.

Es gibt einen Brief, der geschrieben werden muss. Einen Brief, den ich aufschlitzen muss, nachdem ich selbst aufgeschlitzt worden bin. Nach der Operation werde ich ungefähr vierundzwanzig Stunden auf einer isolierten Abteilung liegen, wo mich niemand besuchen darf. Ich weiß jetzt schon, dass ich mit einer Narbe aufwachen werde, die vom Brustkorb aus dreißig Zentimeter nach unten verläuft. Ich weiß, dass ich mit mindestens fünf Kanülen im Leib aufwachen werde: einer in der Brust, einer im Arm, einer im Hals, einer im Rücken und einer an einer Stelle, die alle Männer gleich mal weniger aufmüpfig macht.

Ich verspreche es.

Wenn ich aufgewacht bin, wird alles darum gehen, dass ich mich aus eigener Kraft aus dem Bett erhebe. Das muss ich tun. Einerseits, um den Körper in Gang zu bringen, andererseits, um Thrombosen und anderes Bonusmaterial zu vermeiden, was zum Abspann der Krankheit gehört. Wenn ich da liege, wenn ich dem Krankengymnasten, der kommt, um mich aus dem Bett zu jagen, den Tod wünsche, dann werde ich diesen Umschlag aufschlitzen.

Denn ich werde aufschreiben, warum ich all das tun muss, um mich zu motivieren, falls ich der Meinung bin, dass mir das alles mal quer am Arsch vorbeigehen kann.

Deshalb werde ich aufschreiben, dass Mårten seinen Onkel braucht, dass Mama schon geweint hat, und dass Papa schon so viel Sorge mit sich herumschleppt, dass es für zwei reicht. Ich werde aufschreiben, dass meine Schwester und mein Bruder ihren kleinen Bruder brauchen. Ich werde für die Verwandten schreiben, die es noch gibt. Und ich werde für die Band schreiben, mit der ich aufgewachsen bin und die mich zum Lachen gebracht hat, als ich eigentlich am liebsten das ganze Leben verprügelt hätte. Ich werde für ihn schreiben, der mich Freund, Bruder und Sohn nennt. Ich werde für ihn schreiben, der den schönen Namen trägt und der seit dem allerersten Tag an mich glaubt. Für die Jungs, mit denen ich aufgewachsen bin, wir, die wir uns in den

Wäldern versteckt haben und sie zu etwas anderem machten – zu wilden Abenteuern auf der anderen Seite des Meeres. Und ich werde für alle schreiben, die mir irgendwann einmal nahe waren, die ich geliebt habe und immer noch liebe. Ich werde für alle Orte schreiben, die ich sehen und zu denen ich verschwinden will, für alle Ereignisse, an die ich mich später erinnern will. Für alle Sätze, die es noch zu schreiben gilt. Und ich werde für die Liebe schreiben, mit der ich leben will, und an meine Kinder, nach denen ich mich sehne.

Als ich aus dem Wald zurückkam, schloss ich das Auto auf, drehte den Schlüssel ein klein wenig herum und hörte die CD, die wir jetzt gerade immer hören. *Cycles*, eine Musik, die die augenblickliche Situation genau einzufangen scheint. Ich hörte sie mir zweimal an, dann ging ich in die Hütte zurück. Durch den Kücheneingang. Papa war gerade aufgestanden.

Und die Wolken, die sich dunkel über den Himmel geschoben hatten, schienen irgendwohin verschwunden zu sein, wo ich sie nicht länger sehen konnte.

Wann und wo ist eine andere Geschichte

Ich wachte davon auf, dass ich blutete. Schnell war ich wach. Etwas lief mir übers Gesicht. Ich fasste mir an die Nase. Fühlte. Spürte. Begriff. Die Behandlung strapaziert meine Schleimhäute, macht sie dünn und brüchig. Das ist mir schon vor einer Weile aufgefallen. Wenn ich beim Zähneputzen Blut spucke. Wenn es mir in der Nase wehtut. Und jetzt lag ich da. Gerade aufgewacht. Nackt. Mit einer Nase wie nach einer Kneipenschlägerei. Ich stolperte aus dem Bett, und da war ich wieder ein Junge und sein Vater, beides gleichzeitig. Und dann kümmerte ich mich um das Versprechen, das ich mir selbst im Krankenhaus gegeben hatte.

Ich bin dem Tod schon mal begegnet, und zwar oft. Ich habe gesehen, wie die Jungs in Haridwar den ertrunkenen Mann aus dem Wasser gezogen haben. Ich habe die Frau gesehen, die tot am Straßenrand lag, direkt am Rand derselben Stadt. Ich war mit den Leichenverbrennern in Varanasi. Und ich war schon in Situationen, in denen meine eigene Sicherheit alles andere als selbstverständlich war. Das hat mir nichts ausgemacht, denn ich hatte keine Angst. Ich will nicht mit Einschränkungen leben, ich will das Leben leben mit allem, was dazugehört. Risiken einzugehen ist für mich selbstverständlich geworden, das will ich jetzt mal gesagt haben, ohne gleich wie der Marlboro-Mann aufzutreten.

Aber das hier ist was anderes.

Eigentlich könnte ich ja auch lügen und es mir einfach machen. Könnte mich hinter noch mehr Galgenhumor verstecken. Aber das geht nicht, und das ist mir so richtig klar geworden, als ich der Chirurgin begegnet bin.

»Erzählen Sie mir von den Risiken, damit ich weiß, ob ich die Entrümpelungsfirma bestellen soll oder nicht«, sagte ich, nachdem wir eine Weile geredet hatten.

Die Chirurgin sprach mit einer Stimme, die an ihren Körper gemahnte. Klein. Vorsichtig. Zurückhaltend. Ruhig und still. Sie starrte mich an. Wirkte nervös. Fand das, was ich gesagt hatte, scheinbar nicht besonders witzig. Mama und Papa hingegen haben sich schon daran gewöhnt. Und so begann die Chirurgin zu reden. Über Statistiken, den menschlichen Faktor, große Blutgefäße, Infektionen und Blutvergiftungen. Von Organen, die möglicherweise nicht mehr zusammenarbeiten wollen. Und davon, dass sie mir nicht versprechen könne, dass ich das hier überleben werde. Das können sie mir nicht garantieren. Und das war die einzige Sicherheit, die ich aus dem Gespräch mitgenommen habe. Die einzige Sicherheit, mit der ich seither lebe.

Jetzt sind zehn Tage vergangen.

Ich könnte es mir leicht machen. Ich könnte so tun, als hätte ich nicht die Wohnung geputzt, damit Mama und Papa es nicht tun müssen. Könnte so tun, als hätte ich nicht den Sperrmüll runtergebracht, als hätte ich nicht sechshundert Kilo *Dagens Nyheter* zum Papiercontainer geschleift. Und ich könnte so tun, als hätte ich nicht den Kühlschrank ausgeräumt und das Eisfach abgetaut. Ich könnte so tun, als hätte ich es mir auf dem Weg zur Kasse mit dem schönen Hemd in der Hand nicht anders überlegt, weil mir das plötzlich wie ein sinnloser Kauf vorkam. Und ich könnte es als Geheimnis bewahren, dass ich das eine Buch da nicht angefangen habe, weil ich nicht weiß, ob ich es werde fertig lesen können.

Es ist mir schon immer schwergefallen, etwas nur halb zu machen.

Ich könnte so tun, als ob ich nicht versucht hätte, mit allen zu reden, die mir einmal nahe waren. Könnte so tun, als würde ich nicht hoffen, dass sich Anders um das blasse Pferd kümmern wird, und dass ich diesen kurzgeschichtenähnlichen Roman, den ich einmal geschrieben habe, nicht noch einmal durchgearbeitet hätte, um zu sehen, ob ich immer noch dahinterstehen kann. Und ich könnte so tun, als ob ich nicht irgendwo in der Wohnung einen Brief versteckt hätte, in dem genau steht, wie ich es haben will, falls das, was mir bevorsteht, nicht gut ausgeht. Ich könnte so tun, als hätte ich nicht eine von Mårtens Zeichnungen zusammengefaltet und in die Tasche des Jacketts gesteckt, das ich in dem Fall anhaben will.

Nein, ich werde nicht lügen. Denn ich habe all das getan. Ich freunde mich mit dem Gedanken an, dass mein Weg vielleicht jetzt endet. Dass das, was bisher war, das ganze Leben war, das mir vergönnt ist. Dass es vielleicht am Mittwoch zu Ende ist. Ich habe runtergezählt. Ich bin bereit. Glaube ich. Es gibt so vieles, was ich wünsche, so vieles, wonach ich Sehnsucht habe. So vieles, was ich noch tun will. Doch das Einzige, wozu ich mich jetzt aufraffen kann, jetzt, da ich den Sturm auf mich zurasen sehe, jetzt, da es noch unheimlich ruhig und still bleibt, ist, eine zerbrechliche Hoffnung niederzuschreiben – ein Satz, zwei Wörter:

Bis bald.

Versprechen

Ehe ich davon erzähle, dass ich überlebt habe, werde ich erzählen, wie es war, kurz bevor ich dachte, dass ich sterben würde.

Die Fassade des Krankenhauses von Huddinge soll offensichtlich an den Schärengarten von Stockholm erinnern. Das Blau soll offensichtlich das Wasser darstellen, und der graue Zement die Klippen, auf denen die Urlauber liegen, nachdem sie sich den Ranzen mit Leichtbier und Grillgut vollgeschlagen haben. Aber es ist die reine Lüge, oder zumindest sehr weit hergeholt, wenn die Architektur hier Assoziationen zu einer der schönsten schwedischen Gegenden wecken will.

Das Krankenhaus von Huddinge sieht einfach nur furchtbar aus. Und außerdem ist hier Großvater gestorben.

Kurz bevor sie mit meiner Mutter gehen sollte, lehnte sich meine Schwester vor und sagte, ich müsse den Umschlag öffnen – den grünen Umschlag mit ihrer typischen Handschrift darauf –, und zwar vor der Operation. Vorher, und nachdem sie gegangen seien. Also machte ich, nachdem sie gegangen waren, einen bedächtigen Spaziergang durch das verlassene Krankenhaus. Überall war es leer. Nirgends Menschen. Ich drehte eine langsame Runde um die Taxis draußen und hörte das Lied an, das Rickard geschickt hat, und in dem versprochen wurde, dass alles gut gehen würde.

Dann kehrte ich ins Foyer zurück. Dort ließ ich mich auf einem windschiefen Sofa aus rotem Kunstleder nieder und riss den Umschlag auf, um zu lesen, was meine Schwester geschrieben hatte. Um zu lesen, was vor der Operation gelesen werden musste. Denn jetzt rückte alles näher. Das Unwetter zog auf.

Ich hatte angefangen, darüber nachzudenken, für wen ich diesen Kampf eigentlich kämpfte. Tat ich es für mich, oder kämpfte ich, um die Erwartungen anderer zu erfüllen? Und während ich den Brief meiner Schwester las, wurde es mir plötzlich klar. Ich tat das, worum meine Schwester mich bat. Ich las nicht nur den Brief, sondern ich tat auch, was darin stand. Und jetzt weiß ich vielleicht noch mehr denn je, dass ich immer in ihrem Leben sein möchte. Darin enthalten sein möchte. Für sie und für all die anderen, die ich liebe, und die mir nah sind.

Das Letzte, was ich tat, ehe ich mich an jenem Dienstag schlafen legte, war, gründlicher zu duschen, als ich es je getan hatte. Ich stand in der Dusche und sah mich selbst im Spiegel, betrachtete meinen nackten Körper wie zum letzten Mal. So würde er nie wieder aussehen. Und ich habe noch nicht gewagt nachzusehen, wie er heute aussieht. Nach einer Weile verschwand mein Körper hinter dem Dunst auf dem Spiegel. Es war Zeit, schlafen zu gehen.

Bald würde es so weit sein.

Der Morgen danach war minutiös geplant. Um 07:20 Uhr würde das Bett von der Station gerollt werden, und zuvor würde ich ein Papier unterschrieben haben, worin vermerkt war, wohin meine Besitztümer gebracht worden waren. Ich würde das Hemd verkehrt herum anhaben, und ich würde mit nacktem Hintern im Bett liegen.

Ich war nicht aufmüpfig.

Wir, die an jenem Morgen operiert werden sollten, wurden in langer Reihe weggerollt. Ein Karnevalszug der Kranken, Verletzten und Pflegebedürftigen. Manche weinten, manche schliefen. Manche waren still. Am Ende war ich an der Reihe.

Ich wurde von dem seltsamen Warteraum weiter in einen der Operationssäle gerollt. Dann bekam ich eine Reihe von Spritzen, es wurden Blutproben genommen, und ich wurde an alle möglichen Maschinen angeschlossen. Ich wurde zu einem Teil der Technik. Dann rollte ich mich nackt in halbfötaler Lage zusammen, damit ich meine Rückenmarksbetäubung bekommen konnte. Danach wurde ich wieder auf den Rücken gelegt, und ich glaube, meine Beine wurden auf dem Operationstisch festgeschnallt, noch ehe das grüne Mundstück auf meinen Mund gedrückt wurde. Ich wusste, was mich erwartete. Ich packte die Hand eines Fremden und umklammerte sie fest.

»Versprechen Sie, dass Sie Ihr Möglichstes tun werden«, sagte ich mit einer Stimme, die auch schon mal fester gewesen war.

»Wir versprechen es«, bekam ich zur Antwort.

Dann verstummten wir ein Weilchen.

»Tschüss«, sagte ich dann und verschwand in der Dunkelheit.

Es sind jetzt vier Tage seit meiner Operation vergangen. Das hier zu schreiben ist sehr anstrengend. Mein Bett ist schweißnass, mir ist schwindelig, und ich bin schwach. Muss schlafen. Nächstes Mal werde ich davon erzählen, wie es war, als ich aufgewacht bin, als nichts so war wie geplant, davon, wie Mama und ich uns im größten Raum des Universums umarmt haben, von den Alpträumen und von einem der stolzesten Momente meines Lebens. Erst mal muss ich schlafen. Aber ich lebe zumindest.

Das ist schon mal ein guter Anfang.

Stolpernde Schritte, Teil I

Mein Zeitgefühl ist schwer misshandelt worden und wird wahrscheinlich nicht überleben. Tage und Nächte sind zu einem Brei aus Schmerz, Schweiß und zerknülltem Bettzeug zusammengeflossen. Fieberträume, Sehnsucht und Erschöpfung. Mit einem Mal sind elf Tage vergangen. Obwohl es sich wie eine Ewigkeit anfühlt seither. Oder als ob es gerade erst passiert wäre.

Als ich aufwachte, konnte ich nur die Augen bewegen. Das Murmeln, das ich hörte, dieses zerfetzte Murmeln, das seine Buchstaben herausjammerte, war meine eigene Stimme. Langsam öffnete ich die Augen. Streifen von Licht. Überall entfernte Geräusche. Der Gesang der Maschinen. Jemand schien am Fußende meines Bettes zu stehen. Ein Krankenpfleger, und er schien mit jemandem zu reden. Über mich. Der Pfleger hielt ein Telefon an mein rechtes Ohr. Irgendwo auf der anderen Seite hörte ich meine Mutter. Ihre Stimme tanzte so leicht wie lange nicht. Sie erzählte, dass alles gut gegangen sei.

Dann haben wir nichts mehr gesprochen. Ich bin wieder eingeschlafen. Und dann ging der Tag weiter, und ich lag in dem Gefühl, komplett überfahren worden zu sein, weit entfernt im Betäubungsschlaf, aus dem ich nur ab und zu geweckt wurde, damit man sehen konnte, ob ich noch lebte. Nehme ich mal an.

Dann polterten Bill und Bull auf die Station. Zwei Frauen mittleren Alters, die mithilfe von mobilen Röntgenapparaten kontrollieren sollten, ob unter dem Verband, den Stichen und der Narbe die Organe auch so saßen, wie sie sollten. Vielleicht bin ich ja nicht objektiv, aber ich habe noch nie ein Team gesehen, das schlechter untereinander kommunizierte. Sie bogen meinen Körper, zogen und zerrten an ihm, schoben ihn nach rechts und nach links, und das selten oder nie in dieselbe Richtung oder zu demselben Zweck oder aus demselben Grund. Sie beklagten meine Zimperlichkeit und meinen Widerwillen, mit ihnen zusammenzuarbeiten. Nachdem sie fertig jongliert hatten, verlosch ich wieder. Was rein chronologisch danach passierte, daran kann ich mich nicht mehr erinnern.

Während der Operation war mein Körper mit einem Schlauch beatmet worden, der durch meine Nase in die Luftröhre geführt worden war, was ich natürlich nicht gespürt habe. Doch im wachen Zustand war es schwer, den Schlauch zu ignorieren. Er musste noch ein paar Stunden nach der Operation an seinem Platz bleiben, für den Fall, dass man ihn noch einmal brauchen würde. Gut so, dachte ich, aber am Ende war es doch an der Zeit, ihn rauszuholen.

»Wenn ich bis drei gezählt habe, atmen Sie so tief wie möglich aus«, sagte jemand und packte mich bei der Nasenwurzel.

Ich tat, wie mir gesagt worden war. Zischte ein kleines Luftgeräuschlein heraus, während sich gleichzeitig etwas vom Bauch durch die Kehle und dann durch mein rechtes Nasenloch aalte. Wenn mir jemand gesagt hätte: »Okay, da hätten wir ihr Rückgrat«, es hätte mich nicht gewundert. Ein wenig schockiert lag ich stöhnend auf dem Bett, die Augen geschlossen.

»Wie lang war das Ding?«, fragte ich. »Zwanzig oder dreißig Zentimeter?«

»Nein, nein«, antwortete derselbe Jemand wie vorhin. »Eher achtzig.«

Schlaf.

Stolpernde Schritte, Teil II

Der erste Tag nach der Operation brachte eine unerwartete Steigerung mit sich. Ich hatte damit gerechnet, dass es wehtun würde. Verdammt weh. Aber nicht so. Ich habe nicht viel darüber gesprochen. Habe niedrige Zahlen gemeldet, wenn ich auf einer zehnstufigen Schmerzskala meinen Schmerz beschreiben sollte. Nahm einfach an, dass es sich so anfühlen musste. Mein Körper war schließlich angegriffen worden, war einem Übergriff ausgesetzt gewesen. Ich war verletzt. Und das brachte die verdrehte Logik der Krankheit auf den Punkt: Um gesund zu werden, musste ich erst einmal sehr krank werden. Um stark zu werden, erst schwächer denn je.

Im Laufe des Donnerstagnachmittags wurde es schwer, mit dem Schmerz umzugehen. Ich spannte immer mehr Muskeln im Körper an, und ließ in einer dunklen Gasse die Angst, dass meine Narbe wieder aufgehen würde, fahren. Meine Atemzüge waren kurz und schwach, sie wagten sich nicht in die Lungen hinab, ehe sie wieder entflohen. Ich schwitzte mehr und mehr. Fieber.

Wenn man richtige Schmerzen hat, vergeht die Zeit langsam. Ich starrte auf die Uhr, die an der Wand lärmte, und biss gefühlt mehrere Minuten die Zähne zusammen. Doch der Sekundenzeiger rührte sich keinen Millimeter. Einige Stunden später ging der Schmerz in eine ganz neue Dimension über. Er erreichte ein Niveau, das ich noch nie zuvor erlebt hatte. Dann knallte es.

Mama stand links von mir über mein Bett gebeugt und hielt

meine beiden Hände. Ich umklammerte sie fest. Schloss die Augen. Biss weiter. Schwitzte weiter. Als ich für einen Moment die Augen öffnete, schienen die Wände des Raumes kahl zu sein und sich immer weiter von meinem Bett und voneinander zu entfernen. Es war, als würden Mama und ich uns in einem weißen Raum befinden, dem größten Raum, den es je gegeben hat.

Gegen 23 Uhr wurde ich in die Anästhesiestation hinuntergebracht, um eine neue Rückenmarksbetäubung zu bekommen. Es stellte sich heraus, dass die, die mir für die Operation gelegt worden war, ein wenig schief lag, was dazu führte, dass auch das Ergebnis schief war. Die Betäubung lag schräg über dem Bauch, anstatt gerade. Deshalb waren Teile der Wunde komplett betäubt, und der Rest war ... au naturelle.

Noch vor Sonntagabend sollte ich eine weitere Rückenmarksbetäubung bekommen, weil die andere leckte, tropfte und sich überhaupt ganz schlecht benahm. Als ich eines Morgens ohne Gefühl in meinem linken Oberschenkel aufwachte, sah ich sofort ein Leben im Rollstuhl vor mir. Doch bis zum Nachmittag hatte die Betäubung nachgelassen, und ich konnte mein Bein wieder normal bewegen. Ich weiß nicht, warum es so schwer ist, eine funktionierende Betäubung hinzukriegen. Das kann wohl niemand wirklich beantworten.

Allerdings habe ich immer schon eine schlechte Haltung gehabt, vielleicht lag es daran.

Die Faust in meiner Tasche

Hab ein paar richtig miese Tage gehabt. Und das hier ist der mieseste von allen. Da bin ich jetzt schon sicher. Inzwischen wache ich mit dem Gedanken auf: nicht noch ein neuer Tag. Denn ich weiß, was der bringt. Und der heute ist da keine Ausnahme. Es wird ein weiterer Tag mit Sondennahrung, Herumgeschiebe mit dem Tropf, Schlucken von Medikamenten, von denen mir übel wird. Ein weiterer Tag mit Bauchschmerzen und Erschöpfung. Ein weiterer Tag, an dem ich nach dem Mittagessen einschlafen werde. Und es wird ein neuer Tag der Sehnsucht werden. Noch ein Tag, an dem ich meine Faust in der Tasche balle.

Denn das hier ist nicht gerecht. Ich mag es selbst nicht, wenn ich das sage. Aber genauso ist es. Ungerecht.

Vor ein paar Tagen bin ich vom Krankenhaus in eine Reha-Einrichtung verlegt worden. Ein Schritt in die richtige Richtung, nehme ich an. Hoffe ich. Gestern dann der absurdeste Moment meines Lebens. Morgengymnastik um 10:30 Uhr. Wir versammelten uns beim Aquarium im Speisesaal. Die übrigen Patienten und ich. Sie sind alle alt genug, um meine Großeltern zu sein, abgesehen von denen, die deren Eltern sein könnten. Ich bin hier der Jüngste, der Altersunterschied dürfte schlappe 39 Jahre betragen. Also setzten wir uns auf die im Kreis aufgestellten Stühle. Vier Leute im Rollstuhl, zwei mit Rollator. Insgesamt zwölf Patienten. Wir bekamen ein paar Gewichte, die wir nach den Anweisungen der Krankengymnastin heben sollten. Gleich würde es losgehen.

Musik wurde eingeschaltet. Ausgerechnet. Dieser. Song. *In the mood*. Und so saßen wir da. Elf Rentner. Ich. Gewichte hebend.

Am Abend gab es das übliche Essen. Ich landete neben einem Mann, der knapp hundert Jahre alt war, auch wenn ich das nie gedacht hätte. Seine Hände knotig, die Fingerspitzen platt. Die Arme voller kohlschwarzer Flecken von den Kanülen für die Blutentnahmen. So sieht das aus, wenn der Körper Probleme hat, sich zu erholen. Er fing an, von seinem Leben zu erzählen. Wie er im Krieg seinen Militärdienst abgeleistet hat, wie er erst Knecht war, dann aber Arbeit in der Stadt bekam. Er zeigte auf den Strauß auf dem Tisch. Roggen. Und erzählte von seinen dreizehn Geschwistern. Von seinem Bruder, der neben der Kirche wohnte. Von seiner Schwester, die in einem Heim in Farsta liegt. Und wie er jetzt fast jeden Tag eine Spritze bekommt. Dann verstummte er. Ich sagte nichts. Dann fing er wieder an zu erzählen. Wie er seinen Militärdienst abgeleistet hat, wie er Knecht war, bis er Arbeit in der Stadt bekam. Von seinen dreizehn Geschwistern. Von seinem Bruder neben der Kirche. Von der Schwester. Ich nickte ein wenig. Brachte ein Wort oder zwei hervor. Dann fing er wieder an zu reden. Vom Militär, von der Arbeit, den Geschwistern, den Spritzen. Wieder. Und wieder.

Nein, dieser Tag taugt nichts. Weil dieses Leben nichts taugt. Das hier ist kein Dasein für jemanden in meinem Alter. Es ist nicht richtig, dass man das hier tun muss. Etwas mehr als zwanzig Kilometer nördlich von hier erblüht die Stadt meiner Träume in einem kraftvollen Festival. Aber ich bin nicht dabei. Ich sitze hier mit meinem Tropf. Mit meinem Sondenfraß. Eine knappe Stunde von hier sitzt Mårten im Haus und spielt. Aber ich bin nicht dabei. Ich sitze hier mit einem schmerzenden Bauch. In den Wäldern bei Raiski gibt es Pferde und die Frau mit der Kraft. Aber ich kann nicht hinkommen.

Es ist mir scheißegal, wie viel Lebenserfahrung mir dieser Prozess bringen wird. Es ist mir scheißegal, wie gereift ich sein und wie viel ich dazugelernt haben werde. Und es ist mir scheißegal, ob ich das Leben anders wertschätzen werde, wenn das alles hier mal vorbei ist. Ich habe nie darum gebeten, das alles erleben zu dürfen. Deshalb ist es ungerecht. Denn auch wenn die Operation jetzt hinter mir liegt, geht der Kampf doch weiter. Jetzt hat der Weg zurück begonnen. Und das Einzige, was ich will, ist, wieder einzuschlafen und mich an den Tagen vorbeizudämmern, an denen in mir nichts als die vibrierende Sehnsucht ist, die geballte Faust aus der Tasche zu ziehen und sie durch die Fensterscheibe zu donnern.

JULI 2011

Frühere Aufzeichnungen von Station K72

Der Norweger im Bett neben mir wurde im Laufe der letzten drei Jahre immer wieder ins Krankenhaus des Nachbarlandes eingeliefert, aber es hat nichts geholfen. Doch seit er vor zwei Monaten nach Schweden eingeflogen wurde, hat sein Leben eine neue Wendung genommen. Der ganze Bauch ist ummöbliert, das meiste ist weg, aber jetzt kann er essen. Und es wird besser werden. Seine Stimme ist zerbrechlich. Heiser. Sein Oberkörper trägt lauter Narben kreuz und quer. Er sieht aus, als wäre er von einer urzeitlichen Bestie angefallen worden. Aber der Mann hat überlebt. Jetzt liegt er da und isst das eine nach dem anderen, mit einer Laune, die nerven würde, wenn sie nicht ein wenig unwiderstehlich wäre. Die ganze Zeit singt er. Eben war es noch Ben E. Kings Ohrring, und jetzt scheint erstaunlicherweise die unbeachtete Perle *Soul Rebel* auf dem Programm zu stehen. Wenn ich mich nicht verhört habe. Wenn er nicht völlig falsch singt.

Der Norweger schläft nachts nicht. Er liest, summt, murmelt, schaut Filme. Und hustet. Im Schatten seiner Lampe wächst dieser magere, kleine Mann auf der weißen Wand vor mir zu einem Riesen heran. Einem Riesen, der von rasselndem Husten vibriert. Und das macht mir Freude. Nicht, dass er hustet. Aber dass er lebt.

Der Katheter stört mich ganz entsetzlich. Er tut im Schritt weh, und schränkt meine Bewegungen noch mehr ein. Und ich habe grässliche Angst, dass der Schlauch sich irgendwo verhaken und auf wenig erregende Weise an meinem Geschlecht zerren könnte.

Als ich das letzte Mal meinen Bruder gesehen habe, sind wir zu einem Ort im Wald vor seinem Haus gegangen. Von dort aus haben wir auf die Stadt unserer Kindheit herabgeschaut, als ob wir sie jeden Moment erobern wollten. Er hat gescherzt, er habe Angst, dass Schweden während der Zeit meines Krankenhausaufenthalts erobert werden könnte. Dann müsste ich versprechen, mir schlimmstenfalls alle Nadeln, Schläuche und Kabel aus dem Leib zu reißen, um verzweifelt zu versuchen, mit meinem erschöpften Körper zu fliehen.

Und schließlich kam der Tag, an dem der Katheter raussollte. Endlich – einerseits. Höllisch – andererseits. Schweden war zwar nicht erobert worden, aber jetzt war beschlossen worden, dass ich als Siebenundzwanzigjähriger, der ich schließlich bin, es doch schaffen sollte, allein zu pissen. Auch diesmal sollte ich ausatmen, nachdem der Pfleger bis drei gezählt hatte. Es dürfte nicht groß wehtun. Die meisten merkten angeblich »kaum etwas davon«. Aber ich.

Stellt euch einen Auspuff vor. Und einen Schirm. Stellt euch vor, der zusammengeklappte Schirm würde in oben genannten Auspuff eingeführt. Bis drei zählen. Ausatmen. Den Schirm aufklappen. Und aus dem Auspuff ziehen.

Als ich kaum den Kopf drehen konnte, als ich kaum trinken konnte, als Mama die Erlaubnis bekam, einen kleinen Putzschwamm mit Wasser in meinen Mund zu halten, an dem ich saugen durfte, da fühlte ich mich wie der angenagelte Zimmermannssohn am Holzkreuz.

»Woher kommst du? Russland?«

»Äh … nein. Borlänge. In Dalarna.«

»Ah so. Dacht ich doch, dass es nicht so klingt, als ob du aus der Gegend kommst.«

Das war die erste Konversation, die ich mit einem Mitpatienten führte. Kurz darauf habe ich mir meinen Schnurrbart abrasiert. Vielleicht war Dalarna ja immer schon so ein bisschen die Sowjetunion Schwedens gewesen. Hätte mich vielleicht nicht rasieren sollen.

Jetzt kann ich laufen. Ganz allein. Und bin kindisch stolz.

Eine andere Art der Sehnsucht

Im Moment wache ich jede Nacht ein paarmal auf. Um zwei, um vier, um fünf und um sechs Uhr. Ich schlage dann die Augen auf, und sei es auch nur für ein paar Sekunden, um zu sehen, was geschieht. Wo ich bin und wie es sich im Körper anfühlt. In der Zeit dazwischen träume ich. Übereifrig. Träume voller Symbole von Isaac Bashevis Singer. Ich träume von Sehnsucht, Rastlosigkeit und von der Sorge, dass alle Entscheidungen, die ich bisher getroffen habe, falsch sein könnten. Manchmal sind die wachen Momente der Nacht so kurz und fragmentarisch, dass sie genauso gut die Träume sein könnten, in denen ich mich eben noch befunden habe.

Wenn beim Aufwachen der Raum voller fremder Menschen war, dann ist es wahrscheinlich ein Traum gewesen. Aber wenn ich aufgewacht bin, weil eine Frau an einem der vielen Schläuche gezogen hat, dann war es wohl Wirklichkeit. Ganz echt.

Während einer dieser Nächte wurde ich von einem Tiger gejagt, der das Sinnbild von Stärke, Entschlossenheit und Kraft war. Ich rannte, außer mir vor Angst. Ich kämpfte. Und wurde besiegt. In einer anderen Nacht versuchte ich, ein Krokodil daran zu hindern, durch mein Fenster zu steigen. Mit meiner ganzen Kraft hielt ich dagegen. Krampfhaft. Doch es war zu stark. Es kam herein. Dann wachte ich auf. Und ich träumte von Häusern, in denen ich mich wohnen sah mit der Familie, die ich irgendwann einmal haben werde. Ich habe geträumt, wie glücklich wir waren. Ehe wir zerstört wurden. Ehe sich draußen in der Dunkelheit etwas Seltsames bewegte. Ich träumte, wie wir vernichtet wurden und umkamen.

Heute Nacht habe ich geträumt, ich hätte Sex gehabt. Lange. Intensiv. Fantastisch. Ich habe gesehen, mit wem, aber das gehört nicht hierher. Wir waren berauscht voneinander, vereint in Schweiß und Wärme. Es ist lange her, seit ich so etwas geträumt habe.

Und noch länger ist es her, seit ich richtigen Sex hatte.

Heute war einer dieser Tage, an dem ich meinen eigenen Bauch gesehen habe. Das ist noch nicht sonderlich oft geschehen, weil ich es nicht wollte. Ich versuche, mich damit zu entschuldigen, dass ich ihn sowieso noch früh genug leid sein werde. Aber ich weiß, dass ich mich eigentlich nicht traue. Also habe ich meinen Kopf nach vorn gebeugt und habe zugesehen, als der Verband gewechselt wurde. Ich sah die Narbe und wie ich von jetzt ab aussehen werde. Wie die Haut sich erholt und doch fast schockiert wirkt. Wie die Narbe auf der linken Seite, von mir aus betrachtet, um den Nabel schwingt. Und das, wo ich doch aus irgendeinem Grund immer gedacht habe, sie würde rechtsherum schwingen. Jetzt sehe ich aus wie einer aus *Saw*.

Da musste ich an meinen nächtlichen Traum denken. Vom Sex. Von meinem Körper. Zusammen mit jemand anders.

Und ich konnte nicht umhin, mich zu fragen, wie es werden wird, wenn ich mich wieder jemandem zeigen werde. Wenn ich das überhaupt tun werde.

Wenn überhaupt.

Denn ich bin jetzt jemand anders. Mein Körper ist ein anderer. Das hier werde ich immer mit mir herumtragen, ich werde niemals meine Narbe verbergen können. Es wird immer notwendig sein, mich zu erklären und zu erzählen.

Und ich muss mich daran gewöhnen, dass alle dorthin starren werden, auch wenn sie so tun, als würden sie es nicht sehen.

Du fehlst mir

Exakt eine Woche ist vergangen, seit ich entlassen wurde. In dieser ganzen Woche habe ich versucht, normal zu leben und das zu tun, was ich tun würde, wenn ich gesund wäre. Zumindest ungefähr. Erst einmal sind Mama und ich nach Hause in meine Wohnung gefahren, um meine Tasche auszupacken. Stolz wie Oskar, der ich sein soll, wenn es nach meiner Mutter geht, bat ich sie, zuzusehen, wie ich mir das Armband aus dem Krankenhaus, dieses deutliche Zeichen dafür, dass man eingewiesen ist, vom Handgelenk schnitt. Dann klebte ich es in meinen Kalender und schrieb dazu: Möge es lange dauern, bis ich ein neues bekomme.

Als wir fertig waren, fuhren wir zur Hütte hinaus. Und ich war so erschöpft, lag einfach nur in Großvaters Bett und schlief. Habe die Filme angeschaut, die Sylvester mir geschickt hat. Las zentimeterweise Bücher unter dem Apfelbaum. Und ich ging in den Wald, auch wenn ich nur die Hälfte des Weges schaffte, der mein ganz eigener geworden ist. An der Wiese angelangt, lief mir die Kraft davon, ich holte Luft und bewegte mich langsam zurück.

Ein paar Tage später reiste ich rauf nach Dalarna. Bei den Pferden wuchs mir Kraft zu, wenigstens für einen Augenblick. Aber gestern, um Mittag herum, merkte ich allmählich, dass irgendetwas nicht stimmte.

Bauch und Rücken führten sich abwechselnd wie wild auf. Krampfhafte Schmerzen wie Messerstiche. Ich kann sie nicht verbergen. Höllische Schmerzen. Und ein Fieber, das angekrochen kommt. Im Zug war mein Gesicht so schweißnass, dass ich es wie einen Lappen hätte auswringen können. Das kleine Mädchen mir gegenüber starrte mich erschrocken an. Und ich schaffte es nicht einmal, entwaffnend zurückzulächeln. Meine Schwester holte mich vom Bahnhof ab, und wir gingen langsam nach Hause. Seltsamerweise begann erst da der Schüttelfrost.

Ich hatte eigentlich vorgehabt, den Sturm auszuschlafen, aber meine Schwester war anderer Meinung, wofür ich dankbar bin. Da ich inzwischen ohne Milz lebe, und da die Operation noch nicht einmal einen Monat her war, meinten die Ärzte, dass ich ins Krankenhaus kommen sollte.

Und zwar schnell.

Kurz darauf saßen wir zwischen in Ohnmacht gefallenen Rentnern, dem gebrochenen Handgelenk eines Fußballspielers, dem misshandelten Vater und den Tränen seines erwachsenen Sohnes in der Notaufnahme. Noch ehe es Mitternacht schlug, war ich wieder auf der Station, die ich vor gefühlten Stunden erst verlassen hatte. Im Verlauf der Nacht schwitzte ich wie besessen. Als ich gegen fünf Uhr früh erwachte, lag ich in einen feuchten Kokon eingewickelt, der immer kühler wurde, völlig außerstande, mich zu erheben.

Heute habe ich geschlafen. Im Grunde habe ich die Augen erst ein paarmal aufgeschlagen, um zu sehen, ob es wirklich stimmt, dass ich schon wieder zurück bin. Und das mir, der ich doch dachte, das Armband für richtig lange Zeit los zu sein.

Es stimmte. Jedes Mal, wenn ich aufwachte.

Weiter unten im Flur sitzt eine russische Familie und nimmt Abschied von jemandem, der bald sterben wird. Im Laufe des Tages ist die Schar immer größer geworden, und sie gehen immer abwechselnd in das Krankenzimmer hinein. In die andere Richtung schleppt sich ein älterer Mann mit Hilfe eines Rollators den Flur hinunter. Dort habe ich selbst gelegen. Neulich erst.

Offenbar herrscht draußen Sommer. Ich höre das aufmüpfige Kreischen der Möwen. Die Sonne brennt auf die heruntergezogenen Jalousien. Die Krankenschwestern haben Ventilatoren in die Zimmer gestellt. Hier liege ich und friere. Es könnte eine Blutvergiftung sein, meinen die Ärzte. So etwas kann passieren, auch wenn die Sicherheitsmaßnahmen im Rahmen der Operation, gelinde gesagt, rigoros gewesen seien.

Vor einiger Zeit habe ich von Mama ein Notizbuch bekommen, das jetzt das höchste Maß an Spontaneität in meinem Leben darstellt. Es muss mir nun Platz bieten für plötzliche Überlegungen, Satzfragmente, Ideen für Reportagen und Listen mit Sachen, die ich später machen werde.

Ich habe Sehnsucht nach mir, nach dem Typen, der ziemlich oft gemacht hat, wovon er behauptet hat, dass er es tun würde. Der neugierig war. Der ziemlich viele Sachen ziemlich sehr gemocht hat. Der auf die Jagd nach den Augenblicken ging, in denen das Jetzt am nächsten war. In denen das Leben wirklich gelebt wurde. Nun bin ich ein gezähmtes Wildpferd. Ein Schmetterling in einer Glaskugel. *A hummingbird trapped in a closed down shoe store.*

Ich wünschte, ich könnte dich bei der Hand nehmen, Kristian. Dann würde ich in dein Ohr flüstern und dir so, dass du es wirklich verstehst, sagen, dass es bald vorbei sein wird. Und heute Nacht, wenn die Flure still daliegen, würde ich mir dich über den Rücken werfen, und wir würden abhauen und irgendwohin verschwinden; wir würden uns so gut verstecken, dass nur wir selbst bestimmen können, wann wir gefunden werden wollen. Aber ich weiß, dass du dich veränderst. So viele Gedanken schlagen ganz andere Wege ein als früher. Deine Ziele werden ausradiert und sind immer schwerer zu lesen. Ich weiß, dass die Burg, die bisher dein Leben war, zerschlagen wurde, und dass du dich nun hinsetzen musst, um sie wieder aufzubauen.

Denn nichts ist mehr wie früher.

Und es ist noch nicht zu Ende. Natürlich helfen diese Worte nicht viel, auch wenn sie mit aller denkbaren Wärme geflüstert werden. Und ich weiß, dass ich dich mir nicht über den Rücken werfen kann. Aber Kristian, du sollst wissen: Ich habe dich nicht vergessen. Und noch etwas sollst du wissen: Du fehlst mir. Du, der du früher warst. Du, der du warst, ehe das hier alles begann.

Jemand hat gesagt, mein Blick hätte sich verändert, und wenn das so ist, dann fehlt er mir auch.

Viele Grüße aus Höllenverdammtscheißingen

Eine knappe Stunde nachdem ich den letzten Text geschrieben habe, ging ich auf den Flur hinaus. Da hörte ich, wie die Familie, die sich im Laufe des Tages dort versammelt hatte, in einen monotonen Chor aus Tränen und Kümmernis ausbrach.

Der Vater und Ehemann war jetzt tot.

Ich stand im Speisesaal, trank langsam ein Glas Dickmilch und sah zu, wie die Söhne auf und ab wankten, in das Krankenzimmer, in dem ihr Vater eben davongegangen war, und wieder hinaus. Ich fühlte mich so im Weg. So. Dermaßen. Im Weg.

Versuchte, zurückzuschleichen, und hörte hinter mir die Trauer und die Gedanken, die man fast greifen konnte, und die immer eins sagten: wie leer jetzt alles plötzlich war.

Tags darauf wurde ich von den Damen, mit denen ich bisher das Zimmer geteilt hatte, getrennt und in ein anderes Zimmer gebracht. Neben mir lag jetzt ein Mann in meinem Alter. Ich habe nie richtig rausgekriegt, warum er dort war, aber das spielte auch keine große Rolle, wir waren aus demselben Grund da. Wir waren krank, schwach, unfähig, allein klarzukommen. Diesmal benötigte ich nur einen zusätzlichen Schlauch im Körper. Er hatte umso mehr, genau wie ich, als ich das letzte Mal hier war. Als er sich einmal vom Bett erheben wollte, verhakte sich die Gallendrainage in irgendetwas, und die senfgelbe Soße wurde in spontanen Pinselstrichen über Boden und Wand geschleudert.

Galle riecht überhaupt nicht so schlimm, wie ich gedacht hatte.

Beim Mittagessen begann ich ein Gespräch mit einem Mann, der seit über zwanzig Jahren Darmprobleme hatte. Jetzt war er wieder im Krankenhaus, und es sollten neue Untersuchungen durchgeführt werden. Sein Gesicht wirkte verkniffen. Er redete mit geschlossenen Augen beim Ausatmen, leise, als würde er flüstern. Ich sah den Schlauch zum Katheter. Fasste mir in den Schritt. Als er sich tapfer und mutmachend erhob, sah ich die Stomatüte auf dem Bauch. Und obwohl sich das unverschämt anfühlt, wäre es doch noch gemeiner, wenn ich nicht zugeben würde, dass ich plötzlich Dankbarkeit dafür empfand, dass meine Krankheit mein Leben und meinen Körper nicht auf dieselbe Weise entstellt hatte.

Als ich mich später am Abend während mehrerer Etappen den Konsequenzen eines neu geordneten Bauches widmete, verspürte ich eine unsympathische Erleichterung.

Auch wenn ich merke, dass mein Dasein entschieden schlimmer aussehen könnte, komme ich doch nicht von den Gedanken über die Verfluchtheit des Lebens los. Denn die sehe ich jetzt. Ziemlich deutlich. Klartext.

Ich sehe, wie dieser Sommer der Gegensatz von so vielen anderen Sommern sein wird. Man könnte ihn mit all den Dingen umschreiben, die ich nicht gemacht habe. Ich war außen vor. Es ist, als hätte ich von einem Gebüsch aus alles ausgespäht, was die anderen gemacht haben. Ich schäme mich, wenn ich sehe, wie ich mich langsam aber sicher in einen buckligen, verbitterten und uncharmanten armen Teufel verwandele, dessen Brust ein wenig knirscht, wenn er hört, wie fantastisch der Sommer für andere war.

Dies ist der Sommer, in dem ich *Band of Horses*, *Dave Grohl*, *Mastodon* und *Peace & Love* verpasst habe. Es tut schon weh, das hinzuschreiben. Dies ist der Sommer, in dem ich nicht noch einmal nach Israel und Palästina fahren konnte, und auch nicht nach Kuba gekommen bin. Dies ist der Sommer, in dem ich mir keine eigene Hütte in Dalarna habe besorgen können. Dies ist der Sommer, in dem ich nicht ein einziges Mal in den frühen Morgenstunden betrunken nach Hause getorkelt bin und mir Leute begegnet sind, die schon auf dem Weg zur Arbeit waren. Der Sommer, in dem ich wahrscheinlich nicht baden werde, in dem ich nicht in Vinterviken gegrillt habe, wo ich mich nicht viel zu früh am Tag mit den Freunden in einer Gartenwirtschaft niedergelassen habe. Der Sommer, in dem ich kein einziges Mal geritten bin. Der Sommer, in dem ich nicht mit der Familie nach Öland fahren konnte. Der Sommer, in dem ich mich nicht auf Verliebtheit und Liebe konzentrieren konnte. Sommer 2011, du bist ein kompletter Hohn.

Krebs ist eine feige Boshaftigkeit. Eine abstrakte Gefahr, die man nie richtig begreift. Ein unsichtbares Risiko. Ein schnaubender Kampfhund, den man nicht anfassen kann. Manchmal kann ich mich selbst fast so weit betrügen, dass ich glaube, es gäbe dich nicht. Aber es gibt dich. Und du wirst nicht aufhören, auch wenn ich es schaffe. An schlechten Tagen wünsche ich mir, du hättest ein Gesicht.

Wenn du ein Mensch wärst, würde ich mich bewaffnen. Ich würde dir den Revolver in die Fresse zwingen. Ich würde es lieben, den Abzug zu drücken. Nicht nur einmal oder zweimal, nein, ich würde die Trommel leermachen und es nicht ein einziges Mal bereuen.

Herzliche Sommergrüße aus Bad Höllenverdammtscheißingen,

Kristian Olof Erik Gidlund

Auf der Jagd nach dem weißen Wal

Im Grunde sind diese Fragen ziemlich lächerlich. Viele von ihnen sogar richtig unprofessionell und aus einer eingeschränkten journalistischen Perspektive heraus gestellt. Hier ein paar Beispiele: Welche Talente hätten Sie gern? Wann lügen Sie? Was tun Sie am liebsten? Keine tiefergehenden Schwierigkeiten. Aber die ständige Wiederholung der Fragen und die Tatsache, dass dieselben Fragen immer unterschiedlichen Personen gestellt werden, rechtfertigt das Ganze. Die Antworten sagen vielleicht gar nicht viel aus, scheinen aber doch auf seltsame Weise eine vage Antwort darauf zu geben, wie die betreffenden Personen denken. Die Fragen, die ich meine, wurden immer an derselben Stelle in der voller Trauer zu Grabe getragenen Zeitung *Stockholm City* gestellt – möge sie in Frieden ruhen. Und über diese Fragen, die regelmäßig auf der letzten Seite der Postille von irgendeinem Schlaukopf beantwortet wurden, muss ich gerade nachdenken, als ich dabei zusehe, wie die Sonne auf einen verlassenen Platz in der Stockholmer Innenstadt brennt, als ich Kinder sommerlich sorgenfrei spielen höre und als ich das Gerücht vernehme, dass Borlänge, viel zu weit von mir entfernt, lebendiger ist denn je.

Es überrascht mich, dass ich mich an dieser Frage festgebissen habe, und ich kann auch nicht sagen, warum es mir so schwerfällt, sie loszulassen. Aber sie hat mich in den letzten Monaten beschäftigt. Jetzt habe ich eine Antwort. Mit welcher historischen Person identifiziere ich mich am meisten?

There seemed no sign of common bodily illness about him, nor the recovery from any. He looked like a man cut away from the stake, when the fire has overrunningly wasted all the limbs without consuming them, or taking away one particle from their compacted aged robustness. His whole high, broad form seemed made of solid bronze, and shaped in an unalterable mood, like Cellini's cast Perseus.

So beschreibt der Schriftsteller Herman Melville seine klassische Figur Ahab in dem Meilenstein aller berühmten Lügengeschichten *Moby Dick*, veröffentlicht im Jahre 1851.

Kapitän Ahab ist ein einbeiniger, durchgeknallter Verrückter, der hoch und heilig geschworen hat, sich an dem kreideweißen Pottwal, gegen den er einst kämpfte, zu rächen – weil dieser Widersacher ihm ein Bein abgebissen und selbiges mit auf den Meeresgrund genommen hat. Und Kapitän Ahab scheut keine Mühen, um sein Gelübde zu erfüllen. Er peitscht seine Besatzung bis an die Grenze des Wahnsinns auf, denn er ist bereit, alles zu tun, um sein Ziel zu erreichen. Und irgendwie kann ich ihn und seinen schweißtreibenden Kampf auf den sieben Weltmeeren verstehen. Irgendwo dort wird er, auch wenn er nur erfunden ist, zu der historischen Person, mit der ich mich am meisten identifiziere.

Das Buch ist eine gewaltige Geschichte, zäh und langgezogen in einer Sprache, die ihrem Leser einiges abverlangt. Gleichzeitig ist sie gespickt mit Informationen und voller Details, wenn es um das Phänomen Waljagd geht, und da mein Wissen und meine Erfahrungen dies betreffend nur sehr gering sind, ist das interessant. Und abstoßend. Am meisten spricht mich das Hauptthema des Buches an, die ewige Jagd, der sture Kampf. Rein symbolisch gesehen ist dieser Krieg zwischen dem Wal und Kapitän Ahab schwer zu gewinnen.

Vielleicht ist die Erzählung so ausgefeilt, dass man es gar nicht besser machen kann.

Und wie endet die Geschichte für den Kapitän und seine Mannen? In der Hölle. Ein Matrose nach dem anderen streicht aus den unterschiedlichsten Gründen die Segel. Das Schiff wird in Stücke geschlagen. Und nach drei Tagen intensiven Kampfes verheddert sich Kapitän Ahab im Tau seiner Harpune, als diese auf Moby Dick abgeschossen wird, und er folgt der leichenblassen Bestie in die Tiefe.

Doch die Jagd, die Herman Melville beschreibt, muss nicht zwangsläufig einem mystischen Wal gelten. Sie kann genauso gut die Sehnsucht danach verkörpern, von Liebe berauscht zu sein, Dinge erleben zu dürfen, die zwischen Traum und Wirklichkeit balancieren, oder seine Rolle und seinen Platz hier im Leben zu finden. Das Bedürfnis zu verspüren, seinen eigenen weißen Wal jagen zu wollen, ist ein Zeichen für gesunden Menschenverstand.

Zumindest in meiner Welt.

Und um die Wahrheit zu sagen, es steckt noch mehr hinter meiner Vorliebe für diesen wirklichkeitsfernen und verbohrten Kapitän und seinen unvergleichlichen Hunger nach Moby Dick. Im Moment sitze ich in einer Reha-Einrichtung, wo ich mein Bestes tue, um nach einer umfangreichen Operation und einer schweren Krankheit zu einem normalen Leben zurückzukehren. Ich muss zusehen, wie mir ein großer Teil meines Lebens und meines Daseins entrissen wird. Wie ich bestohlen worden bin. Beraubt. Fast besiegt.

Doch ebenso wie Kapitän Ahab habe ich vor, den Kampf aufzunehmen. Ich werde weitermachen. Ich werde mein Ziel jagen. Mein Leben. Mir das wieder holen, was ich verloren habe. Sowie ich die Chance kriege, werde ich zurück in das Dasein rennen, das früher das meine war, und ich werde meinen weißen Wal suchen, auch wenn das in meinem Fall vielleicht nur die Sehnsucht ist, schweigend im Regen neben jemandem spazieren zu gehen, so dass die Zeit nicht mehr zu existieren scheint.

Schleif den verdammten Kerl zur Beichte

Fast scheint es, als wären die Maschinen allergisch gegen mich, denn sie treten eine nach der anderen in den Streik. Und nichts provoziert mich mehr, als wenn sie nicht funktionieren. Es ist meine feste Überzeugung, dass ich glücklicher wäre, wenn ich ohne sie leben könnte – ohne Computer, Handy, Krimskrams, Tingeltangel. Meine feste Überzeugung. Denn diese Sachen treiben mich in den Wahnsinn, zumindest in Kombination mit allem anderen, was sich in mein Leben gedrängt hat. Alles, was ich hasse, an dem ich aber, sosehr ich mich auch anstrenge und sosehr ich es auch will, nicht vorbeikomme.

Der Tag hatte wie immer begonnen. Die Gewitterwolke, die so viel kaputt machen sollte, war zunächst nicht zu sehen, doch dann war sie plötzlich da. Dröhnend, bedrohlich. Und ich war der Blitz und der Regen, ich war es, der alles kaputt machte.

Zurzeit bin ich jeden Tag mit meiner Familie zusammen, sie ist jeden Tag um mich. Eigentlich bin ich es gewohnt, allein zu sein, das hat sich in den letzten Jahren immer mehr in diese Richtung entwickelt. Dafür gibt es viele Gründe, auch wenn ich großartige Freunde habe, die ich so sehr liebe, dass es im ganzen Körper wehtun kann. Und ich weiß auch, dass es schwer ist, neben jemandem zu stehen, der krank ist, manchmal ist es vielleicht sogar schwerer als für den Betroffenen selbst. Doch gleichzeitig kann man nicht darüber hinwegsehen, dass es die Krankheit ist, die ich in mir trage, die im Moment so viel Aufmerksamkeit und Platz in unseren Leben beansprucht.

Ich bin es, der krank ist.

Ich.

Ich war wütend. So wahnsinnig wütend. Ich saß da und fauchte wie eine zornige Katze. Ein banales und unnötiges Ereignis hatte mich an die Decke gehen lassen. Mama, meine wunderbare Mama, die kleiner ist als ich, die mich aber mein ganzes Leben lang getragen hat, hatte sich eben auf dem Sofa niedergelassen, neben meinem Papa mit der Stärke und der ungeheuren Ruhe, die ich auch haben will. Und da geschah es. Ein Kommentar. Eigentlich gar nicht so schlimm. Da habe ich in anderen Zusammenhängen schon Schlimmeres gehört, das könnt ihr mir glauben. Aber ich bin aus dem Sessel hochgefahren, auf dem ich saß und schmollte. Bin explodiert. Ich rauschte die Treppe hinunter, habe mit einem sicheren Faustschlag das Telefon kaputt geschlagen, und dann hörte ich mich selbst Sachen schreien, die man seinen Eltern nicht ins Gesicht schreit. Ich riss den Garderobenschrank auf, wickelte mich in die erstbeste Jacke, drückte die Füße in ein Paar zu kleine Gummistiefel und stürzte in den Sommerregen hinaus, der einfach nicht aufhören wollte.

Ich schlug die Kapuze hoch und hoffte, dass mich kein Nachbar für einen kleinen Plausch aufzuhalten versuchte. Ich bebte vor Wut. Ich war eine Massenvernichtungswaffe auf zwei Beinen. Meine Brust ein pechschwarzes Herz, das heißes Blut und Adrenalin pumpte. Und Angst.

Eilig ging ich mit geballten Fäusten und schmerzenden Zehen über den Friedhof, dann weiter an den Bahngleisen entlang. Im dichten Laubwald, der in unserer Gegend eigentlich fehl am Platz zu sein scheint, wurde mir klar, dass keine der Schlägereien, die ich im Laufe meines Lebens schon gehabt hatte, jemals eine solche Wut hervorgerufen hatte. Das wirkte auf eine finstre Weise erlösend. Doch im Wald, im Regen, war ich nicht mehr so aufmüpfig. Ich war ein junger Fuchs, der sich verirrt hatte, der seine Eltern verloren hatte, und der sich jetzt in der kalten Feuchtigkeit, die zu meinem innersten Wesen vordrang, allein würde behaupten müssen. Die Gedanken klarten auf, und ich begriff, dass die Krankheit die eigentliche Zielscheibe meines Zorns war. Nicht meine Eltern. Aber ich wusste nicht, ob sie das wussten. Also wanderte ich weiter, so wie damals, als ich sechs Jahre alt war und von zu Hause abhauen wollte. Damals schaffte ich es einhundertzehn Meter, ehe mich das Heimweh zur Umkehr zwang.

Das würde mir diesmal nicht passieren.

Ich kreuzte den Fahrradweg und lief unter der Stromleitung entlang, um dann über den größeren Weg in den Mellstaskogen zu gehen. Hinter dem Hügel musste ich mich ausruhen. Der Körper hatte alle Kraft verbraucht. Das Adrenalin nahm ab. Die Angst nahm zu. Ich ging langsamer. Spürte, wie die Erschöpfung mich einholte. Als ich über den Campingplatz ging, sah ich den schwedischen Sommer: Kugelgrills, leere Bierdosen und weiße Plastikmöbel. Als ich zu meiner Bank ging, ganz hinten, wo kein anderer je sitzt, sah ich über den Fluss, der dort eine Biegung macht, wo Staffan, Tobias und ich als Kinder gespielt hatten. Ich sah die wechselnden Dunkelheiten des Waldes, sah die Berge, die schweren Wolken. Diese Bank ist ein Ort, an dem ich mir im Laufe meines Erwachsenwerdens die eine oder andere Grille aus dem Kopf geschlagen habe. Ein Ort, an dem ich Kraft gesammelt hatte. Verstand. Stärke. Jetzt war ich nur leer. Keine Gedanken mehr da. Nichts.

Unten beim Dampfschiffanleger, tief unterhalb des Hügels, von dessen Kuppe aus ich ins Land schaute, sah ich plötzlich jemanden, der mir bekannt vorkam. War das? Nein, oder? Vielleicht ... oder doch? Ich konnte es nicht sicher sagen. Von dem Hügel aus, auf dem ich immer noch stand, spähte ich wie ein

Indianer, der einen weißen Siedler beobachtet, ins Tal. So kam ich mir vor, keine Ahnung, warum. Ich folgte dem Jemand mit dem Blick, dann ging ich immer schneller. Vorbei an dem Gartenlokal, der Tanzbahn, den urzeitlichen Kühen. Kurz vor der Brücke, die zu dem Badeplatz führt, auf dem jemand den Sprungturm angesägt hat, trat ich aus dem Wald. Hinter mir kam der Jemand, und ich sah, dass ich recht gehabt hatte. Papa.

Er hob eine Hand zum Gruß. Als wir uns begegneten, umarmte er mich, als sei ich viel zu lange weg gewesen. Wir wendeten unsere Schritte nach Hause. Langsam. Anfangs schwieg ich. Versuchte verschlossen zu sein. Unberührt. Hart. Kurz darauf sahen wir Mama, die mit dem Auto direkt unter uns auf der Straße nach Amsberg vorbeifuhr. Sie sah uns, winkte. Papa und ich gingen weiter. Sein Arm war immer noch um mich geschlungen. Ein paar Minuten später rollte Mama mit dem Auto neben uns. Wir stiegen ein. Da war ich nicht mehr 27. Ich war ihr Kleinster, der von zu Hause abgehauen war. Den man hinten an der Mellstabrücke gefunden hatte. Der einiges allein geschafft hatte, der sich schon in seltsame Situationen gebracht hatte, und der jetzt ein weinendes Kind in zu kleinen Stiefeln war.

Heute Morgen hat es aufgehört zu regnen. Mama und Papa sind eben wach geworden.

Jetzt gehe ich die Treppe hinunter.

Afrikafieber

Sie hat sich wirklich gekümmert. Ihre Anteilnahme gezeigt. Von sich hören lassen. Ist da gewesen. Ich habe ihre Wärme gespürt. Sie ist die Schwester meiner Mutter. Schlau wie kaum jemand. Und sie arbeitet im Gesundheitssystem, aber ich gedenke nicht zu erzählen, welche Rolle sie da genau spielt.

Als ich erfuhr, dass ich Krebs hatte, und als klar war, dass meine Milz eines der Organe sein würde, die dabei draufgehen, stürzte eine Welt für mich zusammen. Für viele Menschen hat die Milz keine große Bedeutung. Ohne Milz bist du anfälliger für Infektionen, aber da es gut erprobte Impfstoffe gibt, bereitet das den Betroffenen nur selten Probleme.

Aber ich bin nun mal nicht irgendwer.

Ich hatte das schon vor ein paar Jahren ins Visier genommen. Aber jetzt muss ich komplett umdenken. Und wenn die erste Verwirrung gewichen ist, dann tut das weh, denn es fällt schwer, von Träumen Abschied zu nehmen.

Als ich klein war, faszinierte mich Afrika sehr. Der Acker unterhalb unserer Straße war eine Savanne, der Wald in die andere Richtung war ein dichter Regenwald. Kenia und Ruanda – meine Welt. Und das Jungenszimmer war von Elefanten bevölkert und voller Bücher über seltsam aussehende Tiere. Einmal durfte ich eine neue Tapete aussuchen, und ich wählte eine khakifarbene mit einer »exotischen« Bordüre, von der ich fand, dass sie sehr afrikanisch aussah. Und als die erst einmal auf die

Wände geklebt war, war ich unglaublich zufrieden, fast stolz. Mein Zimmer wurde zu Gidlunds Afrikanischer Abteilung. Und das ist es immer noch. Denn das eben erwähnte Visier hatte ich nämlich auf das wirkliche Afrika eingestellt. Dorthin wollte ich reisen. Schreiben. Berichten. Erleben. Leben.

Vielleicht auch verschwinden.

Mein Arzt beschrieb das Leben ohne Milz wie nebenbei mit den Worten: »Das ist eigentlich kein Problem, Forsberg ist in der NHL ohne Milz sogar Torschützenkönig geworden.« Als ob das ein Trost für mich wäre, der ich nur eins hörte: ERHÖHTES INFEKTIONSRISIKO.

Ich witterte Unheil. Deshalb bat ich meine Tante, doch mal einen genaueren Blick auf meinen neuen Körper in Kombination mit den Zielen zu werfen, die mir gerade noch so lebhaft vor Augen gestanden hatten.

Es dauerte nicht lange, bis ich eine Antwort bekam.

Meine Tante, ihre Quelle und deren Quellen weisen darauf hin, dass es keine absolute Wahrheit gibt. Was sie sagen, sind nur Empfehlungen. Aber da ich weiß, wer sie sind und was sie wissen, kann ich nicht anders, als es ernst zu nehmen. Teile von Afrika = lebensgefährliches Unterfangen. Nicht nur schlecht, sondern tödlich. Allen modernen Impfmethoden und vorbeugenden Maßnahmen zum Trotz sind Ansteckungsgefahr und Sterberate für mich, der jetzt keine Milz mehr besitzt, entschieden höher als für jemanden, bei dem dieses Organ noch funktioniert.

Ich habe mich langsam und schrittweise an diese Information herangearbeitet. Sie tut einfach zu weh. Doch seit ich alles gelesen, in mich aufgenommen und begriffen habe, werde ich von einem selbstgemachten Fieber heimgesucht. Ich sehe alle Filme über diesen Kontinent, die ich kriegen kann. Ich lese Bücher von der schwedischen Abenteurerin, von Papa, und ich lese Teile von Philip Gourevitchs *Wir möchten Ihnen mitteilen, dass wir morgen mit unseren Familien umgebracht werden.* Ich sehe mir noch einmal das Interview mit Peter Beard an, weil mich das verändert hat und zu dem Besten gehört, was ich kenne. Und wenn ich so auf dem Sofa im oberen Wohnzimmer bei Mama und Papa liege, kann ich in mein Kinderzimmer sehen. Ich sehe die Tapeten und eine Elefantenstatue auf einem Regal. Und ich sehe eine gerahmte Fotografie von einem lächelnden Jungen, der genau in dem Alter eingefangen wurde, in dem ein abgeernteter Acker eine Savanne war und ein paar schwedische Bäume ein afrikanischer Regenwald.

Ich betrachte den Jungen. Er sieht so glücklich aus. Ob er wohl, als das Bild gemacht wurde, schon wusste, was Krebs ist? Hatte er eine Ahnung davon, welche Funktion die Milz hat? Ich kann den Blick nicht von ihm wenden und spüre, wie mir das Herz kurz stehen bleibt, und ich stelle fest, dass das Leben nicht ganz so geworden ist, wie ich es mir vorgestellt hatte.

Ihr Teile von Afrika, wie schade, dass wir uns nie begegnet sind.

Wir hätten uns gemocht.

Da bin ich ganz sicher.

Duell auf der Kyrkvärdsgatan

Mir ist klar geworden, dass ich das nicht länger ertragen kann. Es muss ein Ende haben. Sofort. Ich kann nicht mehr ohne Badewanne in meiner Wohnung leben. Mama und Papa wissen, was ich meine. Sie haben eine Badewanne, und die benutze ich eifrig, wenn ich mal zu Hause bin. Da liege ich dann und lasse mich sieden, bis ich mich über den Badewannenrand lehnen muss, weil die Hitze zu aufdringlich und mir schwindelig wird. Wenn das Atmen schwerfällt und der Hals immer enger zu werden scheint.

Das ist eigentlich witzig, weil Wasser ansonsten für mich mit zum Schlimmsten gehört. Die reinste Phobie. Echte Angst. Aber in der Badewanne meiner Kindheit kann ich ohne den geringsten Anflug von Angst liegen. Und da lag ich nun und betrachtete meinen neuen Körper.

Die Narbe ist ein paar Zentimeter kürzer, als ich zunächst angenommen hatte. Sie ist schnurgerade – ob der Chirurg ein Lineal benutzt hat? – und führt zum Nabel hinunter, wo sie einen Halbmond beschreibt, ehe sie etwas wenig schief weiterläuft. Der Schorf ist jetzt abgefallen, und die Narbe verändert fast täglich ihre Farbe. Im Moment ist sie lila und rosa und ein paar Millimeter breit. Die Eingänge für die Schläuche, die Drainage und die Sondennahrung gähnen jetzt wie Grübchen neben dem Nabel.

Inzwischen kann ich meinen Körper ansehen, ohne schwach zu werden. So weit bin ich schon. Ich kann sogar meinen Bauch berühren, ohne dass es sich sonderlich seltsam anfühlt, wenn man mal von dem tauben Gefühl absieht, das daher rührt, dass die Nervenenden noch nicht zusammengewachsen sind. Und wahrscheinlich wird auch nicht alles Gefühl wiederkehren.

Nachdem ich mich gestern aus der Badewanne gehievt hatte, blieb ich nackt vorm Spiegel stehen. Stand einfach da und rührte mich nicht. Sah hin. Betrachtete. Versuchte es mit einem Kennenlernen.

Ich war schon immer schlank, aber jetzt bin ich dünner denn je. Meine Wangen sind eingesunken, die Arme sind nur Striche. Auf dem Rücken stechen die Wirbel heraus wie bei einem Dinosaurier. Ich war schon hübscher. Und dann musste ich darüber nachdenken, warum ich angefangen habe, über meine Krankheit und meine Veränderung zu schreiben. Und darüber, dass ich mir vorgenommen habe, immer nur für mich selbst zu schreiben und so zu tun, als ob kein anderer es lesen würde. Denn nur dann würde ich so ehrlich sein können, wie ich es gerne sein wollte. Und als ich da stand, nackt und zerbrechlich, da bekam ich es mit der Angst. Wie ehrlich musste ich sein?

Soll ich erzählen, dass ich jeden Morgen gegen sechs Uhr mit einem schmerzenden Rücken aufwache, weil die wenigen Muskeln, die ich früher hatte, jetzt auch verschwunden sind? Dass ich mich dann auf die Seite lege mit einem Bauch, der unterschwellig schmerzt, dass ich ein Kissen umarme, um den Schmerz zu lindern, wenn es sich anfühlt, als würden alle meine Eingeweide zu einem Haufen zusammenfallen? Muss ich erzählen, dass ich dieses Gefühl bis halb acht aushalte, und dass ich dann aufstehen muss? Dass ich es dann nicht wage, mich richtig zu strecken, weil die Narbe spannt und ich furchtbare Angst habe, dass sie mit einem Knall aufplatzen und der Inhalt des Körpers in einer blutigen Soße herausfallen könnte?

Muss ich schreiben, dass ich nach dem Frühstück ungefähr eine Stunde in der Horizontalen ausruhen muss, weil der Schmerz so anstrengend ist, dass ich nichts anderes tun kann?

Muss ich erklären, dass sich das so anfühlt, als würde man als Mann in den Schritt getreten? Soll ich wirklich schreiben, dass ich jeden Tag zu einem unvorhersagbaren, aber doch garantierten Zeitpunkt von einem Zentnerpack Schmerz heimgesucht werde, der mich in die Knie zwingt? Muss ich von dem Erstickungsgefühl erzählen, das sich jedes Mal einstellt, wenn ich esse, und das auf meine Brust drückt, als hätte jemand seinen Stiefel daraufgestellt? Dass ich rasant abgenommen habe, und dass meine Kleider mit jedem Tag, der vergeht, schlechter sitzen? Dass manche, die früher noch anriefen, es nicht mehr tun? Dass keine Einladungen zu Festen mehr eintrudeln? Und muss ich erzählen, was mit mir und meinem Körper passiert ist, als ich zusammen mit meinen Eltern nach Böle fuhr, um die wilden Hengste anzusehen? Als ich so schnell wie möglich in den Wald rannte, weil der Körper zusammenklappte?

Muss ich sagen, warum ich nicht wage, meine Wohnung oder das Haus meiner Eltern zu verlassen? Muss ich wirklich erzählen, dass ich keine Kontrolle mehr über meinen eigenen Körper habe?

Ich formte meine Hand zu einer Pistole, zielte rasch auf mein Spiegelbild und zerschoss meine Angst.

Nein, Kristian. Das alles musst du nicht schreiben. So ehrlich brauchst du nicht zu sein. Schön, dachte ich und sah die Fragen in die Badewanne sinken, in ein Wasser, das immer roter wurde.

Kristian – Angst 1 : 0.

Als meine Freude auf die Trauer eines anderen stieß

Ein bisschen habe ich so getan, als wäre diese Krankheit, die ich in mir trage, nicht da. Ich hatte eine Zeitlang Urlaub von der Krankheit und habe so wenig wie möglich über meinen Zustand hören wollen. Keine Ahnung, auf welche Form von Anteilnahme ich aus bin, aber jetzt im Moment will ich einfach nur normal sein. Wie alle anderen. Deshalb hat das ein bisschen wehgetan, als ich gestern für eine weitere Besprechung ins Krankenhaus von Huddinge kam. Noch eine Nachbehandlung. Noch mehr Wirklichkeit.

Der Chirurg, der meinen Eingriff durchgeführt hat, scheint ein fantastischer Mann zu sein. Ich bin ihm bis jetzt nicht übermäßig oft begegnet, doch er hat einen sehr überzeugenden Eindruck auf mich gemacht. Positiv. Stark. Er sieht aus wie Steve McQueen in *Bullitt*, spricht mit einem diskreten Lächeln und hält Blickkontakt. Die Antworten auf meine Fragen kommen schnell. Und ich glaube ihm. Er hat diese Art von Kraft.

Wir haben darüber gesprochen, wie Teile meiner Gedärme sich jetzt ausdehnen, um mit meinem neuen Leben ohne Magen klarzukommen, dass die Speiseröhre möglicherweise mit Hilfe einer sogenannten Gastroskopie geweitet werden muss, und über die Spritzen, die ich mir für den Rest meines Lebens setzen muss. Wir haben die Röntgenbilder angeschaut, auf denen mein Körper unbeweglich und im Innern komplett ummöbliert aussah. Wir haben über den Gewichtsverlust gesprochen. Über das Blut. Darüber, dass die noch ausstehende Behandlung vielleicht, vielleicht ein wenig kürzer ausfallen kann, als wir zu Anfang dachten. Und wir haben darüber gesprochen, dass ich durchaus am kommenden Wochenende ein paar sommerliche Biere mit meinen Freunden trinken darf.

Die Besprechung hat mich froh gemacht. Meine Fragen wurden immer nachlässiger, ich lächelte und verließ den Raum mit einem exaltierten Gefühl in der Brust.

Mama war mit im Krankenhaus, sie wollte so gern dabei sein, und warum sollte ich ihr das verweigern? Auf dem Heimweg im Auto begann sie von einer Person zu sprechen, die ihr ganzes Leben lang eine besondere Beziehung zu unserer Familie gehabt hat. Mein Lächeln erstarb. Der Puls schlug schwerer. Denn ich ahnte, worauf es hinauslief.

Der Betreffende ist so alt wie meine Schwester, und seine Mutter ist eine der engsten Freundinnen meiner Mutter, im Grunde sind sie zusammen aufgewachsen. Wir kannten uns, und ich erinnere mich, wie ich zu ihm aufgeschaut habe. Wie ich, wenn wir dort zu Besuch waren, genervt habe, weil ich Hockey spielen wollte, wie er geseufzt, mir den Wunsch aber dann immer erfüllt hat. Ich erinnere mich daran, wie er mir *Nevermind* vorspielte, und weiß, dass mich dieser Moment entscheidend veränderte. Nur einen knappen Monat nach meiner eigenen Krebsdiagnose wurden auch in seinem Körper zufällig eine Reihe von Tumoren entdeckt. Und seither ist die Zeit viel zu schnell vergangen, und sein Krebs wurde viel zu stark. Gestern Morgen, nachdem er auf seine ganz eigene Weise die Lieben an seine Seite gerufen hatte, konnte er nicht mehr. Seine beiden Töchter waren bei ihm, und er schlief in dem Haus auf der Landzunge, auf der wir als Kinder spielten, ein.

Etwas später am selben Tag setzte seine Mutter die Flagge am

Haus auf halbmast. Als sie eine Weile später auf den Hof ging, sah sie, dass alle auf der Halbinsel es ihr gleichgetan hatten. Weil sie Bescheid wussten.

Nun gibt es den jüngsten Sohn nicht mehr.

Meine Mutter parkte südlich von Stockholm vor einem Einkaufszentrum. Plötzlich war der Vorort nicht mehr, was er einmal gewesen war. Nun war dies der Punkt, an dem meine Freude auf die Trauer eines anderen gestoßen war. Jetzt war dies die Weggabelung, an der mein entspannter Körper auf die angespannten Muskeln eines anderen traf. Wo meine Erleichterung in die traurigen Augen eines anderen starrte.

Der Parkplatz wurde zu dem Ort, an dem ich mein Lächeln wie ein Holzkreuz mit mir herumschleppte.

Und jetzt kann ich nicht aufhören, mich zu fragen, warum ich durchzukommen scheine, während die Töchter des Freundes nun ohne ihren Vater aufwachsen müssen.

Es hätte mich treffen sollen.

AUGUST 2011

Irgendwo in Babylon

Er fragt, ob ich an einem großen Opus schreibe. Ich sehe scheu auf die krakeligen und für jemand anders völlig unleserlichen Notizen. Murmele etwas. Versuche, mich zu entschuldigen. Glaube, ich sage etwas von einer Einkaufsliste. Er ist Taxifahrer, sein Alter nur schwer zu bestimmen – entweder ist er genauso alt wie ich oder zehn Jahre älter. Er hat einen Pappbecher mit Kaffee in der einen Hand, ein Buch in der anderen. Er lächelt übers ganze Gesicht und setzt sich neben mich auf die Bank vorm Söderkrankenhaus. Wir sprechen eine Weile über das, was ich mache, was meine Arbeit ist. Er leitet das Gespräch, ich folge. Ich erzähle, dass ich Journalist bin, und höre, wie schlecht ich darüber erzählen kann, wie langweilig es klingt. Dabei ist es eigentlich genau umgekehrt, ich liebe meine Arbeit. Sie fehlt mir. Ich sehne mich danach.

In einer Gesprächspause klappe ich mein Notizbuch zu, um ihn zu fragen, was er liest. Er hält das lilafarbene Taschenbuch hoch. Es handelt von Reichtum. Von Babylon.

»Sie wissen ja schon alles, was hier drinsteht. Und ich eigentlich auch«, erklärt er mit einem ansteckenden Lachen.

Ich bitte ihn, mir das doch zu erklären, und höre von dem pädagogischen, informativen und ermahnenden Inhalt des Buches.

»Wenn ich das genauso mache, werde ich glücklicher, erfolgreicher und vielleicht reicher«, fügt er hinzu.

Dann stellen wir fest, dass wir beide den Eindruck haben, dass die Menschen heutzutage nur noch einen neuen Fernseher, ein neues Handy oder was auch immer haben wollen. Nur wenige scheinen mal nachzufühlen, was wirklich wichtig sein könnte.

»Wie läuft es für sie?«, frage ich.

»Es geht so«, antwortet er immer noch lächelnd.

Ich erzähle ihm, dass ich nicht mehr so lange arbeiten werde, weil ich es nicht kann. Weil ich es nicht schaffe. Ich weiß nicht recht, ob ich ihm das erzähle, oder ob ich es nur denke. Denn meine Sehnsucht nach der Arbeit ist inzwischen so stark, dass die Liste mit Sachen, über die ich schreiben will, mich inzwischen nur noch wütend macht, weil ich nichts mehr abhaken kann.

»Sie sollten über das Gesundheitswesen schreiben«, sagt er, und scheint es ernst zu meinen.

»In gewisser Weise tue ich das schon«, antworte ich und fange an, von dem Blog zu erzählen.

Dann verlasse ich den Parkplatz, über dem vibrierend heiß die Luft hängt, um mit meiner Ärztin über die erste Chemotherapie nach der Operation, die morgen beginnen soll, zu sprechen.

In ihrem Sprechzimmer reden wir über die Schmerzen nach dem Eingriff im Juni, der mir plötzlich so weit entfernt scheint, und vom Essen, das mich zum Wahnsinn treibt. Jedes Mal bleibt es in der Speiseröhre stecken, und dann legt es sich wie Beton in meinen neuen Magen. Wir reden davon, wie die Behandlung jetzt weitergeht.

Und dass sie nicht kürzer werden wird.

Und da geht irgendwo in mir etwas kaputt. Meine naive Hoffnung, dass die Behandlung kürzer werden würde, dass dieses Inferno bald niedergebrannt wäre, erweist sich als Trugschluss. Ich habe es so eilig, zu dem Kristian zurückzukommen, der ich einmal war. Und jetzt muss ich noch einmal zusehen, wie mein Leben beklaut wird. Noch einmal rutsche ich vor dem Leben auf den Knien, und mir wird ins Gesicht gepinkelt.

Diesmal weine ich nicht. Ich nicke bedächtig, nehme meine Papiere mit Behandlungsdatum und Pillenschema an mich und trete auf den Flur hinaus, vorbei an dem Spiegelbild, dessen neue Frisur mit viel Wohlwollen ein wenig an Christian Bale erinnern könnte. Wenn ich will, kann ich ein ganz schön harter Knochen sein. Als ich aus dem Krankenhaus komme, sehe ich zu den Wasserspielen links hinüber, vorbei an den abgezehrten Patienten, die rauchen, vorbei an den Hochschwangeren, die in Rückenlage vorbeischwanken – zu dem Platz, an dem ich vorhin gesessen habe. Der Sommer vibriert immer noch. Die Bank ist leer. Der Taxifahrer ist weg.

Ich gehe los und denke, dass er nun auf dem Weg zu seinem Erfolg, zu seinem Glück ist. Hoffentlich wird er es schaffen.

Ich gehe die Holztreppe zum Ringvägen hinunter und denke, dass alles einfach nur eine Frage des Zieles und der Fähigkeit ist, es zu finden. Aber einfach nur ist nicht einfach. Ich gehe weiter zum Zinkensdamm. Der Verkehr dröhnt ohrenbetäubend. Trotz meiner sicheren Schritte wird mir schnell klar, dass ich mich vollkommen verirrt habe.

Fünf Schüsse in die Brust und ein paar Flaschen für den Kleinen

Ich hatte einen kindischen Morgen. Habe eine Menge Sachen gemacht, die einfach nicht warten konnten. Ich habe lange und gut das Geschirr gespült, klinisch sorgfältig. Ich habe die Blumen gegossen und mit göttlicher Fürsorge zwischen dem Unkraut des Sitzplatzes draußen herumgestochert. Habe mich heilig reingewaschen. Mich exaktestens rasiert. Dann ging ich zur U-Bahn und verpasste sie in unbewusster Absicht. Nahm die nächste. Ging vom Zinkensdamm am China-Schnellimbiss vorbei, vorbei an den Leuten, die auf der Laufbahn trainierten, vorbei an der Zentrale für die Zivilbullen, vorbei an dem Platz, wo wir früher einmal gespielt haben und an der Wohnung, wo meine Tante früher wohnte. Der Ringvägen zog sich wie noch nie. Als ich an seinem Ende angelangt und endlich da war, kam ich zu spät zur Behandlung. Zu spät zu meiner eigenen Rettung.

Das klingt so blöd. Und es sieht blöd aus, wenn ich es schreibe. Aber genau so war es, die ganze Zeit über. Und genau so wird es auch weiter sein. In dem Augenblick, da ich diese Zeilen schreibe, spüre ich den Geschmack im Mund, den Geruch, der in meinen Nasenlöchern kitzelt, merke, wie der Körper schwächer wird, die Atmung tiefer und wie ich bald einschlafen werde. Genauso war es im zweiten Stock des Krankenhauses, in dem ich am Mittwoch insgesamt fünf Spritzen und drei Flaschen, ohne die ich nicht überleben kann, direkt in die Brust geschossen bekam. Diesmal hatte ich ein anderes Zimmer bekommen. Durch das Fenster konnte ich in der Entfernung das Haus sehen, in dem ich wohne. Ich dachte an das gespülte Geschirr, das in der Küche stand, an die Blumen, die Dusche am Morgen. Ich hob eine Hand, aber mein Zuhause war weit weg.

Als ich ein paar Stunden später nach Hause kam, betrat ich eine Wohnung, die ich so gut wie möglich vorzubereiten mich bemüht hatte. Die schöneren Strümpfe, der weichere Pullover und die geschmacklosen Hosen lagen auf dem Sessel. Auf der Arbeitsfläche in der Küche stand das Essen, das ich essen sollte, die Kälte des Kühlschranks ist viel zu heftig für mich. Nach jeder Behandlung dauert es länger, ehe ich wieder ohne Handschuhe hineinfassen kann. Die Jalousien waren heruntergezogen, draußen wütete der Sommer. Unter dem Tisch lagen die ausgeliehenen Filme, im DVD-Spieler lag eine Serie und wartete auf mich. Aber die Stunden verwandelten sich in einen finsteren Rausch. So schlimm war es noch nie.

Ich lag in halbfötaler Lage mit verkrampften Muskeln auf dem Sofa. Der Körper träge, nur ab und zu fuhr ich explosionsartig hoch, um ins Badezimmer zu stürzen. Ich glaube, an jenem Tag habe ich mich fünfmal übergeben. Irgendwann auf den kalten Kacheln, mit den Fingern der einen Hand tief im Hals, habe ich aufgehört zu zählen. Offenbar kam meine Schwester vorbei. Und als ich am nächsten Morgen aufwachte, lag sie schlafend auf meinem Fußboden, auf dem Teppich unter einer dünnen Decke. Dafür werde ich dich ewig lieben, meine schöne Schwester. Wie du gekommen bist, um dicht neben mir zu sitzen, wie du dich geweigert hast, mich zu verlassen, obwohl mir kaum bewusst war, dass du da warst. Dass du da lagst und auf meinem Fußboden geschlafen hast und doch mit einem Lächeln aufgewacht bist. Wie du in meiner Nähe herumgestrichen bist, wie um mich zu beschützen. Wie du niemals den Bruder loslässt, der doch immer kleiner wird.

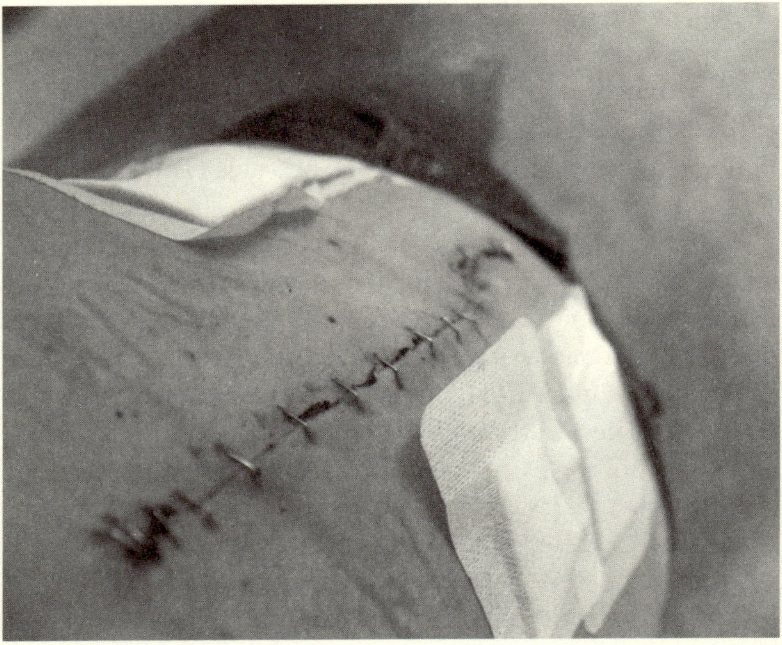

Heute Morgen bin ich traurig aufgewacht. Je länger ich wach sein muss, desto schlechter wird es mir gehen. Trotzdem konnte ich nicht wieder einschlafen. Ich habe die Medikamente für heute zurechtgelegt. Dabei fast über die Mengen gekichert. Dann habe ich mich aufs Sofa gelegt. Versucht, über britischen Humor zu lachen. Hat nicht geklappt. Danach habe ich die erste Stunde von *Apocalypse now* hindurch gedöst, bin vom Lärm der Helikopter aufgewacht. In dem Moment fing eines der Medikamente an zu wirken. Das kickt mich in Gang wie Amphetamin, lässt mich in Kreisen das Parkett abarbeiten, wo ich mit aufgesperrten Augen rastlos meine Runden drehe. Ich stellte mich unter die Dusche und blieb dort lange. Ich bin viel zu müde, um irgendetwas zu tun, aber viel zu aufgekratzt, um still zu sitzen.

Meine Krankheit, ich bin dich grad so leid. Und gestern habe ich ein Bild gefunden, das dich noch hassenswerter macht.

Am Fenster steht ein Gürteltier

Inzwischen bin ich gut in Sachen, die ich eigentlich nicht können sollte. Ich kann stundenlang wach und still daliegen, ohne etwas zu tun. Ich kann das Tempo in meinem Gehirn runterfahren, so dass es einer Ohnmacht nahe ist, nur um meine Sehnsucht und meine Rastlosigkeit in Schach zu halten. Und ich kann, ohne dass es jemand merkt, mit Kotze im Mund vom Bett bis ins Badezimmer gehen.

Ich mache das jeden Tag.

Ich bin beeinträchtigt. Vollgepumpt. Zugedröhnt. Die morgendliche Dosis liegt bei acht Tabletten, eine lächerliche Zahl, wenn sie in einem kleinen Haufen auf meiner Handfläche liegt. Inzwischen bin ich so weit, dass der Körper keinen Bock mehr hat. Früher konnte ich alle Pillen mit einem einzigen Schluck runterspülen, ohne dass es mir was ausmachte. Jetzt kann ich kaum eine einzige nehmen, ohne dass mein Kopf von einem Würgen geschüttelt wird. Aber egal, wie viele Präparate ich auch in mich hineindrücke, der Körper weigert sich, wieder aufzuerstehen. Zumindest dieses Mal. Die Zytostatika nach der Operation erweisen sich als so nahe an der Hölle, wie ich noch nie war. Der direkte Schmerz nach der Operation fühlte sich logisch an, denn damals rührte mein Zustand vom Einsatz eines Skalpells her. Das hier aber ist ein unsichtbarer Feind. Etwas, was sich versteckt. Etwas, was sich vor meinen Schlägen wegduckt. Also versuche ich, es auszusitzen. Ich schlafe. Die ganze Zeit. Den ganzen

Tag. Ein Pferd schläft knapp drei Stunden am Tag. Ein Fuchs fast zehn. Und ein Gürteltier achtzehn.

Wahrscheinlich bin ich ein Gürteltier.

Irgendwann im Laufe des fünften Tages gebe ich auf. Da habe ich schon mehrmals mit der diensthabenden Ärztin gesprochen. Sie sagt, es wäre vielleicht an der Zeit, mich einzuweisen. Wieder. Mein Körper reagierte wie ein in die Enge getriebenes Raubtier. Ich lag und wand mich, drehte mich in dem elenden Bett. Presste den Körper an die Wand und fuhr mir mit meinen kalten Fingern über den Stoppelbart im Gesicht. Am Tag nachdem ich das erste Mal mit ihr gesprochen hatte, konnte ich nicht mehr. Ich packte nachlässig eine Tasche, rief ein Taxi und fuhr den ganzen Weg durch den Sommer mit geschlossenen Augen.

Erst habe ich mich verlaufen. Ich ging zu der Station, auf der ich mit Zytostatika behandelt werde. Die Gerüche attackierten mich wie erwartet. Ich bewegte mich vornübergebeugt, die eine Hand auf dem Bauch, die Augen auf der Suche nach einer Toilette. Nach einer Weile schlief ich, immer noch in Jacke und Schuhen auf einem Bett ein.

Als ich aufwachte, kamen Mama und Großmutter ins Zimmer. Sie waren sommerschön. Ich war erschöpft. Ich hatte Großmutter lange nicht gesehen, aber ich schaffte es kaum, mich zu erheben und sie zu umarmen.

Nächstes Mal, ein anderes Mal, werde ich dich so fest umarmen, dass du spürst, wie sehr ich dich liebe. Ich freue mich so auf all unsere Begegnungen. Bin so dankbar, dass gerade du Teil unseres Lebens bist.

Die Gerüche sind mein schlimmster Feind. Die sterilen, scharfen Attacken, die überall im Krankenhaus lauern, mal als tapezierte Wände, mal als reine Hände von Krankenschwestern, machen jeden Windhauch zu einem rasenden Kampfhund und wirken inzwischen genauso wie das Gefühl, das sich bei meiner Behandlung einstellt. Wenn der Körper in einem schwarzen

Loch verschwindet. Deshalb isoliere ich mich in meinem Zimmer. Halte die Tür verschlossen. Ich habe mir einen Pullover um den Kopf, über den Mund und die Nase gebunden. Das lässt meine Umgebung nach Kristian riechen. Noch ein Tag oder zwei, dann komme ich hier raus.

Als ich aufwache, bleibe ich vor dem Fenster stehen, von dem aus ich die schlafende Landschaft um den Årstaviken sehen kann. Der Himmel hat noch nicht entschieden, ob es Sonnenschein oder Unwetter geben soll. Ich bleibe ein Weilchen stehen. Denke nach.

Was das heute wohl für ein Tag werden wird?

In meiner Nacht

Nach acht Tagen im Bett kommen die Rückenschmerzen zurück. Die Sorte, die mich glauben macht: Jetzt werde ich in der Mitte durchbrechen, verdammt, jetzt sterbe ich.

Aber ich bin nicht durchgebrochen. Und gestorben bin ich auch nicht. Stattdessen habe ich mit der brennenden Sehnsucht im Krankenhaus gelegen, endlich da wegzukommen. Und als die Uhr ihren Arsch schließlich auf elf geschoben hatte, war es endlich so weit. Als ich durch den Eingang trat, hätte ich am liebsten wie ein Boxer die Arme hochgerissen, nach zwölf Runden zum Sieger erklärt. Hab ich nicht gemacht. Entschlossenen Schrittes ging ich an den Taxis vorbei, zu Mama, zum Auto und zur Freiheit – ja, so was von.

Zu Hause habe ich eine Ewigkeit lang geduscht. Habe mich reingewaschen. Befreit von den Gerüchen des Krankenhauses. Dann habe ich meinen nackten Körper in dem beschlagenen Spiegel betrachtet. Das Rückgrat, das Becken. Das Skelett, das ich bin. Mein Gesicht, das so viel älter aussieht. Blasser. Als wäre es von den Giften körnig geworden. Ich betrachtete meine linke Handfläche und musste daran denken, dass der Chirurg mir erzählt hatte, so habe der Tumor ausgesehen. Genauso groß wie meine Hand. Genauso dick wie meine Finger. Ausgestreckt wie ein Netz. Ein Würgegriff in meinem Bauch. Ich bin mit meiner Krankheit offen verfahren, alle wissen es, ich bin nicht verschlossen gewesen. Habe mich nicht insgeheim selbst behandelt. Vielleicht werde ich den einen oder anderen vergraulen. Vielleicht bin und bleibe ich beschädigt. Ein kanzerogener Körper. Verletzt wie Karl Stranne in der Ballade von Evert Taube.

In der Nacht spinnen die Gedanken weiter. Ich muss darüber nachdenken, dass ich während meiner Besuche und meiner Behandlungen im Krankenhaus niemanden an mich gebunden habe. Keine anderen Patienten. Niemanden sonst, der auf dieselbe Weise heimgesucht worden ist. Diese Krankheit wird mein eigen sein. Vielleicht wird das hier wie eine der Reisen sein, die ich früher gemacht habe, von denen ich nie richtig erzählen kann, weil ich sie allein unternommen habe. Mein Krebs ist noch ein weiteres Land, und auch dieses Mal reise ich allein. Aber vielleicht ist es tatsächlich eine Reise, vielleicht werde ich in Zukunft so leben.

Die Gedanken entflammten sich immer weiter. Mein eigenes Bett, nach dem ich mich so gesehnt hatte, schenkte mir keine Ruhe. Ich warf mich bis zum Wahnsinn herum. Die Stunden vergingen. Der Rücken schickte Grüße. Die Gedankenmaschine mahlte. In dem Moment war mein Kopf kochend heiß. Die Ohren glühten.

Placebofieber.

Aber plötzlich meinte ich zu begreifen, warum mein Körper sich so verhielt. Ich spürte das Leben auf mich zukommen, ich sah es auftauchen. Da bewegte es sich in der Dunkelheit vor meinem Bett. Ich sah es auf mich zueilen. Zum ersten Mal seit Langem, trotz allem, obwohl das hier noch nicht vorbei war, obwohl nichts sicher oder vorbei war, befand es sich in Reichweite. Ich sah, wie es angerauscht kam.

Dann lag ich mehrere Stunden lang wach und dachte darüber nach, wie dieses Leben wohl aussehen würde.

Wie ein Liebesbrief

Der Sommer stirbt. Ich sehe, dass die Urlaube langsam zu Ende gehen. Ich betrachte die Fotoalben. Lese und höre, wie es ihnen allen ergangen ist. Und ich sehe, dass es an der Zeit ist, wieder arbeiten zu gehen. Bald geht die Schule wieder los. Die Ausbildung. Die Gemeinschaft. Ich merke, dass sich alle wieder bereit machen für den Alltag.

Und ich bin noch hier.

Mit einem Sommer, der hingehen und sich selbst ins Knie ficken kann. Ich werde übrig bleiben. So wie es jetzt aussieht, werde ich viel zu viele Projekte aufgeben müssen, ehe sie fertig sind. Ich muss Aufträge ablehnen, und das tut jedes Mal wieder weh.

Im Moment konzentriert sich mein Dasein auf die nächsten Stunden. Weiter im Voraus kann ich nicht planen. Gestern war ich auf Slussen, und da ging es mir plötzlich ziemlich schlecht; als ob es vier Uhr nachts wäre und ich zu viel Alkohol getrunken hätte. Ich schwankte zurück zur U-Bahn. Die Schritte brauchten ihre Zeit. Dann saß ich schwindelig und schweißnass in der Bahn und konzentrierte mich darauf, auf dem Weg nach Hause nicht einzuschlafen. Auf der Höhe von Midsommarkransen ging es los mit dem Aufstoßen. Ich spannte meine Kiefer an, wollte mich nicht im Waggon übergeben. Die Strecke bis zur Haltestelle Telefonplan war lang wie nie. Ein paar Plätze von mir entfernt saß ein Nachbar, wenn der mich nur nicht sah. Zum Teufel, was sollte ich tun? Ich senkte meinen Kopf, damit er mein Gesicht nicht erkennen konnte. Ich musste weiter Aufstoßen, im Hals ging die Revolte ab. Die U-Bahn rollte langsam, warum sollte man es eilig haben? Mir wurde immer schwindliger. Wir fuhren aus dem Tunnel. Jetzt war der Bahnsteig nah. Ich stand auf, den Blick fest auf die Tür gerichtet. Drängte mich an der Frau mit dem Kinderwagen vorbei.

Es entsteht eine peinliche Stille, wenn man kurz nach Mittag direkt auf den Bahnsteig Telefonplan kotzt.

Am Donnerstag war ich so glücklich gewesen in dem Gefühl, das Krankenhaus als Sieger verlassen zu haben. Der Freitag war herrlich. Und am Samstag ging ich sogar mit auf das Geburtstagsfest von ein paar Freunden. Da waren viele von dem Leben, wie es früher einmal war. Wie ein Klassentreffen der Exilanten. Wir lachten, redeten, umarmten einander. Ehe der Körper anfing, Schwierigkeiten zu machen. Nach einer Weile musste ich das Fest verlassen. Zog mir heimlich die Handschuhe an und ging durch die Nacht nach Hause. Am Sonntag konnte ich überhaupt nichts machen. Gestern auch nicht. Jetzt werde ich ungeduldig, und zwar richtig. Und ich kann nicht aufhören nachzudenken.

Ich erinnere mich, wie die Freunde und ich uns in die Nacht hinaus begaben und wie lange es dauern konnte, bis wir wieder zurück waren. Und ich war niemals derjenige, der als Erster ging. Wir riefen begeistert in die Finsternis der Nacht hinein, mit den leeren Gläsern hinter uns und dem unsicheren Weg direkt vor uns. Wie wir tanzten, als alle still stehen sollten. Wie neugierig wir darauf waren, unsere eigenen Grenzen in vieler Hinsicht auszudehnen.

Ich erinnere mich, wie frei ich war. Wie lebendig.

Ich erinnere mich an mein Lächeln, das mein Gesicht damals formte. Ich erinnere mich, wie ich lachte und es wirklich so meinte. Ich erinnere mich, wie ich heute entscheiden konnte, was ich morgen tun würde. Ich erinnere mich an das Leben vor dem Donnerstag in Falun.

Ich weiß noch, dass ich immer gesagt habe, was ich dachte. Es hat mir nie viel ausgemacht, was andere sagen würden. Ich habe mir Dinge vorgenommen, und dann habe ich sie wirklich gemacht. Ich glaube, ich erinnere mich an die Reisen, die ich machen wollte, und ich hoffe, ich erinnere mich an meine Ziele. Und ich erinnere mich, wie sehr ich mich selbst mochte, auch wenn ich es mir nicht wirklich gezeigt habe. Ich erinnere mich, dass ich stolz auf mich war. Doch all das war damals. Jetzt ist jetzt. Ich kann sehen, wie das alles vorübergeht.

Leben. Du fehlst mir.

Warten auf das, was kommen wird

Eine knappe Woche vor der Operation am 15. Juni rief ich bei der Krankenversicherung an. Ich berichtete, dass ich vom kommenden Mittwoch an nicht mehr würde arbeiten können. Auch wenn ich es nicht wollte, so würde ich doch gezwungen sein, das, was ich an meiner Arbeit liebte und immer noch liebe, aufzugeben. Denn mein Körper würde es nicht schaffen. Der würde alle Hände voll damit zu tun haben, aufzuwachen und wieder laufen zu lernen, zu essen und all das zu tun, was bis vor Kurzem noch eine Selbstverständlichkeit gewesen war. Eigentlich wurde ich von den Ärzten bereits am selben Tag, als mein Krebs entdeckt worden war, krankgeschrieben, aber ich hatte doch so lange wie möglich so normal wie möglich leben wollen. Mit dem Tag der Operation aber würde ich das aufgeben müssen.

Das verstand ich.

Die Telefonistin jedoch begriff gar nichts. Sie fragte mich, wann ich krank geworden sei. Ich antwortete, dass mein Krebs Anfang März entdeckt worden sei, dass man aber nicht genau sagen könne, wann ich die Krankheit bekommen hätte. Sie war immer noch erstaunt. Verwirrt geradezu. Sie fragte, wie es denn käme, dass ich mich nicht schon früher hätte krankschreiben lassen. Da antwortete ich, dass ich bisher so weit fit gewesen sei, dass ich hatte arbeiten können. Dass es für mich wichtig gewesen sei, die Krankheit, so gut es ging, auf Abstand zu halten. Daraufhin wurde ich informiert, dass ich mich nicht krankschreiben lassen könne, ehe ich unfähig sei zu arbeiten. Eine Krankschreibung könne ihren Richtlinien zufolge nur an dem Tag ausgestellt werden, an dem ich … krank geworden sei.

Daraufhin fragte ich im Scherz, ob es demnach nicht möglich sei, mich ab dem folgenden Mittwoch, an dem die Operation stattfinden würde, krankzuschreiben. Nein. Das sei unmöglich. Undurchführbar. Das Beste wäre, wenn ich am Mittwoch noch einmal anrufen würde oder dass alternativ jemand aus meiner Umgebung an meiner statt am Tag meiner Operation anriefe. Schlechte Stimmung.

An dieser Stelle zeigte ich ein wenig vom berüchtigten Gidlundschen Temperament. Ich bat sie, mir die Formulare zu schicken, damit ich sie ausfüllen könne, wenn ich das selbst für angebracht hielte. Sie seufzte schwer und sagte, das könne sie zwar durchaus tun, aber das würde kaum rechtens sein. Ich fragte sie, was sie selbst von diesem System hielte.

»Was ich darüber denke, tut nichts zur Sache«, antwortete sie, offensichtlich verärgert darüber, dass sie einen derart sturen Bock in der Leitung hatte.

Einen sturen Bock, der die unglaubliche Frechheit besaß, die Dinge in Frage zu stellen.

»Darf ich etwas fragen?«, fragte ich, von der Situation aufgestachelt.

Das durfte ich nicht.

Sie legte auf.

Explosion Kristian.

Ohnmächtige Wut.

War das die Unterstützung, die ich von meiner Krankenversicherung in so einer schwierigen Situation erwarten durfte? Ich habe es schon früher einmal gesagt, und ich sage es jetzt wieder: »Eva Gidlund didn't raise no fool.« Nach kurzer Zeit rief ich die Krankenversicherung noch einmal an. Ich musste dieselben Tasten drücken, mich in derselben Telefonschlange einreihen, die gleiche Warteschleife ertragen. Aber mit einer anderen Wut. Als ich durchgekommen war, schaffte ich es allerdings, mir die Nummer von einer Art Chef zu ersäuseln.

Nach einer Anzahl Nachrichten, die ich auf ihrem Anrufbeantworter hinterließ, rief sie mich zurück. Die Chefin hörte geduldig zu. Nahm mein Anliegen ernst. Ein paar Wochen später bekam ich einen Anruf von einem internen Kundendienst, der etwas über das Gespräch wissen wollte, das zuvor schiefgegangen war. Ich habe keine Ahnung, wie die Sache schließlich ausgegangen ist. Ebenso wenig wusste ich, dass dies der Beginn meines Kampfes gegen die Krankenversicherung war.

Der Versicherungskrebs

Und eines Tages stand er da, der neue Widersacher. Direkt vor mir: eine neue Sorte Feind. Ich kannte ihn schon aus Erzählungen, die auf dem Grat zwischen Alptraum und Wirklichkeit spielten. Sollten diese Anekdoten, die über die Krankenversicherung geschrieben und geflüstert worden waren, wirklich wahr sein?

Sie waren es.

Plötzlich wird meine Krankheit danach bewertet, wie viel Geld ich verdient habe, ehe die Behandlung mir das Arbeiten unmöglich machte. Die inzwischen 166 Tage, die der Krebs mir zerschlagen hat, sind zu einer Summe geworden, zu einer Anzahl Kronen, die nach Prüfung aller Unterlagen festgelegt worden ist. Die Prüfung umfasst meine vollständigen Steuererklärungen von 2006 an, die Arbeitgeberanteile von allen Anstellungen, die ich seit jenem Jahr hatte, dann die ausgefüllten Formulare, in denen ich unter anderem mein Jahreseinkommen für 2011 vorausberechnet habe, sowie die Anzahl der Wochenarbeitsstunden und der Karenztage. Und ich kann nicht umhin zu überlegen, ob das wohl alles wirklich notwendig ist.

Aber was ich denke, spielt überhaupt keine Rolle, wenn die Krankenkasse erst mal zu prüfen begonnen hat.

Es kommt noch dazu, dass ich in den letzten Jahren eine kleine Firma betrieben habe, für die ich nach der schwedischen Steuergesetzgebung gewisse Steuervorteile geltend machen kann, wenn ich meine Einkommenssteuererklärung abgebe.

Da bin ich keineswegs ein Sonderfall. Viele selbständige Unternehmer nehmen die Steuervorteile in Anspruch, denn es ist ihr gutes Recht, das zu tun. Kleinunternehmer, mit denen ich gesprochen habe, sagen dasselbe: Zur Krankschreibung gezwungen zu werden käme einer wirtschaftlichen Katastrophe gleich. Die Kassen aber starren nur blind auf die angegebenen Einkünfte. Als Kleinunternehmer in Schweden krank zu werden kann durchaus den Todesstoß für Unternehmen bedeuten, die bereits ums Überleben kämpfen.

Den Bescheid, den mir die Kasse schließlich zustellt, nehme ich als Bewertungsmaßstab für die Lebenszeit, die mir verloren geht. Für den Schmerz, den mein Krebs verursacht. Missverstehen Sie mich nicht – ich bin nicht darauf aus, wirtschaftlich unabhängig zu werden. Aber glaubt man der Kasse, so kann ich die Krankheit locker mit dem Geld durchstehen, das ich monatlich auf dem Konto hatte, ehe ich krank wurde. Auch wenn das verrückt klingt, aber ich weiß plötzlich nicht mehr, was mich mehr fertig macht: der Krebs oder die Krankenkasse. Hingegen weiß ich, dass meine Entscheidung, mich selbständig zu machen und dann die Unverschämtheit zu besitzen, Krebs zu kriegen, die schlechteste Idee war, die ich je in die Tat umgesetzt habe.

Ich habe mich durch Chemotherapien und eine tiefgreifende Operation hindurchgearbeitet. Aber es kann durchaus sein, dass es der Kampf gegen die Krankenkasse ist, der mich am Ende in die Knie zwingt. Weil sie mich nötigt, auch dann noch zu arbeiten, wenn mein ganzer Körper und jede Faser meines Wesens bereits nein schreit. Weil sie mich vielleicht zwingen wird, alles zu verkaufen, was ich besitze. Weil sie mich unter Umständen dazu bringen wird, auf der Suche nach Pfandflaschen in Mülltonnen herumzukramen, denn als Kranker kann ich es mir nicht leisten, in dieser Gesellschaft zu leben.

Dir, Krankenkasse, sei Dank. Dank für die Fürsorge und die Zeit, die Du Dir nimmst. Und Dank für Dein Verständnis dafür, wie es ist, mit einer schweren Krankheit zu leben. Das betroffene Schweden ist einer ernsten Bedrohung ausgesetzt. Es hat einen Revolver im Mund. Und die mit dem Finger am Abzug, das bist Du, Krankenkasse.

Schlüssel zu einer seltsamen Welt

Seit meiner letzten Behandlung sind jetzt ungefähr drei Tage vergangen. Ich bin total fertig, schlafe die meiste Zeit, liege regungslos, versuche zu essen. Leben wie im Winterschlaf. In einem Nebel. Aber vor allem lebe ich jetzt in einer seltsamen Welt. Ich habe den Schlüssel zu einem Keller erhalten, den ich früher nicht zu betreten wagte. Ich habe ein Ticket für eine Vorstellung bekommen, die ich am liebsten ausgelassen hätte. Aber ich bin in sie verwickelt. Engagiert.

Bin ein Teil dieser seltsamen Welt.

Ehe ich krank wurde, wusste ich nicht viel über Krebs. Als ich meine Diagnose bekam, habe ich für einen Moment geglaubt, ich würde jetzt einfach operiert und dann wäre alles vorbei. Das war nicht so. Trotz der Diagnose interessierte ich mich nicht sonderlich für die Krankheit. Sie war ein Eindringling, ein nächtlicher Einbrecher. Der Feind. Es war in vielerlei Hinsicht eine völlig fremde Welt, der ich nicht mehr Aufmerksamkeit gönnen wollte als notwendig. Und ich beschloss rasch, nicht zu Hause zu sitzen, um zu versuchen, irgendwelche Diagnosen zu wälzen. Das war Aufgabe der Ärzte und nicht meine.

Bisher war das der richtige Weg für mich.

Mein Vater hatte Krebs. Er hat gewonnen, auch wenn das blöd klingt. Irgendwie ist es falsch, auf einen zu zeigen, der die Krankheit hatte, und zu sagen, er hat gewonnen, als ob alle, die nicht automatisch gesund werden, Verlierer wären. Natürlich gibt es da große Unterschiede. Und auch wenn die Unterschiede noch so individuell sind, ist jeder von uns, der in diese Finsternis genötigt wurde, gebrandmarkt. Auf höchst individuelle Weise. Und wir werden alle unsere Narben mit uns herumtragen.

Auf dem Körper.

In unseren Sinnen.

Inzwischen ist der Krebs kein Fremder mehr. Auch wenn ich nie darum gebeten habe, in seine Nähe kommen zu dürfen, mir nie gewünscht habe, ihn kennenzulernen. Und wenn ich wählen dürfte, dann hätte ich nur zu gern jenen Tag im März ausgelassen, an dem wir die Gewissheit hatten, dass ich Krebs habe, aber noch nicht wussten, in welchem Umfang. Diesen Tag, an dem ich zu Hause in Kvarnsveden im Kinderzimmer lag und dachte, dass ich vielleicht nur noch ein Jahr hätte. Ein Jahr, um all das zu tun, was ich mir erträumt und ersehnt hatte. Es ist eindrucksvoll, wie deutlich sich einem das Wichtige zeigt, wenn man mit einer solchen Situation konfrontiert wird. Wenn einem das Messer an die Kehle gesetzt wird. Und trotzdem wäre ich lieber nie zu dieser Einsicht gekommen.

Das geht wohl den meisten von uns Heimgesuchten so.

Aber wir haben nicht wählen dürfen. Wir alle haben die Schlüssel zu diesem Keller erhalten. Das Ticket zur Vorstellung. Und manchmal, wenn wir uns begegnen, nicken wir uns kurz zu. Wir sprechen miteinander über die Gedanken, die uns wach halten und über das Ausgeschlossensein. Über unsere plötzliche Schwäche. Wir sprechen über die Nebenwirkungen unserer Behandlungen, über den Kampf gegen die Krankenkasse, über den Frust darüber, dass uns unsere Körper nicht mehr gehorchen. Dass wir hilflos zusehen müssen, wie wir uns selbst verändern. Verdrehen.

Wir sprechen darüber, dass einige von uns wissen, dass sie nicht überleben werden. Dass einige von uns es wissen.

Heute ist meine Familie auf der Trauerfeier für den Freund, der kürzlich viel zu früh gestorben ist. Er, für den sie auf der ganzen Halbinsel halbmast geflaggt hatten. Ich habe es nicht geschafft mitzugehen, ich habe keine Kraft übrig. Und ich weiß auch nicht, ob ich mich dort hätte zeigen können, auch wenn ich sicher willkommen gewesen wäre.

Vielleicht werde ich überleben. Der Jüngste dieser anderen Familie hat das nicht geschafft. Es ist eine seltsame Welt. Näher kann ich einer Erklärung nicht kommen.

SEPTEMBER 2011

»Wenn ich noch ein bisschen warte, kann ich sie vielleicht zum Einschlafen bringen«

Sieben Sekunden. So lange hat es gedauert, bis mir nach meiner Krebsdiagnose angeboten wurde, mit jemandem zu sprechen. Jemand war in diesem Fall ein Psychologe. Ich fühlte mich versorgt. Gesehen. Ohne Frage. Aber ich war nicht bereit zu sprechen. Nicht mit einem Fremden. Stattdessen war ich an jenem Donnerstag im März ziemlich scharf auf Pfannkuchen.

Also setzte ich mich wieder an den Tisch, betrachtete das Baugerüst vorm Fenster, kuckte kurz in die Nachrichten über das ganze Chaos in Japan. Dann stocherte ich im Essen rum und kam mir ziemlich klein vor.

Das war nicht das letzte Mal, dass mir angeboten wurde, mit einem Psychologen zu sprechen. Aber es würde noch dauern, bis ich das Angebot annehmen wollte. Ich weiß nicht recht, warum. Glaube ich. Es hat sich wie eine Sperre in mein Reptiliengehirn zementiert, dass ich meine Probleme selbst lösen muss. Schließlich denke ich so viel über das Leben mit allem, was es mit sich bringt, nach, dass das eigentlich reichen müsste. Außerdem habe ich wunderbare Freunde, denen ich meine Gefühle zeigen kann. Meine Gedanken. Mein Ängste. Und dann habe ich natürlich meine Familie. Wir haben eine ziemlich ehrliche Beziehung. Das war schon immer so. Und ich bin schon so oft in der Scheiße gelandet, dass es sich unmöglich oder unnötig anfühlt, nicht die Karten auf den Tisch zu legen. Wir wissen das Meiste voneinander und können über Sex, Drogen und Schlägereien sprechen, ohne dass einem das falsch vorkommt. Uns ist noch nicht einmal der Gedanke gekommen, Ideen oder Ereignisse geheim zu halten. Doch aus irgendeinem Grund waren Gespräche mit Psychologen immer wie ein rotes Tuch für mich.

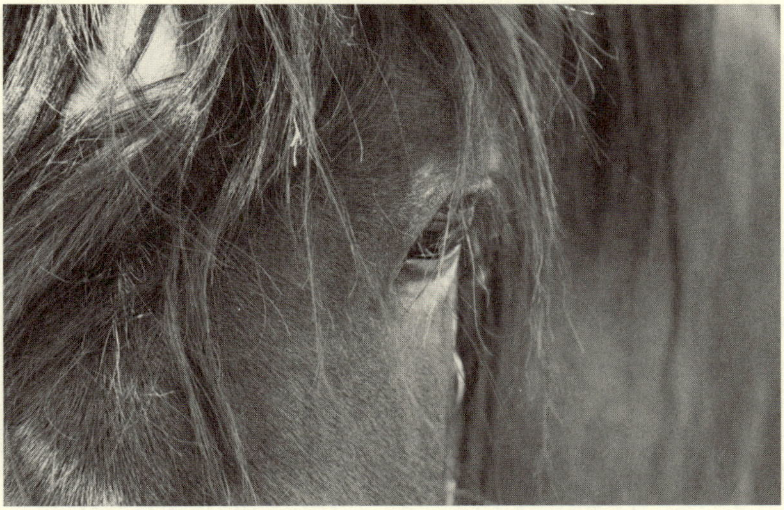

Ich steckte schon lange bevor ich krank wurde tief im Dreck. Ich war am Ende. Bestrafte mich selbst. Ruinierte ein Selbstbild, das ich immer noch versuche, wieder zusammenzukleben. Auch da wurde ich eine Zeitlang aufgefordert, zu jemandem zu gehen – *zu jemandem*, als ob das Wort Psychologe verhext wäre und nicht ausgesprochen werden dürfte –, um zu reden. Das habe ich nie gemacht. Und dann während meiner Krebstherapie tauchte die Frage, das Angebot, die Möglichkeit wieder auf. Aber es sollte bis zur letzten, quälenden Woche vor der Operation dauern, bis ich meinen Hintern tatsächlich *zu jemandem* geschleift habe. Damals waren die Gedanken, dass ich nicht wieder aufwachen würde, und dass diejenigen, die ich liebe, den Brief, den ich geschrieben und versteckt hatte, würden öffnen müssen … plötzlich überwältigend.

Sie sprach mit einem seltsamen Dialekt und trug ihr Lächeln übers ganze Gesicht. Leise und vorsichtig, doch mit beträchtlichem Selbstbewusstsein, stellte sie eine offene Frage. Es ging um meine Angst.

»Ich mache das zum ersten Mal«, antwortete ich offensichtlich nervös.

»Ich weiß nicht, wie man das hier macht«, fuhr ich fort und meinte damit unser Treffen, auch wenn es so klang, als glaubte ich, dass ich die Hosen ausziehen und mich mit einer Spülbürste im Maul und einer Möhre im Hintern auf alle viere stellen müsste.

»Kein Problem«, antwortete sie, und wir fingen an zu reden.

Doch mit einem Mal war Schluss. Die Worte waren aus. Es war noch Zeit übrig. Ich wollte das Gespräch nicht führen, wollte nicht der sein, der für Blickwinkel und Fragen verantwortlich war. Ich bin Journalist, und ich weiß, was Schweigen anrichten kann. Die Menschen stehen dann oft unter Druck und finden die Situation unangenehm. Peinlich. Anstrengend. Und dann fangen sie an zu reden. Deshalb schwieg ich. Ich wollte sie aushungern und dazu bringen anzufangen. Und offensichtlich dachte sie ganz genau dasselbe. Ehe ich ging, empfahl sie mir, Barbara Ehrenreichs Buch über Positives Denken zu lesen. Ich versuchte es ein paarmal, blieb aber immer wieder stecken.

Seither habe ich sowohl sie als auch einen anderen Therapeuten ein paarmal getroffen, und jedes Mal endete es gleich. Schweigen. Warten. Taktik. Der Therapeut hätte vor ein paar Wochen anrufen sollen, damit wir weitermachen können, doch das Telefon schwieg. Ich habe aufgehört zu warten. Ich lasse diese Gespräche hinter mir, und das Buch habe ich auf einem Regal im Krankenhaus Huddinge liegen lassen.

Ich hoffe, jemand hat es weggeworfen.

Kürzlich habe ich eine Mail von einem Menschen bekommen, der dasselbe durchmacht wie ich. Er fragte, wie ich das alles schaffe, und ich fand, dass ich ihm keine direkte Antwort geben könne. Nur die Gefühle müssen sein dürfen, wie sie sind. Wenn ich wütend bin, dann muss ich das sein dürfen. Wenn ich müde bin, muss ich das sein dürfen. Ich halte mit nichts mehr hinterm Berg. Habe aufgehört, so zu tun als ob. Kurioserweise höre ich jetzt mehr auf meinen Körper, als ich es früher getan habe. Ich weiß nicht, ob meine Antworten ihm Trost sein konnten. Ob sie ihm geholfen haben. Aber ich habe auch von den Pferden geschrieben und der Kraft, die sie mir geben.

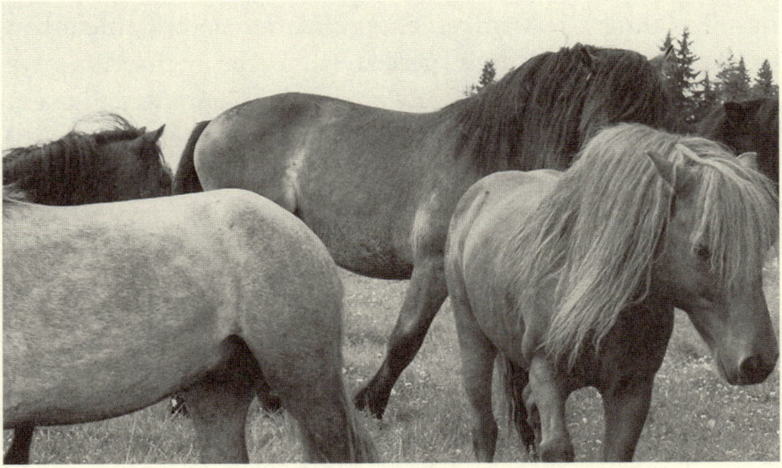

Durch sie kann ich mich entspannen und neue Energie gewinnen. Es scheint mir so wichtig, die ganzen Überlegungen mal loslassen zu können, um eine Weile nur zu striegeln, den Stall auszumisten und ein wenig zu reiten. Den Pferden zuzuhören. Sie zu umarmen. In ihrer Nähe zu sein und für sie da sein zu dürfen in der Zeit, in der sie einen brauchen. Und ich habe erzählt, wie wichtig es für mich geworden ist, mit ihnen sprechen zu können. Denn ich glaube, sie verstehen mich.

Der Mühlstein im Mühlenbach

Blutgeschmack im Mund. Nicht wie nach einer richtigen Schlägerei, aber doch wie nach einem ordentlichen Kinnhaken. Ich spucke rot. Allerdings prügele ich mich nicht, sondern putze mir nur die Zähne. Die Medikamente ruinieren meine Schleimhäute, machen sie wund, dünn, gereizt. Ich mache mich fertig, setze mich zu Hause bei Mama und Papa an den Computer. Eine entsetzlich langsame Verbindung, aber das stört mich inzwischen nicht mehr so. Nach einer Weile lese ich die Mails des Tages. Lotta bittet mich, einen Link anzusehen. Ich habe schon davon gehört, die Seite aber nicht angesehen. Der Titel hat mir Angst gemacht. Habe es nicht über mich gebracht. Aber ich folge Lottas Rat. Und breche zusammen.

In der Einleitung des Films sprechen die Personen rückblickend zu sich selbst über all das, was sie als Sechzehnjährige nicht hätten tun sollen. Und ich begreife, dass ich einer von ihnen bin. Von jetzt an. Für immer. Dann zeigen sie ihre Narben. Die Brandzeichen, die wir mit uns herumtragen werden. Unsere etwas anderen Tätowierungen.

Nach einer Weile sagt eine Frau mit einem Blick, der überzeugend auf mich wirkt: »Krebs, das Wort mag ich nicht.« Ich weiß, was sie meint. Denn es ist so viel mehr als nur ein Wort geworden. So viel mehr als nur ein Fuchs, der nachts über den Hof streicht.

Es ist zum Mittelpunkt meines ganzen Lebens geworden, und

manchmal kotzt mich das ganz schön an. Dass ich mit allen, denen ich begegne, darüber reden muss. Dass meine Tage davon abhängen, in welcher Form ich jetzt gerade bin. Ich habe gemerkt, dass ich ungefähr drei Stunden im Voraus planen kann. Wenn ich Glück habe.

Dann erzählt eine andere Frau von der Aufforderung eines Arztes, doch froh zu sein, da alles auch noch viel schlimmer hätte kommen können, und da ist mir, als fiele mir ein Mühlstein vom Hals. Ich habe mich selbst schon dafür verflucht, dass ich diese Freude nicht empfinden kann. Ich habe keine Erlösung erfahren. Noch nicht. Vielleicht später. Aber derzeit stehe ich immer noch mit einem Bein in einer Karre voll Wut und Enttäuschung.

Darüber, dass mein Leben so weit von allem entfernt ist, wovon ich geträumt habe. Zumindest im Moment.

Im Film reden sie noch darüber, dass es in Ordnung ist, Wut und Frustration zu empfinden. Dass es in Ordnung ist, zu schreien, zu stampfen und zu schlagen. Und dass es auch in Ordnung ist, froh zu sein und zu lachen. Es ist so erlösend, das zu hören. Denn ich habe geschrien, gebrüllt und geschlagen. Das Mobiliar, Gegenstände, meinen eigenen Körper. Ich war der wütendste Mensch auf der Welt. Eine Handgranate mit abhandengekommenem Abzug. Aber ich war nicht nur ein pumpender Muskel, manchmal habe ich mich auch in einem Meer aus müden Gliedern und Tränen entdeckt. Aber ich habe auch gelacht. Anfänglich mit schlechtem Gewissen. Denn was hatte ich mich denn schon zu freuen? Mir keuchte doch der Tod im Nacken.

Sie sagen, der Kranke habe keine Schuld am Krebs. In meinem Fall rühre es nicht von etwas her, was ich getan hätte. Es liegt nicht daran, dass ich mal böse war, jemanden im Stich gelassen, gesündigt oder gegen irgendeine Regel verstoßen habe. Ich bin – und so geht es den anderen Heimgesuchten auch – vom Blitz getroffen worden. So kann man viele Situationen erklären. Auch das ist schön zu hören, denn das sind alles Gedanken, die ich schon mit mir herumgeschleppt habe. Dass ich vielleicht selbst an der Krankheit schuld wäre. Dass es mir recht geschieht. Aber ich bin nun mal nicht mit Batteriesäure, Fertigpizza oder Ecstasy großgezogen worden. Allerdings habe ich früher mal geraucht. Zigaretten. Oft und gern. Manchmal möchte ich gern zu Leuten hingehen, die ich rauchen sehe, und zu ihnen sagen: »Wenn du rauchst, kannst du Krebs kriegen, und glaub mir, das willst du nicht.« Ihnen vielleicht die Narbe auf dem Bauch zeigen. Aber es kommt nie dazu.

Gegen Ende des Films sagen sie, dass man als Heimgesuchter auch nicht allein ist. Und dass es, wenn man so von allem ausgeschlossen ist, auf seltsame Weise schön ist zu hören, dass es doch eine Gemeinschaft gibt. Es ist nämlich schwer, der Kranke zu sein. Wir Heimgesuchten sind die Gang, die auf der Flucht vor den Rivalen ins Hintertreffen geraten ist. Wir sind auf der Gasse ausgerutscht. Wir sind eingeholt worden. Sind verprügelt worden.

In dem Moment verstehe ich, warum ich Blutgeschmack im Mund habe.

Aufgeschürfte Jungsknie

Ich habe mich früher oft im Spiegel angeschaut, aber das ist nichts gegen heute. Doch heute tue ich es auf eine andere Weise. Es gibt von jetzt an einen entscheidenden Unterschied.

Nach der letzten Behandlung hat mir wie blöd die Kopfhaut gejuckt. Eines Morgens in der Dusche löste sich eine Haarsträhne vom Kopf. Auf den Handflächen, zwischen Shampoo und schrumpligen Fingerkuppen, lagen die Haare, als wären sie in einem seltsamen Topf verrührt worden. Als ich fertig war, wischte ich meine Haare aus dem Abfluss auf und spülte sie durch die Toilette. An dem Morgen sammelte ich Reste von mir selbst auf. Und das Kissen ist von immer mehr Haaren bedeckt. Ich sehe es jeden Morgen. Da wacht man plötzlich mit einem ganz anderen Gefühl auf. Der Bartwuchs hat im Grunde auch aufgehört zu existieren. Hie und da blüht er mal auf. Mein Körper ist von den Medikamenten strapaziert. So ist es einfach.

Also betrachte ich mich selbst in einem Spiegel, der schon lange mal geputzt werden sollte. Ich sehe einen Mann und einen Jungen, die sich in ein und demselben Körper drängeln. Ich sehe den, der ich einmal war, und den, der ich jetzt immer mehr werde. Ich sehe Kristian Olof Erik Gidlund, Mamas Jüngsten, Papas Krille, den kleinen Bruder meiner Geschwister.

In den letzten Tagen habe ich viel an meinen Bruder denken müssen. Den ich liebe. Für den ich alles tun würde. An ihn, der auch für mich alles tun würde. Ich weiß, dass meinem Bruder die Besuche im Krankenhaus schwergefallen sind. Weil ich, der immer sein kleiner Bruder war, mit Schläuchen im Körper dalag, mit einer Narbe über dem ganzen Bauch, unfähig zu reden und nur imstande, aus einem feuchten Schwamm zu trinken, der ihm an den Mund gehalten wurde. Ich kann ihn verstehen, denn ich wage mir kaum auszumalen, wie ich selbst reagieren würde, wenn ich meinen Bruder so zugerichtet sehen müsste. So schwach. So geprüft.

Und ich habe an den Freund der Familie gedacht, der im Juli gestorben ist. Das hat meinem Bruder zugesetzt, das weiß ich. Und ich weiß auch, dass die Trauerfeier, die ich nicht besucht habe, sowohl schön als auch anstrengend war, und dass die Gespräche mit dem Bruder in jener Familie schwer waren. Denn was soll man jemandem sagen, der den verloren hat, mit dem er aufgewachsen ist, mit dem man gelacht, geweint, gestritten und den man in den übelsten Stürmen festgehalten hat? Es gibt so wenig zu sagen, wenn die Worte nicht mehr ausreichen. Wenn der Tod größer wird als das Leben. Und ich musste an das denken, was letzte Woche geschehen ist, als der Bruder von jemandem, der mir und meiner Familie näher als irgendjemand anders steht, plötzlich zusammengebrochen ist. Und seither bewusstlos in der Universitätsklinik Uppsala lag und gestern verschwunden ist. Richtig verschwunden. Gestorben ist und nie mehr zurückkommen wird.

Ich würde am liebsten in die Luft treten und der Leere einen Schlag versetzen. Aber das, was mich bedroht, kann man nicht packen. Meine Krankheit war von Tag eins an abstrakt. Ein Schimpfwort, ein Begriff, aber nie mehr, als man in einer Narbe sehen könnte. Ich muss es einfach sagen: Das Jahr 2011 war zu viel. Es hat meine Familie geprügelt. Es hat auf uns herumgetrampelt. Uns angespuckt. Deshalb will ich ihm mit geballten Fäusten drohen. Oder ich will auf aufgeschürften Jungsknien liegen und es anflehen, abzuhauen und nie wieder zurückzukommen. Denn jetzt muss es genug sein. Es. Ist. Genug.

Also betrachte ich mich selbst im Spiegel. Vielleicht habe ich jetzt dünnere Haare. Vielleicht ist es an der Zeit, sich den Kopf zu rasieren. Wieder. Aber das spielt keine Rolle mehr. Plötzlich ist es nicht das, was ich sehe, sondern jetzt sehe ich jemanden, der, wenn das hier alles vorbei ist, das Leben in den Arm nehmen wird, als wäre es ein untröstliches Kind. Ich werde dich tragen, du da im Spiegel. Gemeinsam werden wir leben. Und wir werden das für alle tun, die nicht mehr dabei sein dürfen. Irgendwie bin ich das mir selbst und denen, die ich liebe, schuldig.

Der Elch

Den Dienstag mit zimmerwarmem Risifrutti und Hallo-wach begonnen. Letzteres hat der Arzt verschrieben, um die Nebenwirkungen der Behandlung am Montag so lange wie möglich von mir fernzuhalten. Nach einer knappen Stunde war ich völlig aufgedreht. Ein glühender Motor. Ein glänzender Sattelschlepper. Und so ging es weiter. Bis spät am Nachmittag.

Rastlosigkeit hat eine neue Bedeutung bekommen.

Ich bin schon um 3:51 Uhr aufgewacht. Stand auf und sah aus dem Fenster auf ein immer dunkler werdendes Stockholm. Nach einer Weile ging ich wieder ins Bett. Es dauerte, bis ich einschlafen konnte, aber am Ende habe ich es geschafft. Als der Zeiger Richtung Sieben wanderte, wachte ich wieder auf. Blieb liegen wie eine Hülle. Wagte kaum nachzuspüren, wie es sich eigentlich anfühlte.

In meinem Körper.

Denn eben noch war es mir vier, fünf Tage gut gegangen. Nicht, dass ich mich richtig stark gefühlt hätte, aber auch nicht schwach. Ich parkte irgendwo in der Mitte, und das Gefühl war gar nicht so schlecht. Aber ich hatte Probleme mit dem Essen. Es würgte mich im Hals, ich spürte einen Druck über der Brust, meine Augen tränten, und meine ganze Erscheinung zitterte und rang nach Luft. Dann stecke ich mir meist den Finger in den Hals. Würge das raus, was ich eben gegessen habe, um dann weiterzuessen. Um dann zu kotzen. Um dann mit dem Essen weiterzumachen. Es ist schon erstaunlich, was man alles kann, wenn man es muss.

Am Sonntag habe ich mit Kruses, den schönen, fürsorglichen, im Restaurant zu Mittag gegessen. Da ging es los, obwohl es mir selbst so vorkam, als würde ich langsam essen und mit hysterischer Genauigkeit kauen. Die Familienfeier am Nebentisch starrte mit skeptischen Blicken herüber. Da war ich ein Tier im Zoo, ein Elch an der Landstraße. Aber ich konnte es nicht ändern. Stattdessen stolperte ich zur Toilette. Schritt zu Werke. Wie gewöhnlich. Aktueller Stand ist, dass ich seit der Operation knapp zehn Kilo verloren habe. Meine Kleider hängen wie Säcke an mir.

Ich sehe dünner aus. Ich sehe älter aus.

Montag bin ich wieder ins Söderkrankenhaus gegangen, wie immer den Ringvägen entlang, der wahrscheinlich für mich nie wieder sein wird, was er mal war. Ich lief mit den wütenden Amerikanern in den Kopfhörern, die mit den *Bulls on Parade*. Sie helfen mir, dass solche Stunden funktionieren. Im Bett versuchte ich, mich vor den sterilen Gerüchen zu schützen, die das Schlimmste für mich sind, ich werde mit jeder Behandlung zum Bluthund, mit einem Taschentuch von der Nasenwurzel bis zum Mund und zum Kinn. Wie ein Bankräuber vor Tulsa.

Kurz bevor ich die Wohnung verließ, um zum Krankenhaus zu gehen, schrieb ich an jemanden, den ich sehr mag: *Ich muss zugeben, dass ich jetzt vor der Behandlung etwas nervös bin. Wandere wie ein Tier herum, das sich in den Ort verirrt hat, wie diese Elche, von denen man manchmal in der Zeitung liest.* Tags darauf stand in den *Dagens Nyheter* eine Notiz über einen verirrten Elch, der in einer Stadt erschossen werden musste. Wie soll ich das deuten?

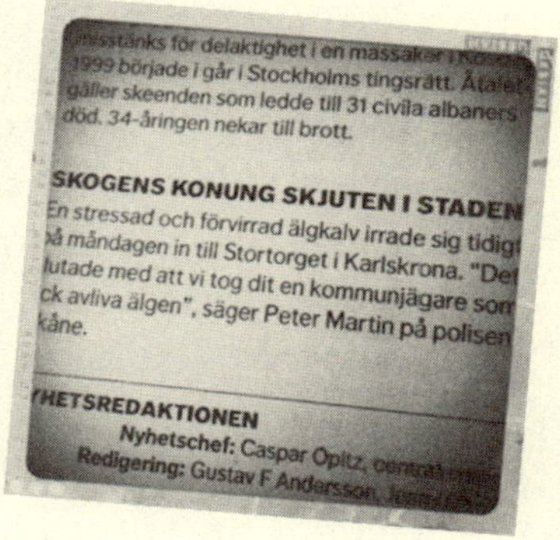
misstänks för delaktighet i en massaker i
1999 började i går i Stockholms tingsrätt. Åtalet
gäller skeenden som ledde till 31 civila albaners
död. 34-åringen nekar till brott.

SKOGENS KONUNG SKJUTEN I STADEN

En stressad och förvirrad älgkalv irrade sig tidigt
på måndagen in till Stortorget i Karlskrona. "Det
lutade med att vi tog dit en kommunjägare som
ck avliva älgen", säger Peter Martin på polisen
kåne.

HETSREDAKTIONEN

Nyhetschef: Caspar Opitz,
Redigering: Gustav F Andersson,

Siebenundzwanzig

Ich schlafe nackt, das mache ich schon, seit ich denken kann. Deshalb blicke ich jedes Mal nach dem Aufwachen auf einen obduzierten Körper hinunter. Denn so sehe ich aus. Wie die Leichenschauhausbesetzung in den Filmen. Mit einer deutlichen Linie über dem Bauch. Ich habe gelernt, mit meinem Aussehen zu leben. Glaube ich. Aber ich sehe aus, als wäre ich auf der anderen Seite gewesen und wieder zurückgekommen. Darüber denke ich jetzt jeden Morgen nach, jetzt, da es jeden Tag nur darum geht, die Zeit rumzubringen. Jeden Tag ein Stück näher am 5. Oktober. Näher an einem Dasein ohne Medikamente. Näher. Ich spüre, wie die Pillen meinen Körper schwer machen. Mich langsam machen. Träge.

Schwer, obwohl ich noch nie so leicht war.

Seit ein paar Tagen werde ich von grässlichen Kopfschmerzen geplagt. Januarkopfschmerzen. Als der Freund und ich, nachdem wir seinen Geburtstag gefeiert hatten, von Slussen zum Mariatorget gingen, merkte ich, wie langsam wir liefen. Er bewegte sich geduldig neben mir. Und ich konnte unmöglich schneller gehen. Das, zusammen mit anderen Anzeichen, veranlasst mich darüber nachzudenken, ob ich vielleicht wieder eine innere Blutung habe. Und dabei habe ich mich doch darauf eingestellt, dass alles bald vorbei sein wird. Vielleicht habe ich mich selbst betrogen. Bin betriebsblind geworden. Vielleicht sind immer noch Tumore im Körper. Vielleicht helfen die Medikamente nicht.

Vielleicht muss ich noch ein paarmal intravenös behandelt werden. Vielleicht.

Scheiße.

Ich steige aus dem Bett. Nehme den Brief, den ich geschrieben habe. Den Brief an die, die ich liebe. In dem steht, wie ich es haben will, wenn ich es nicht schaffe. Wenn ich nicht überlebe. Das ist ein harter Brief. Gewiss ist schön, was darin steht, aber ich schaffe es nicht, ihn noch einmal zu lesen. So etwas dürfte niemand schreiben müssen, ganz gleich, ob man 27 ist oder 77. Ich habe ihn kurz vor der Operation im Juni geschrieben. Und es wird mir immer klarer, dass ich wohl näher am Club 27 war, als ich je ahnen konnte.

Dieser absurde Club besteht aus einer Reihe berühmter Musiker, die alle gemeinsam haben, dass sie gescheitert sind, sich zu Tode gesoffen, eine Überdosis genommen oder sich den Schädel weggepustet haben, in ihrer eigenen Kotze ersoffen sind oder das Erdenleben auf irgendeine andere Weise verlassen haben. Und dass sie es alle als Siebenundzwanzigjährige getan haben. Nun will ich keinesfalls behaupten, dass ich in den Club reinkäme, selbst wenn ich morgen vom Lastwagen überfahren werden würde, aber es war nahe dran, dass ich mit 27 Jahren den Löffel abgegeben hätte. Und das war mir vor einem Jahr um diese Zeit wohl kaum richtig klar.

In ein paar Stunden oder besser gesagt morgen habe ich Geburtstag. Ich werde 28. Danach sieht es jedenfalls aus. Trotz allem.

Großvater hat immer allen, die Geburtstag hatten, ein gutes neues Jahr gewünscht.

Herzlichen Glückwunsch zum Geburtstag, Kristian. Und ein gutes neues Jahr.

Lass es ein gutes Jahr werden.

Weggabelung

Vier Tage mit einem funktionierenden Körper. Kaum etwas hat mich je so glücklich gemacht. Denn ich sehe das Ende des Tunnels. Das Ende der Prüfung meines Lebens. Mein Fegefeuer. Mein Golgatha. Auch wenn dieser Tag heute nicht sonderlich geglückt war mit einem erschöpften Körper und den üblichen Nebenwirkungen der Medikamente, schreibe ich doch mit einem verschmitzten Lächeln.

Ich kann sehen, wie mein Gesicht langsam wieder Farbe annimmt. Und die Haare sehen lebendiger aus. Das klingt jetzt vielleicht komisch, aber ich schwöre, es stimmt. Und ich kann durch meine Straßen gehen, ohne dass es sich anfühlt, als würde der Wind mein Gesicht zerfetzen. Das Gefühl wird langsam normal. Ich kann in den Kühlschrank und das Eisfach greifen, ohne dass die Finger taub werden. Der Geruchssinn beruhigt sich, ist nicht mehr hysterisch. Nicht mehr so empfindlich. So extrem empfindlich. Und wenn ich ruhig und gelassen bleibe, kann ich sogar essen, ohne brechen zu müssen. Ich werde nicht einmal versuchen zu erklären, wie glücklich mich das macht. Ein Satz muss reichen: Mein Körper macht mich glücklich.

Aber ich weiß, dass wir uns neu werden kennenlernen müssen, mein Körper und ich. Denn ich bin nicht mehr derselbe. Ich habe akzeptiert, dass ich jetzt so aussehe. So ist das. Und so wird es bleiben. Das heißt aber nicht, dass ich bereit bin, mich zu zeigen. Um mich auszusetzen. Noch nicht.

Später vielleicht.

Der Prozess scheint so weit zu sein, dass ich nach vorn schauen kann. Und zwar richtig. In zwei Tagen werden sie mir den Port aus der Brust operieren. Das fühlt sich gut an. Ich habe mich nie an das Ding gewöhnen können, bin immer noch erstaunt, wenn ich mich im Spiegel sehe. Finde immer noch, dass ich damit aussehe wie in einem billigen Science-Fiction-Film. Und am 5. Oktober werde ich wahrscheinlich mit den Medikamenten aufhören können. Im Sommer, nach der Operation und vor den Behandlungen, gab es eine kurze Zeit, in der ich überhaupt keine Medikamente bekam. Ich erinnere mich, dass ich damals ziemlich stark war. Einigermaßen normal.

Und wenn der Körper bereit ist, weiß ich, was ich tun werde. Ich werde mich einem Geheimnis widmen, das mir zum ersten Mal seit mehreren Monaten das Gefühl von Inspiration vermittelt hat. Früher war ich oft inspiriert, und ich wusste, wie ich mit dem Gefühl umgehen würde. Was ich damit machen würde. Aber dann kam plötzlich ein Güterzug und hat alles plattgewalzt. Jetzt kann ich endlich wieder sehen, wie die Inspiration neu auf mich zugestolpert kommt. Wir haben einander vermisst. Und nun begreife ich auch, wie wichtig es ist, nach einer solchen Prüfung etwas zu haben, auf das man sich freuen kann.

Fegefeuer.

Golgatha.

Denn wenn das hier vorbei ist – auch wenn es kein endgültiger Abschluss sein wird –, dann wird das Dasein mit einer Leere gefüllt werden. Denn die Krankheit, oder zumindest Teile davon, werden weg sein. Sie hat mein Dasein viel zu lange erfüllt und übernommen. Ich freue mich darauf, mir mein eigenes Leben wieder zurückzuerobern. Gleichzeitig tut es mir weh, dass manche nicht zu demselben Schluss kommen können und nichts haben, worauf sie sich freuen können.

Vor ein paar Nächten bin ich aus einem Alptraum aufgewacht. Finster. Im Traum hatte ich in meinen Mund gegriffen und mir alle meine Zähne, einen nach dem anderen, rausziehen können. Ich spuckte sie in einer Mischung aus Spucke und Blut aus. Eine zähe Soße. Da sprach wohl meine eigene Angst zu mir, flüsterte mir zu, dass bloß das noch fehlte. Zahnverlust. Aber das wird mir wohl erspart bleiben. Sicherheitshalber fühle ich noch mal nach, jetzt, während ich schreibe. Lasse die Fingerspitzen und die Zunge langsam über die Zahnreihen gleiten. Sie sind noch da.

Ich weiß, dass dieser Kampf nicht unbedingt zu Ende sein muss, aber ich werde für eine Weile durchatmen. Das mache ich jetzt gerade in diesem Moment. Und es fühlt sich berauschend an.

Über den Fluss und zwischen den Bäumen rein

»Sie haben einen Termin für eine Behandlung am Montag. Deshalb können wir Ihren Port-a-Cath noch nicht herausnehmen.«

Worte des Arztes. Es war, als würden sie mit einem Baseballschläger und wütenden Fäusten auf mich losgehen. Ich hockte mich vor dem Empfang auf den Fußboden und fing verzweifelt an, in meiner Tasche nach dem Kalender zu wühlen, um zu beweisen, dass ich ganz sicher eingetragen hatte, dass die letzte Behandlung bereits stattgefunden habe. Und zwar am 12. September. Ich bat sie, Kontakt zu meinem Arzt aufzunehmen. Es noch einmal gegenzuchecken. Das kann nicht wahr sein. Darf nicht wahr sein.

Nicht noch eine Behandlung.

Ich spüre, wie alles zurückkommt, erst langsam und abwartend, dann immer schneller. Die Gerüche, die Schwäche, die Übelkeit. Wie der Körper wieder runtergebrochen werden wird, so dass nur noch das Nötigste funktioniert. Ich setze mich wieder ins Wartezimmer und begrabe das Gesicht in meiner rechten Hand. Durch die Finger kann ich Skeppsholmen und Gröna Lund sehen. Wie strahlend auf der anderen Seite des Fensters alles zu sein scheint.

Nach ein paar Minuten, die mir wie eine Ewigkeit vorkommen, tritt vorsichtig eine Krankenschwester zu mir. Sie beugt sich vor.

Sagt, es habe ein Missverständnis gegeben. Erst verhöre ich mich und höre mich dann fluchen, so dass die Glocken der Katarinakirche, die nur einen Molotowwurf entfernt liegt, aufhören zu schlagen. Kann vor mir sehen, wie der Pfarrer in der Sakristei umfällt. Dann erklärt sie es mir. Es gibt keine Behandlung am Montag, aber weil ich immer noch mit Medikamenten vollgepumpt bin, können sie mich nicht operieren. Keine Ahnung, warum.

Ich bin entsetzlich enttäuscht. Hatte mich darauf gefreut, unters Messer zu kommen. Schließlich sollte ich endlich dieses deutliche Symbol für meine Krankheit und für meine Behandlung loswerden. Ich verlasse das Krankenhaus, gehe im Sonnenschein, aber mit einer Gewitterwolke über dem Kopf nach Slussen hinunter.

Tags darauf befinde ich mich in Borlänge. Allein im Elternhaus. Meine Eltern sind in dieser Woche weggefahren, ihre erste gemeinsame Ferienwoche in diesem Sommer. Sie konnten vorher einfach nicht entspannen. Nun bewege ich mich durchs Haus, in der Ruhe, zwischen all den Erinnerungen, in der Sicherheit, die meine Kindheit war. Kurz vor Mittag treffe ich mich an meinem Lieblingsplatz unten am Fluss mit ein paar Journalisten. Sie wollen eine Reportage über mich und meine Krankheit machen, über den Prozess, den ich durchmache.

Sie bitten mich, etwas von dem, was ich geschrieben habe, vorzulesen.

Ich bin nicht sonderlich nostalgisch veranlagt. Wenn etwas fertig ist, dann ist es fertig. Ich komme so gut wie nie auf alte Reportagen oder Interviews, die ich geschrieben habe, zurück. Deshalb ist es ein seltsames Erlebnis, plötzlich mit dem Ausdruck meines Blogs dazusitzen. Erst lese ich von den Pfannkuchen, von den Nächten der Jugend am Borganäsvägen und von der Rolle, die ich unfreiwillig freiwillig angenommen habe. Das wirkt wie ein Schock auf mich. Habe ich wirklich all das durchgemacht?

Ich? Der ich doch nie der Stärkste in der Klasse war und niemals der Schnellste im Sport? Ich, der ich in den Pausen beim Fußball immer als Letzter gewählt wurde? Doch. Das habe ich.

Ich erhielt die Diagnose, als ich gerade Pfannkuchen essen wollte. Diese Schlägerei war wie die während der Jugendnächte in Borlänge. Und diese Rolle habe ich angenommen, zumindest für eine Weile. Für eine Epoche meines Lebens. Irgendwo zwischen den pulsierenden Zeilen begreife ich, dass es sich um meine Worte und meine Erlebnisse handelt. Mir stehen die Tränen in den Augen. Ich beiße die Zähne zusammen. Sehe nach vorn. Der Dalälven rauscht weiter. Er hat nichts gemerkt. Doch sein Strömen ist auch eine tröstende Zärtlichkeit.

Ja, so muss es sein, stelle ich fest und lese weiter.

OKTOBER 2011

Mit einem Lächeln, das immer schöner wird

Und dann kam der Tag, an dem ich mich vorsichtig annäherte. Ich schlich mich heran. Der Tag, an dem ich wieder nach dem griff, was mich früher umschlossen hatte: die Arbeit. Das war der Tag, an dem ich mich hinsetzte, um zu schreiben. Ich fing langsam an, und dann war es plötzlich, als würde ich rennen, schneller und immer schneller.

Erst gegen 22 Uhr versuchte ich, das Tempo ein wenig zu drosseln. Runterzufahren. Da wurde mir klar, dies ist nicht das Tempo, zu dem ich zurückkehren werde, denn wenn ich das tue, dann habe ich überhaupt nichts aus allem gelernt. Aus diesem langgezogenen Rätsel.

Denn nun herrschen andere Zeiten. Andere Tage. Andere Gedanken. Obwohl ich immer noch wie ein Wildpferd bin, das an einem Baum angebunden ist, weiß ich doch, dass bald, im Dunkel der Nacht, ein Junge kommen und meine Zügel lösen wird, so dass ich weiterrennen kann. Aufs Abenteuer zu, hin zu allem, worauf ich gewartet habe. Wenn ich mich draußen bewege, wenn ich Menschen treffe – manche haben mehr Angst als andere – und gefragt werde, wie es mir geht, dann breche ich in ein freireligiöses Lächeln aus und möchte fast die Arme in irgendeiner sakralen Geste in den Himmel strecken. Und dann antworte ich.

Ich habe beschlossen, nicht zu versuchen, in die Metaphern Gefühle einzuweben, sondern ausschließlich Klartext zu reden: Es ist ein Luxus, einen Körper zu haben, der funktioniert. Das kann ich trotz meiner Beschädigungen sagen. In manchen Regionen in und auf dem Bauch stellt sich das Gefühl wieder ein. Die abgeschnittenen Nervenenden brauchen ungefähr ein halbes Jahr, um wieder zusammenzuwachsen. Ich kann sehen, wie sich die Fäden, mit denen die Wunde von innen zugenäht worden ist, strecken, wenn ich mich bewege. Ich spüre die Knoten über dem Anfang der Narbe. Aber ich weiß, dass sie verschwinden werden.

Ich kann mein Dasein genießen, obwohl ich noch zwei Eingriffe vor mir habe. Es macht mir nicht viel aus. Ich habe es bis hierher geschafft, durch all das hindurch, da müsste schon mehr passieren, damit ich wieder vor Nervosität zusammenbreche. So fühlt es sich jedenfalls momentan an. Kürzlich habe ich etwas zu schnell gegessen, nämlich so, wie ich es früher immer gemacht habe. Es fällt schwer, eine Gewohnheit abzulegen, die anzunehmen 27 Jahre gedauert hat. Also durfte ich wieder einmal auf den Badezimmerfußboden fallen, den Kopf über die Kloschüssel beugen und spucken. Aber diesmal tat ich es mit einem Lächeln.

Heute Nacht waren alle Häuser um mein eigenes herum dunkel. Die Lichter waren ausgeschaltet. Wie in einer Bombennacht. Ich setzte mich in der Hocke auf den Teppich wie ein Häuptling in irgendeinem uralten Regenwald. Ich sah die zweite Hälfte von *Durch die Hölle gehen*. Sah De Niro alles verlassen, um den Freund zu holen, der im Krieg geblieben war. In seinem eigenen Inferno. Und dann sah ich ihn den anderen nach Hause holen, der zurückgeblieben war. Ich saß immer noch in der Hocke. Dann sah ich Christopher Walken mit einem Lächeln nach dem Revolver greifen.

Alles war vorüber. Es wurde dunkel. Es ging zu Ende. Und da begriff ich vielleicht deutlicher als zuvor: Morgen beginnt etwas anderes.

Ich werde auch nach Hause gehen. Zu etwas Neuem. Denn ich werde vermisst. Von vielen. Von mir selbst.

Wie er es sagte: Unter dem Baum, hinter dem Gatter, war ein Weg für mich

Wie ein Einbrecher bewege ich mich durch das Viertel. Langsam, mit einer Mütze maskiert, den Kragen der Jacke hochgeschlagen. Wahrscheinlich sieht es so aus, als würde ich in jedes geparkte Auto starren, an dem ich vorbeikomme. Und das tue ich auch. Aber ehrlich gesagt konzentriere ich mich die ganze Zeit auf die Spiegelung in den Scheiben. Ich bin fixiert auf das magere Wesen vor mir. Und nach einer Weile, nach ein paar Scheiben, nach ein paar Stunden, nach ein paar Tagen, weiß ich nicht mehr, wen oder was ich da eigentlich sehe. Ich frage meine Freunde, und sie antworten alle was anderes. Am Ende komme ich an einen Punkt, an dem ich weder meiner eigenen noch ihrer Einschätzung traue. In meiner Welt werde ich nie mehr gesund aussehen, wenn ich mir nicht noch einmal alle Haare abrasiere. Wenn ich den Körper nicht noch mal von vorn anfangen lasse.

Wenn ich mir nicht selbst die Chance zur Wiedergeburt gebe.

Ich räume die geschenkten Mittagessen aus dem Eisfach, die ich bekommen habe, als ich selbst kein Essen machen konnte. Ich habe schon die Kleider weggeräumt, die ich während der Behandlungen getragen habe. Habe die Bücher versteckt, die ich damals las, genau wie die Filme, die ich gesehen habe. Nach wie vor weigere ich mich, bestimmte Sachen zu essen oder zu trinken. Die Assoziationen werden mich lange verfolgen, bis ich eines Tages aufwachen und merken werde, dass sie verschwunden sind. Wie eine Liebhaberin in der Nacht.

Doch im Moment ist die Wirklichkeit noch zu nah, der Abstand zur Hölle noch nicht groß genug. Deshalb bin ich diese Nacht ins Badezimmer gegangen, habe die Kleider ausgezogen und den Rasierapparat gezückt und ihn zum Kopf geführt. Ohne eine Miene zu verziehen. Aber. Als ich halb über den Schädel war, gab die Maschine ihren Geist auf. Weigerte sich, weiter zu funktionieren. Nicht mal mit eingestecktem Stecker wollte sie mitmachen. Also hatte ich am Ende des Tages eine Frisur, die sagte: »Ich spiele Didgeridoo, mache einen Volkshochschulkurs in Elbisch, und meine Kinder heißen Yggdrasil und Fjalar.« Grade eben ist es mir dann doch noch gelungen, den Rasierapparat zu überreden, das abzuschließen, was er einmal begonnen hat.

Seit letztem Mittwoch bin ich ohne Medikamente. Weiß im Grunde nicht, wie sich das anfühlt. Bilde mir ein, mich stärker zu fühlen.

Nachher werde ich wieder ins Söderkrankenhaus gehen, um ein paar Blutproben abzugeben und eines von vielen Nachgesprächen zu führen. Wie es wohl sein wird, an einen Ort zurückzukehren, der eben noch Angst in Reinform bedeutete. Ein Ort, der für meinen kaputten Körper stand. Wir werden sehen. Ich werde einen Schal mitnehmen, um ihn vor die Nase zu halten, damit die Gerüche mir fernbleiben. Sicherheitshalber.

Die nächsten Wochen werden aus Eingriffen, Kanülen und Besprechungen bestehen. Und sie sind der Anfang des Abschlusses, auch wenn der Körper immer noch nicht ist, was er sein sollte. Trotzdem ist das hier meine Zielgerade, mein Endspurt. Wenn alles gutgeht. Aber ich glaube, ganz gleich, wie mein erstes Wiedersehen mit dem Chirurgen ausgehen wird, dass ich jetzt leben muss. Denn jetzt weiß ich, in einer anderen Tiefe, auf einem anderen Niveau, mit einer anderen Kraft, all das, was ich vorher nicht wusste.

Jeder Tag ist ein Kuss und eine Zärtlichkeit.

Der Schwertschlucker

Eine Gehirnerschütterung, dreimal sprang die Kniescheibe heraus, zwei gebrochene Arme, ein gebrochenes Handgelenk, eine Gehirnblutung, eine Verschiebung der Wirbelsäule. Um nur ein paar Beispiele zu nennen. Ich war in meinem Leben schon ziemlich oft im Krankenhaus. Aber inzwischen kann ich mich nicht mehr daran erinnern, wann ich das letzte Mal im Krankenhaus war, ohne dass der ganze Körper Widerstand geleistet hätte, so wie ein Esel in einem Comic. Inzwischen weiß ich genau, wie ich ticke. Die Uhr macht Stress, damit ich mich nicht verspäte, und genau in dem Moment, und keine Sekunde später, muss ich mich um das Geschirr kümmern, muss alle Hemden ein drittes Mal bügeln oder die Abseite im Keller putzen. So war es jedes Mal, bevor ich zum Söderkrankenhaus aufgebrochen bin.

Doch an diesem Montag kam ich nicht wegen einer Behandlung.

Ich strich ein oder zwei Stunden durch die Flure. Habe erfolgreich versucht, zwischen den Taxifahrern neben dem Eingang ein undefinierbares Mittagessen zu essen. Habe mein Möglichstes getan, um die Zeit totzuschlagen. Die Blutabnahme lief gut. Das wurde mir schon klar, als ich die Krankenschwester sah. Sie hat mich schon unzählige Male behandelt. Sie hat geübte Hände, spricht Westküsten-Dialekt, weiß, was sie tut. Natürlich hat sie mich wiedererkannt. Ungefähr zwei Minuten hat sie gebraucht, um die beiden Röhrchen zu füllen, nach denen die Entlassungspapiere verlangen. Ich saß da und sah den roten Zeiger der Uhr den langsameren schwarzen überholen. Und nach diesem Mittagessen zwischen den schweigenden Taxifahrern und den schreienden Neugeborenen brachte ich mich im Besprechungszimmer des Arztes in Position. Ich sank in den Stuhl. Starrte geradeaus. Die Testergebnisse sahen gut aus. Manche Werte waren richtig niedrig, aber das war kein Wunder, so kurz wie die letzte Behandlung her war. Da kam die Müdigkeit. Die Erschöpfung. Es ist etwas Besonderes, mit einem Arzt zu sprechen. Eigentlich war ich nicht nervös wegen der Ergebnisse der Tests und auch nicht sonderlich besorgt darüber, was ich vom Arzt hören würde. Doch die Worte eines Arztes wiegen schwer. Die Wirklichkeit ist näher denn je.

Gestern war es wieder so weit. Aber diesmal musste ich zum Krankenhaus Huddinge. Gastroskopie. Wer das schon mal gemacht hat, den schaudert es bei dem Wort. Allen anderen bin ich eine Erklärung schuldig. Meist wird man betäubt, bekommt ein Mundstück, das aussieht wie ein rumänisches Sexspielzeug, um den Kopf geschnallt und in den Mund, damit man die lächerlich lange Kamera nicht kaputt beißt, die wie ein knapp drei Zentimeter dicker Lederriemen aussieht.

Die Krankenschwester führte mich in den Behandlungsraum und fragte, ob zwei Auszubildende bei der Untersuchung dabei sein dürften. Das durften sie. Sie waren wie immer. Schweigsam. Zittrig. Jung. Erst musste ich einen tristen Shot trinken, der ein Mittel enthält, das den Schleim im Hals beeinflusst, dann bekam ich zwei Duschen Betäubungsmittel in den Schlund. Der Hals wird taub, und das bedeutet, dass man nicht schlucken kann. Also sabbert man unkontrolliert. Das ist ein entwaffnender Zustand, daran erinnerte ich mich noch vom letzten Mal. Während die Krankenschwester mir eine Nadel in die Ellenbeuge setzte, um mir das Betäubungsmittel injizieren zu können, sah ich zur Decke hinauf. Und da fiel mir ein, dass ich ganz schrecklich stolz auf mich bin, und dass ich das wirklich so meine. Als ich mich auf der Pritsche auf die Seite legte, sah ich die Kamera wie eine schwarze Ringelnatter vor mir liegen. Als ich das letzte Mal hier war, fühlte es sich hinterher so an, als hätte ich versucht, ein Schwert zu schlucken, ohne zu wissen, wie man das eigentlich macht.

Und genauso ist es dieses ganze Jahr gewesen. Ein finstres Varieté.

Meine Mutter hat einen Schwertschlucker geboren. Noch ehe ich eigentlich richtig gelernt hatte, wie man das macht, habe ich mich selbst mit dem Schwert in der Hand auf die Bühne geboxt. Ich habe den Kopf in den Nacken gelegt, den Mund aufgerissen und die Schneide geschluckt. Am nächsten Donnerstag werde ich erfahren, ob ich das scharfe Ding wieder rausziehen darf. Und wenn meine Kinder mich eines Tages fragen werden, was ich in meiner Jugend gemacht habe, dann werde ich vieles antworten. Unter anderem, dass ich einmal ein Schwertschlucker war.

Auf einer Bühne, die keiner anderen gleicht.

Tage, die später zur Ewigkeit werden

In zwei Tagen werde ich zu einer Lesung gehen, und ich werde derjenige sein, der auf der Bühne steht, um zu reden. So etwas habe ich noch nie gemacht. Als ich die Anfrage bekam, habe ich mich hinter meinem Pokerface versteckt, den Schwierigen gespielt und um ein paar Tage Bedenkzeit gebeten. Doch eigentlich wusste ich da schon, dass ich es natürlich machen würde. Im Erwachsenenalter gönnt man sich doch selten eine Herausforderung. Man steckt in seinen Routinen fest, man weiß, was man mag, und ist auch überzeugt zu wissen, wovor man sich hüten muss – im besten Fall. Da muss schon einiges passieren, um diese Gewohnheiten zu durchbrechen.

Das will ich nicht.

Deshalb werde ich am Mittwoch im »Cozmoz« in Borlänge eine Lesung halten, und zwar auf derselben Bühne, auf der die Freunde und ich mit *Sugarplum Fairy* vor Publikum debütierten. Der größte Unterschied ist der, dass ich diesmal nicht ganz hinten, hinter den Trommeln versteckt sitzen werde. Und dass ich nicht mit einer Gruppe da bin, in der alle gemeinsam es abkriegen, wenn es schiefgeht. Aber das macht nichts. Ich habe schon Schlimmeres erlebt.

Diesen Satz werde ich in Zukunft so richtig strapazieren.

Kürzlich saß ich nämlich an einem Morgen an meinem ganz eigenen Küchentisch und betrachtete meine ganz eigene Wohnung. Ich besah meine Bücher, meine Fotos, meine Küche und meinen Schrank, von dem ich wusste, dass meine Kleider drin hingen und sich ausruhten. Und mir wurde klar, wie unglaublich gut ich es habe. Wie fantastisch es ist, dass ich genau das tun konnte. Wie dankbar ich über eine solche Sache bin und auch sein muss. Aber eigentlich bin ich nicht so materialistisch veranlagt. Es kommt schon vor, dass ich mich nach meinen Büchern sehne, und natürlich habe ich ein Lieblingsjackett, aber was ich am meisten vermissen würde, wenn der ganze Laden hier mal abbrennen sollte, das wären doch meine Kalender der letzten Jahre. Seit 2008 fülle ich sie mit dem, was in meinem Leben passiert.

Notizen, Sätze, die sich eingeprägt haben, Zitate, die Eindruck gemacht haben, Listen von Sachen, die getan werden müssen, Ideen zu Reportagen, Fiktionen, Kinokarten, Quittungen, Aufzeichnungen und Fotos. Um nur ein paar Dinge zu nennen. Die letzten beiden Wochen waren wichtige Seiten. Die wichtigsten seit Langem. Denn ich habe angefangen runterzuzählen. Vorige Woche standen Blutabnahmen, Untersuchungen und Besprechungen auf den weißen Seiten. Jetzt wartet da eine kleine Operation, damit ich endlich den Port in der Brust loswerde. Und am Donnerstag erhalte ich den ersten Bescheid, wie alles eigentlich gelaufen ist. Wenn ich das richtig verstehe. Wenn ich Glück habe. Ich nehme an, dass dieser Optimismus, der mich jetzt gerade ausfüllt, am Donnerstag schnell niedergeschlagen, misshandelt und in einer Grube im Wald vergraben werden kann, wenn die Dinge – die Zukunft und die Prognose – schlechter aussehen, als ich mir in letzter Zeit eingebildet habe.

Aber ich kann nicht mit dem Messer am Hals leben. Schon bald kann dieser Prozess vorbei sein. Ich lebe von der Hoffnung. Mehr als je zuvor.

Zwischen der Operation am Dienstag und dem Tribunal am Donnerstag – denn so betrachte ich es – werde ich also eine Lesung abhalten. Wenn ich jetzt hier sitze und alles durchgehe, was ich geschrieben habe, seit ich die Diagnose bekam, dann muss ich wieder denken, wie lange das her zu sein scheint. Gestern bin ich die Tage nach der Operation durchgegangen. Ich erinnere mich, wie ich mich gezwungen habe, zum ersten Mal die Augen aufzumachen. Der Schmerz im Raum. Mamas Hände. Wie ich von dem Schwamm trank, der mir an den Mund gehalten wurde. Es war ein hartes Jahr. Und wie ich hier jetzt mit meinen Aufzeichnungen sitze und versuche, alles mit einem blutroten Faden zusammenzunähen, denke ich immer noch: Genau – es ist immer noch ein hartes Jahr. Diesen Kalender werde ich nie loslassen können, selbst wenn ich es vielleicht will.

Aber Kristian, du hast dich gut gehalten.

Ich bin stolz auf dich.

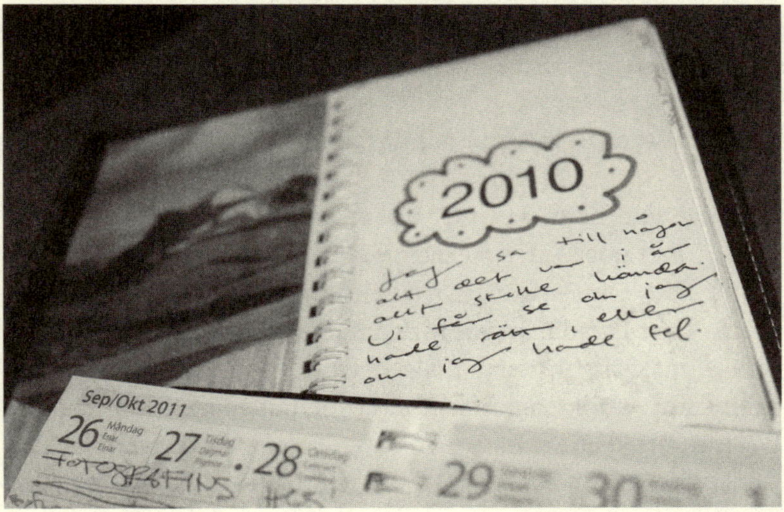
2010
jag sa till någon
att det var i år
att det skulle hända.
Vi får se om jag
hade rätt eller
om jag hade fel.
Sep/Okt 2011
26
27
28
29

Noch eine Station auf dem Weg

Der Frost hat Dalarna fest im Griff, aber der gestrige Tag hat mich mit Wärme verwöhnt. Auf den Weiden stehen die Pferde mit gesenkten Köpfen. Auf den Feldern schlafen Gänse und Schwäne zusammen. Mama und ich sitzen im Zug nach Stockholm. Zur Besprechung im Krankenhaus Huddinge, um im besten Fall einen Fingerzeig darauf zu bekommen, in welche Richtung dieser Prozess unterwegs ist.

Wir reisen zur Hoffnung. Zur Zukunft.

Gestern war meine Lesung. Kurz vorher war ich ein bisschen zittrig, aber doch nicht richtig nervös. Ich hatte mich sorgfältig vorbereitet. Die Aufgabe ernst genommen. Also betrat ich einigermaßen ruhig die Bühne in der Stadt meiner Träume. Und das Publikum war zahlreicher, als ich zu hoffen gewagt hatte. Ich fühlte mich wohl. Ganz klar. Also fing ich an zu erzählen, wie alles begann, von dem widersprüchlichen Wesen der Krankheit. Von der Tollwut. Ich habe erzählt, wie ich mich auf das Sterben vorbereitet habe und vom Brief meiner Schwester. Vom Weg zurück.

Und von Bobby Fischer.

Kürzlich habe ich eine Dokumentarsendung über *Bobby Fischer gegen die Welt* gesehen, über das Wunderkind und den schwierigen Typen mit demselben Namen. Das war eine sehenswerte Geschichte, ein nacktes Portrait. Schmerzhaft ehrlich. Der Amerikaner Fischer, dem das Kunststück gelang, ein Superheld und ein Rockstar zu werden, obwohl er sich mit etwas beschäftigt, das so träge und scheinbar unsexy ist wie Schach. Doch es zeigte sich, dass Bobby Fischer sich im Rampenlicht nicht wohl fühlte. Richtig schlecht ging es ihm da, in seinem Kopf herrschte Inferno, ein Chaos, das zu eskalieren drohte. Er tat die eine seltsame Äußerung nach der anderen. Er verhielt sich gelinde gesagt provokativ und legte Verhaltensweisen an den Tag, die in jeder Hinsicht gegen seine jüdische Erziehung verstießen. Am Ende wollte niemand mehr Bobby Fischer auch nur mit der Kneifzange anfassen. Doch nach vielem Hin und Her gewährte man ihm Asyl auf Island.

Ebenso wie ich ist auch er von Krebs heimgesucht worden. Doch wegen seiner früheren Äußerungen und wegen seiner schwierigen Persönlichkeit war niemand an seiner Seite. Das muss eine schrecklich einsame Sache gewesen sein, einen solchen Sturm einhändig ausreiten zu müssen. Auf dem Sterbebett sagte er, kurz bevor er seinen letzten Seufzer tat, zu einer der Krankenschwestern, die ihn versorgten: »Nothing is as healing as the human touch.«

Ich weiß, was er meint. Denn trotz der Medikamente, der Behandlungen und der Operationen bilde ich mir ein, dass ich es nicht so weit geschafft hätte, wäre da nicht die Wärme gewesen, die mir geboten wurde, die Liebe, mit der ich überschüttet worden bin, die Gemeinschaft, die die Menschen in meiner Umgebung am Leben gehalten haben.

Dafür werde ich immer dankbar sein.

In ein paar Stunden werde ich hoffentlich wissen, was diese gemeinsamen Kräfte zustande gebracht haben. Die Operation. Die Behandlungen. Die Medikamente. Die menschliche Nähe. Meine Hoffnungen ruhen auf diesen vier Bestandteilen, doch den letzten davon werde ich während aller Herzschläge, die ich noch tun werde, in der Brust bewahren.

Es gibt noch etwas, das ich erzählen muss

Der Arzt sprach schnell. Vielleicht war er nervöser als ich selbst. Er hat von den Werten gesprochen. Die Leberwerte, die Blutwerte, die Salzgehalte. Alle Werte, die man sich denken kann. Vom Eiweiß und dem neuen Rhythmus des Körpers. Von der Kamerauntersuchung der vorigen Woche. Dann fuhr er mit den Fingern vorsichtig und sorgfältig über meinen Körper. Über die Lymphknoten, um zu sehen, ob da irgendeine Abweichung war.

Es war, als würden wir beide den Atem anhalten. Ich zumindest. Denn ich balancierte auf etwas, das entweder eine Ziellinie oder eine Landmine darstellte. Ohne zu wissen, was es war.

Aber gleich würde ich einen Bescheid erhalten.

Es ist witzig. Wenn man sich ein Szenario Millionen Mal im Kopf vorgespielt hat – man hat sich so danach gesehnt und war sich ganz sicher, wie es werden würde – und dann steht man doch eines Tages plötzlich da, und die Reaktion ist eine ganz andere. Denn ich habe mich gesehnt. Und ich war sicher, wie ich reagieren würde. Aber ich habe mich getäuscht. Denn auch wenn ich an die Situation gedacht habe, konnte ich doch nicht so tun als ob. Es muss einsinken können. Die Reaktion muss natürlich kommen. Aus sich selbst.

Aber es war ein schöner Tag. Und das werden alle Tage sein, die jetzt kommen. Schön.

Denn es sieht ganz so aus, als ob ich gewonnen hätte.

Was diese Krankheit betrifft, gibt es keine Garantien. Niemand kann versprechen, dass die Finsternis nicht zurückkehren wird, wenn ich es gerade am wenigsten ahne. Denn das kann passieren. Das ist mir klar. Doch mit der Angst kann ich nicht leben. Ich weigere mich, das zu tun. Das Leben ist hier. Das Leben ist wieder da. Das Leben ist das, was in eben diesem Augenblick geschieht.

Und es ist ein schönes Leben.

Mein Spiegelbild zeigt mir einen Mann. Jemanden, der mir zuvor ein Fremder war, den ich nicht kannte, der aber jetzt zu einem markanten Teil meiner selbst geworden ist. Jemand, ohne den ich nicht mehr leben werde, der immer in der Nähe sein wird. Der mich wie eine andere Art Tätowierung geprägt hat. Und ich werde dich mit mir tragen, bis die Narbe verblasst, bis ich dich nur noch als eine dunkle Periode meines Lebens erinnern werde. Manchmal werde ich an dich denken, das weiß ich schon jetzt.

Ich werde mit einem Kind, meinem eigenen oder dem eines anderen auf dem Schoß in meinem Garten sitzen, und zwischen dem Sommerlachen werde ich einen Moment lang verschwinden, um mich daran zu erinnern, wie du wie ein Wildpferd kamst und so viel zerstört hast, um dann wieder zu verschwinden.

Einen Augenblick werde ich dir geben, nicht mehr. Du hast schon zu viel gekriegt.

Vor meiner ersten Behandlung habe ich entschieden, dass du nicht mein Freund werden wirst. Und ebenso wenig will ich dich als eine Trophäe an meiner Wand bewahren. Du hast mir die eine oder andere Lehre erteilt. Mich Dinge einsehen lassen. Das kann ich nicht verhehlen. Doch hauptsächlich hast du mich altern lassen. Der Mann da im Spiegel hat bis vor Kurzem noch ein Jungenherz gehabt. Und das bekommt man nie wieder zurück. Ganz gleich, wie sehr ich mich anstrenge.

Kristian, mein bester Junge, mein teuerstes Kind, mach weiter. Denn das hier ist vorbei. Das Leben kann weitergehen. Du hast es geschafft. Und du hast das gut gemacht. Lauf nur. Lauf raus. Lauf weiter. Jetzt bist du dran. Jetzt bist du dran.

Hiermit beende ich diesen Blog. Er hat seine Funktion erfüllt. War wichtig für mich. War wie ein Freund in der Nähe, hat sich meiner Wut, meiner Frustration und meiner Freude angenommen, doch nun ist unsere gemeinsame Zeit vorüber.

Auch wenn ich immer dankbar über die insgesamt 647 687 Besucher sein werde, für all die Kommentare, Mails und Reaktionen, so hoffe ich doch in meinem tiefsten Innern, dass ich nie eine Fortsetzung eben dieses Blogs werde schreiben müssen. Doch an euch alle, die ihr hier gelesen habt, will ich einen ebenso ehrlichen Gedanken richten: Danke, dass ihr gelesen habt. Dass ihr Liebe und Anteilnahme gezeigt habt. Danke für eure Wärme. Es war ein seltsames Jahr.

Jetzt wartet etwas anderes.

Der Blog »In meinem Körper« ist tot.

Lang lebe mein Körper.

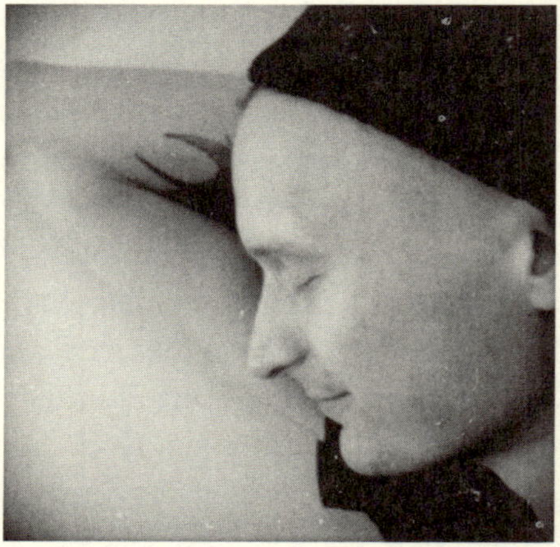

TEIL II

AUGUST 2012

Ich erwache aus einem schönen Traum

Das rote Haus stand unter einer gigantischen Eiche, und der Innenhof war von einer widerspenstigen Fliederhecke umgeben. Die Aussicht über die Wiesen war wie aus einem Märchen. Weit hinten konnte ich die Berge sich erheben sehen. Ich erkannte, dass ich in Dalarna war.

Im Garten scharrten die Hühner neben dem Hund und den beiden Böcken Bruse aus der Sage. Meine Tochter war ungefähr vier Jahre alt und doppelt so mutig wie ich. Sie war das Großartigste, was ich je gesehen habe. Mein Sohn war nur ein knappes Jahr alt, lag meist still da, schien aber äußerst zufrieden mit dem Leben. Auch meine Liebe ging dort im Garten spazieren. Wir lächelten einander zu.

Noch nie war ich so ruhig. So zufrieden. Ich hatte mein Zuhause gefunden.

Bei einem wild gewachsenen Busch stand ein rostiger, alter Amischlitten, den wir an den Wochenenden anwarfen, um irgendwo ein Eis zu essen. Es war eine echte Rostlaube, die nur manchmal überhaupt ansprang.

Wir mochten es sehr.

Das Haus war klein. Wir lebten eng beieinander. Überall Dinge. Im Winter fuhr der Wind mitten durchs Wohnzimmer, aber an diesem Sommertag war das Leben einfach magisch.

Als ich vor drei Tagen in der Notaufnahme aufwachte, war es, als würde ich aus einem schönen Traum erwachen. Aus diesem Traum, der auf seltsame Weise zum Greifen nah schien, obwohl alles, was ich jüngst geschrieben habe, schon weit entfernt ist. Während der letzten beiden Wochen habe ich nicht essen können. Ich konnte nicht richtig schlucken. Mein Körper wurde rasch immer schwächer, und ich bewegte mich wie betrunken. Irgendetwas war nicht in Ordnung.

Jetzt ist die Antwort da.

Der Krebs ist zurückgekommen.

Ich bin aus einem schönen Traum erwacht. Der Traum, den ich träumte, ist verschwunden. Das Leben, das ich lebte, hat sich mit einem Mal in einen Alptraum verwandelt. Erneut. Und sosehr ich es auch versuche, kann ich mich doch nicht aus dieser Wirklichkeit wegschlafen.

Ihr, die wir waren

Mein Vater ist der ruhigste Mensch, den ich kenne. Er benutzt den Ausdruck »Jetzt wollen wir mal nicht gleich den Teufel an die Wand malen« als sein Schild, und als er damals in den Schären aus dem Boot fiel, hat er unglaublich beherrscht reagiert, obwohl das für mich der schrecklichste Moment meines Lebens war.

Außerdem ist er ziemlich gut darin, im Berufsverkehr zu fahren.

Meine Mutter ist die am besten organisierte Person, der ich je begegnet bin. Ihre Tüten und Taschen sind perfekt vorbereitet, auf alles. Sei es eine Heuschreckeninvasion, Skorbut oder ein Versicherungsvertreter. Das hat zur Folge, dass wir Kinder uns niemals um irgendetwas sorgen mussten. Übrigens ist es unmöglich, das Haus in Kvarnsveden ohne in Plastiktüten eingeschweißte Dinge zu verlassen. Es könnte schließlich regnen.

Mein Bruder ist der nachdenklichste Mensch, den ich kenne. Er kann sich lange Zeit sehr still verhalten, als ob er nicht interessiert wäre, um dann kurz mit der messerschärfsten Analyse aufzuwarten, die man sich denken kann, ganz gleich, um welches Thema es gerade geht. Er zieht Schlüsse, die weit über meine eigenen hinausgehen. Und weit über das Erwartete hinaus.

Ich glaube, der Wald hat ihm diese Kraft verliehen.

Meine Schwester ist der empfindsamste Mensch, den ich mir vorstellen kann. Sie ist die Einzige, von der ich es mir gefallen lasse, dass sie mich ausschimpft, denn ich weiß, dass sie es aus reiner Fürsorge tut. Gleichzeitig umarmt sie mich auf eine Weise wie kein anderer. Als wir klein waren, haben wir in dem Wald hinter der Wendeplatte viele Hütten gebaut. Als unsere Fantasiestadt einmal belagert wurde, hat sie einen Jungen, der doppelt so groß war wie sie selbst, niedergeschlagen, weil er mich grob behandelt hatte.

Ich fand es schon immer schön, wenn man Gefühle zeigt.

Der Krebs drückt auf meine Kehle und macht, dass ich nicht richtig schlucken kann. Das Ganze sieht … finster aus. Am Freitag haben sie ein Röhrchen in den Hals operiert, in der Hoffnung, dass es die Speiseröhre weiten würde. Die ganze Familie war zu Besuch, als die Ärzte reinkamen und sagten, nun wäre es so weit. Wir haben alles losgelassen, womit wir gerade beschäftigt waren.

Sie standen auf. Wir haben uns umarmt. Bewahrten Haltung.

Es ist schwer, sich im Krankenhaus zu verabschieden.

Sie gingen eine Weile, bevor ich in den OP musste. Sie gingen in die andere Richtung. Und ich sollte mich umziehen und für die Operation bereit machen.

Auf den Fluren zum Operationssaal war es leer. Ich hielt den rechten Oberarm übers Gesicht und bewegte dabei den linken Fuß. So reagiert mein Körper, wenn ich nervös bin. Die Flure waren immer noch still, doch dann hörte ich weit, weit entfernt eine Stimme, die mir mehr als bekannt war. Papa. Ich nahm den Arm herunter und sah zum Licht. Hundert Meter von mir entfernt, auf einem völlig falschen Stockwerk stand meine Familie und fragte eine Krankenschwester nach dem Weg nach draußen. Sie wedelten mit den Armen. Totale Verwirrung. Ich rief ihnen zu. Sie wandten sich um.

Ich sah meinen Bruder die Arme zur Decke strecken.

Ich bilde mir ein, dass ich in einen Alptraum geraten werde, wenn ich während einer Narkose mit schlechten Gedanken sterbe. Deshalb versuche ich immer, wenn mir das Mundstück aufs Gesicht gedrückt wird, an einen glücklichen Ort zu denken.

Stegeborgs Camping, Sommer 1992. Dänemark hat soeben Deutschland im EM-Finale geschlagen. Der Regen trommelt Sommerferien aufs Wohnwagendach. Wir Kinder liegen unter unseren Decken und hören, wie Mama und Papa sich mit irgendetwas beschäftigen. Wir können entspannen. Wir werden einschlafen, ehe das Schnarchen von Papa ertönen wird. Alles ist gut.

Aber jetzt haben wir Sommer 2012 und andere Voraussetzungen. Kurz bevor die Narkose wirkt, drängt sich mir die Symbolik dessen auf, was auf dem Flur geschah.

Wie werden es diese Menschen ohne mich schaffen?

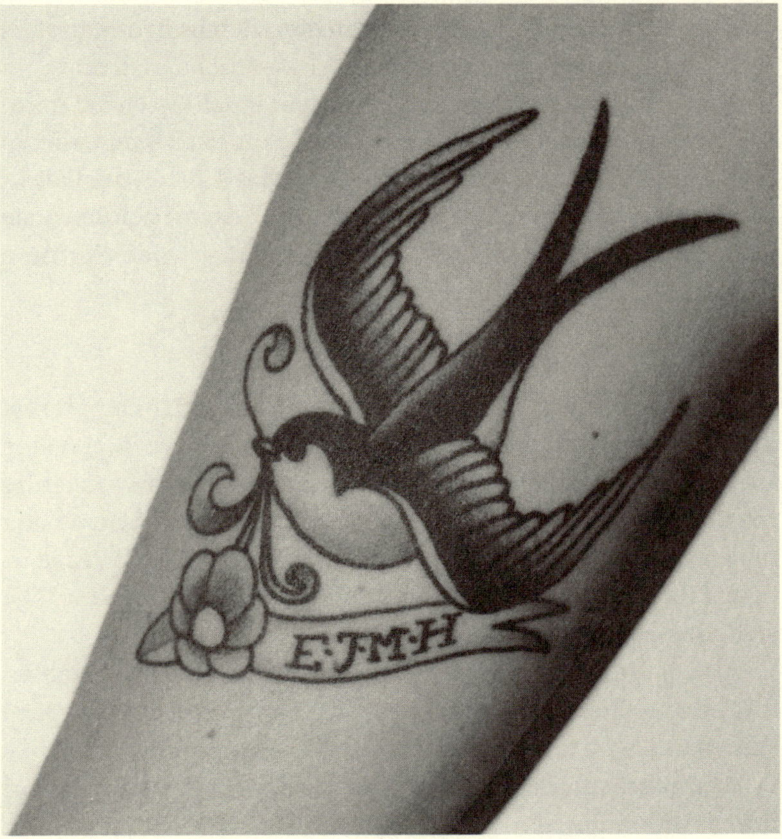

Das Geheimnis

Ich bin in Borlänge nicht ganz unbekannt. Viele kennen mich, weil ich in einer Band spiele. Weil ich schreibe. Weil ich krank war. Weil ich »siegte«, »es geschafft habe«. »Krebs hatte«.

Ich erkenne es in ihren Blicken.

Nach fünf Tagen intensiven Erbrechens beschlossen die Ärzte, das Rohr in meinem Hals – einen sogenannten Stent – wieder herauszuoperieren. Mein Körper tat sein Möglichstes, das Objekt abzustoßen. Mehr Schaden als Nutzen. Kurz darauf wurden neue Pläne für meine Zukunft geschmiedet. Die Bescheide stürmten heran und haben mich erschöpft.

Stoisch.

Ein schwarzes Wildpferd in der Dunkelheit.

Ich bekam ein freies Wochenende in Dalarna. Der Herbst schien schon weit fortgeschritten. Die Berge waren genauso kraftvoll wie immer. Die Wälder erstreckten sich vorsichtig über die Gegend. Minna und ich ritten über die Höhen, an den rauschenden Bächen vorbei, durch die Trollwälder. Wie in einem Tal unterhalb von uns sahen wir die Häuser. Die Höfe. Die Geborgenheit.

Als wir fertig waren, strich ich mit der Hand über den feuchten Rücken des Pferdes. Ich drückte meinen Körper an das magische Wesen und spürte sein Herz. Ich schloss die Augen.

Wünschte mir nichts sehnlicher, als dass dieser Moment auf immer währen möge.

Später saß ich hinterm Steuer Richtung Kvarnsveden. Ich erinnere mich nur an den letzten Teil der Strecke. Als ich an die weiße Friedhofsmauer kam, fuhr ich langsam. Rollte kaum noch. Das Radio spielte eine deutliche Botschaft. Ich bog nach links ab. Sah über die Weiden, die das Afrika meiner Kindheit waren. Ich sah den Hof von Mats, auf dem wir jeden Tag gespielt hatten, als wir noch Jungen ohne Sorgen waren. Wahrscheinlich bin ich noch nie so langsam mit dem Auto die Straße hinaufgefahren. Die Nachbarn standen in ihren Gärten, in ihren Garageneinfahrten. Wir sahen einander an. Nickten. Lächelten wohlwollend. Sie sahen einen Kämpfer. Einen, der »gesiegt«, »es geschafft« hatte. Der »hatte«.

Langsam rollte das Auto weiter. Langsam. Weiter.

Ich weiß etwas, das sie nicht wissen.

Blut und Getöse

Ich werde meine Lungen mit Blut und Getöse zerbersten lassen. Werde meinen Rücken brechen und meine Ruder zerschlagen.

Weißer Wal. Heiliger Gral.

Ich werde dem hier eine ehrliche Chance geben. Werde mein Allerbestes tun. Aufs Ganze gehen.

Jetzt beginnt die Behandlung.

SEPTEMBER 2012

Der Besucher

Ich wandere mit Scheuklappen über die Station im Krankenhaus. Sehe nicht zu den Patienten auf den Tragen, an denen ich vorbeikomme. Hier gehen wir jeder in unserem eigenen Takt. Hier ist unser Kampf höchst individuell. Ich atme, so wenig ich kann. Die Luft fährt in die Nase, nur um kehrtzumachen. Will die Gerüche nicht wahrnehmen. Will sie nicht zurückkommen lassen. Außerdem sehe ich immer noch so unverschämt gesund aus. Was sollen die anderen Patienten von mir halten? Aber die Erniedrigung wird bald beginnen.

Der Haarverlust. Die Anarchie des Geschmackssinns. Das Klotraining. Der Verfall des Körpers.

»Scheiße, ist das übel, dich hier sehen zu müssen«, sagt E., als ich links in den sterilen Flur abgebogen bin.

Sie war das letzte Mal meine Krankenschwester. Und diesmal ebenso. Ich frage sie, ob sie in der letzten Zeit wieder wandern war. Nein, das war sie nicht, sagt sie, und fügt ein »Leider« hinzu. Ich erzähle, dass wir im Sommer mit der Band in Borlänge gespielt haben. Dass es unsere große Heimkehr nach der Hölle war. Dann setzt sie sich ans Bett und sieht mich an. Im Schweigen sehe ich eine in jeder Hinsicht schöne Frau.

Wir wissen beide, was kommt.

Vom Fenster im Behandlungszimmer aus sehe ich das Haus, in dem ich wohne. Ich muss dran denken, wie Mama, Papa und Anders dort jetzt grade ein neues Sofa aufbauen. Ein Möbel, das größer ist als das, was ich schon habe, und in dem ich in jeder erdenklichen Richtung in halbfötaler Lage liegen kann.

E. gibt mir eine Spritze in den Bauch, damit das Darmsystem nicht durchdreht bei dem, was jetzt kommt. Die beruhigenden Tabletten zeigen Wirkung. Dann wird die schwere Artillerie zugeschaltet: das Zytostatikum Irinotekan, dann Folsäure, die dem Körper helfen soll, das Mittel zu verarbeiten, die aber auch die giftigen Wirkungen abmildern soll, und eine Bolusinjektion mit den Zellgiften, die ich im Laufe der nächsten Tage mit mir tragen werde, und die sich selbst dosieren.

Langsam fühle ich mich angefixt. Die letzte Woche kehrt in meine Erinnerung zurück.

Papa hat meinen Neffen mit auf eine Abenteuertour genommen. Ich habe mich mit Mama, meinem Bruder und seiner Lieben hingesetzt. Ich kam gleich zur Sache, denn es gab weder Raum noch Anlass für Umwege. Die Worte fielen wie mechanisch aus meinem Mund. Dann ein Augenblick des Nichts, ehe mein Bruder mich umarmte, als ob ich auseinanderfallen würde. Ich habe direkt aus dem Herzen erzählt, wie ich das alles sehe. Nach einer Stunde gingen wir raus, wie durch die Wolken, durch den Nieselregen und in den Wald, wo kürzlich der Bär vorbeikam. Unter einer Tanne, mit dem Wasser, das um unsere Füße brauste, lächelten wir uns ein seltsames verstehendes Lächeln zu.

Als wir vom Hof meines Bruder fuhren, sank mir die Interpretation der Freude von Gustaf Fröding ins tiefste Wesen: *Mein Blut ist in Aufruhr, ich glaube, ich bin verliebt – in wen? – ach, in alles, was lebt.* Und irgendwo zwischen den Islandponys und den riesigen Feldern ließen mich diese Worte zusammenbrechen, weil ich begriff, vor welcher Finsternis ich tatsächlich stehe.

Wir fuhren weiter nach Stockholm zur allerliebsten Schwester. Die mit der schönsten Wohnung, die ich kenne. Die mit der Wärme. Den Umarmungen. Dem Humor. Ich sollte öfter dort sein.

Die Suppe war schon fertig. Wir aßen in gekünstelter Stimmung. Ich kann nicht lügen, und sie merkte, schon als ich reinkam, dass irgendwas nicht stimmte. Wir kennen uns gut in unserer Familie.

Wir gingen ins Wohnzimmer. Ich erzählte.

Es waren anstrengende Tage. Erschöpfend. Denn ich liebe diese Menschen, die in meiner Nähe sind, so, dass mir das Herz wehtut. So, dass mein Blut von den so selbstverständlichen Gefühlen überkocht.

Ich versuche zu erklären, wie es sich anfühlt, solche Botschaften mit sich herumzutragen. Diese Art von Besucher zu sein. Doch es misslingt mir. Ich lese in Büchern und denke nach, und dann weiß ich plötzlich, welche Beschreibung ich suche – und das, obwohl mein eigener Glaube schwer erschüttert ist, wenn er nicht sogar in einem Grubenschacht in Süd-Dalarna versenkt wurde.

Und ich sah, und siehe, ein fahles Pferd. Und der darauf saß, des Name war Tod, und die Hölle folgte ihm nach.

Diese Zeilen fand ich in der Offenbarung des Johannes. Und bei Johnny Cash.

Was jetzt geschehen wird

Es gibt Sachen, die will man einfach erzählen, die lassen den Körper erbeben, das Herz schneller schlagen, heizen den Puls an. Und dann gibt es Sachen, von denen hofft man, dass man sie nie wird in Worte fassen müssen. Manchmal aber hat man keine Wahl und muss mit gebeugtem Rücken seinem Schicksal entgegentreten, um etwas zu erzählen, was niemand hören will.

Diesmal war mein Bauchgefühl ein anderes. Ich habe schon früh angefangen, darüber nachzudenken, was das Problem sein könnte, habe eins und eins zusammengezählt. Rational gedacht. Logisch. Evas und Jan-Olofs Jüngster ist nicht dumm. Und sehr richtig, der Ernst der Lage wurde bereits nach wenigen Tagen festgestellt. Seither haben ich, meine Familie und unsere Nächsten versucht, mit dem Abgrund umzugehen, der sich rasch auf unsere Füße zuarbeitet.

Wie zartfühlend ich auch meine Nachricht zu verpacken suche, gibt es doch keine mildernden Umstände. Hier herrscht keine Barmherzigkeit. Das ist keine Abkürzung. Für niemanden. Es gibt keine leichte Weise für mich, das hier zu erzählen. Es gibt nur eine Wahrheit.

Die über das, was jetzt geschehen wird.

Ich habe Nachricht von einem hartnäckigen Krebs erhalten. Einem gemeinen. Einem Krebs, der sich unmöglich benommen hat. Und an den völlig falschen Stellen sitzt. Und ich habe die

Nachricht erhalten, dass ich es diesmal nicht schaffen werde. Ich werde nicht überleben.

Der Kristian, der einmal war, ist dabei zu sterben.

Ich bin so traurig darüber, dass ich all die Menschen, die ich liebe, noch einmal in diese Hölle reinziehen muss.

Mein größtes Unglück ist jetzt die Freude darüber, zu leben.

Mein Arm um deine Schultern

Komm.

Komm, lass uns einen Spaziergang machen. Ich möchte etwas erzählen. Etwas, wovon ich möchte, dass du daran denkst. Ein Trost für uns beide.

Ich habe trotz allem doch ein recht langes, gesundes Leben gehabt. Ich habe erstaunliche Orte gesehen. Bin in erstaunliche Situationen geraten. Habe erstaunliche Menschen getroffen. Und ich war die ganze Zeit von fantastischen Freunden und der warmherzigsten Familie umgeben, die man sich nur denken kann. Meine Mutter sagte, ich hätte es im Leben immer eilig gehabt. Als wäre ich eher 89 als knapp 29. Das stimmt wohl. In meiner Brust wohnt ein Seemann.

Dafür bin ich dankbar.

Die Abenteuerbücher, die Naturfilme und *National Geographic* haben den Samen ins Jungenherz am *Moonlight Mile* in Kvarnsveden gelegt. Dort lag ich unter dem Tisch im Fernsehzimmer und träumte mich weg. Ich wollte in die Welt hinaus. Sehen. Erleben. Mir eine Meinung bilden. In etwas Spannendem verschwinden.

Und das habe ich getan.

Die Wälder in Dalarna, die immer alles boten, wovon wir nur träumen konnten.

Die Jahre mit der Band – jeder Winkel von Deutschland: Die unsterblichen Nächte vorm »Prime Club« in Köln, die schweißnasse Tanzfläche im »Atomic Cafe« in München, die Tage in Berlin, die wir nicht mehr zu zählen vermochten. Die hysterischen Japaner in Tokio. Die Plattenaufnahmen in Spanien, als es uns am allerbesten ging. Die Hitze in Äthiopien. Wie wir in Sankt Petersburg in Wodka mariniert wurden. Die Seeräubernächte in Amsterdam. Die Festivals. Die alljährliche Heimkehr nach Borlänge.

Der Puls der Reisen nach Israel und auf die Westbank. Die Märkte. Die Maschinengewehre. Die Begegnungen. Das Widersprüchliche.

Als ich an den offenen Zugtüren über der Ebene in Indien rauchte. Das Morgenlicht in Varanasi. Die Gedanken entlang des Ganges. Als ich den sterbenden Hund im Wald, mitten im Niemandsland, traf. Der geometrische Marihuana-Trip auf dem Berg vor Khajuraho, als alles, was ich sah, ein Adler war. Der Monsun in Himachal Pradesh.

Kubas Stolz und Verfall. Die Reise über die Insel. Die Nächte in Trinidad, Camagüey und Santiago. Die Kilometer in einer anderen Welt. Als das Auto im Meer war und umdrehte. Die Anspannung.

Ich habe die USA geschafft. Ich habe es geschafft, mich dort willkommen zu fühlen, in dem Land, in dem ich in gewisser Weise aufgewachsen bin, ohne es zuvor besucht zu haben. Ich habe es geschafft, mich inspirieren zu lassen. Ich habe es geschafft.

Ich durfte mit Maria aufwachsen.

Jetzt die Pferde.

Die wunderbaren Frauen, mit denen ich geschlafen habe – die peinlichen Male und die fantastischen. Die nackten Stunden, wenn die Zeit aufhörte und alles Jetzt war.

Die Gefühle der Verliebtheit, die mich so schön berauscht haben. Jede Erinnerung macht mich glücklich, egal, wie verzweifelt ich auch war.

Wenn dieses Leben vorbei ist, glaube ich, dass zwei Dinge warten: Entweder hört alles in einer ewigen Finsternis, die ich nicht spüren werde, auf zu existieren. Oder etwas Neues beginnt. Eine neue Reise. Neue erstaunliche Orte, neue erstaunliche Situationen und neue erstaunliche Menschen. Das werde ich schaffen. Unter solchen Voraussetzungen habe ich immer am besten funktioniert. Du musst dir also keine Sorgen um mich machen. Es wird gut werden.

Unser Spaziergang neigt sich seinem Ende zu. Ich wollte einfach nur ein paar Dinge erzählen. Ein paar Dinge, von denen ich will, dass du daran denkst.

Und weißt du, wie du hörst, habe ich ein reiches Leben gelebt. Vergiss das nie.

Eine gemächliche Notrakete über der Nordsee

Der Krebs kapselt Teile meiner Bauchspeicheldrüse, der großen Aorta und anderer Blutgefäße zum Rücken ein. Er streckt sich nach Leber und Nieren aus. Aber so absurd das auch klingt, wird es wahrscheinlich nicht das sein, was mir das Leben raubt. Es ist wahrscheinlicher, dass ich sterbe, weil mein Immunsystem nicht mehr richtig funktioniert. An einer Lungenentzündung etwa.

Ich war schon immer mit lebendiger Fantasie begabt, und wie ich kürzlich schrieb, habe ich mich nie von den Meinungen anderer einschränken lassen, was schließlich denkbar wäre. Doch wenn ich mich nun in diesem Kampf wiederfinde, muss ich die Voraussetzungen verstehen. Ich höre, was die Ärzte sagen. Ich bin Realist.

Doch ich gedenke nicht, aufzugeben. Ich gedenke nicht, zu sterben. Noch nicht. Ich gedenke mein Schwert gegen den Drachen der Finsternis zu erheben, bis mein Körper nicht mehr zu schwitzen vermag.

Die Taktik der Ärzte ist jetzt eine andere. Zellgifte von anderer Sorte, denn die Bestie lauerte womöglich schon während des ganzen letzten Alptraums im Körper, ohne beeinträchtigt worden zu sein. Ich werde jede zweite Woche an zwei Tagen behandelt, zuerst im Söderkrankenhaus, und dann bekomme ich eine sich selbst dosierende Portion mit nach Hause – welche die Verwaltung ausgerechnet in einer feschen Bauchtasche Modell »Ostdeutscher Tourist« anbietet. Und wenn der Körper sich von dem ersten Holmgang erholt hat, ist es Zeit für den nächsten.

So wird es weitergehen.

Man wird meine Krankheit nicht wegoperieren können. Die Behandlung dient der Verlängerung. Meine Tage sind gezählt, nur deren Anzahl ist noch unklar. Ende Oktober werden die Ergebnisse ausgewertet, um zu sehen, wie der Körper reagiert hat. Da wird es dann einen deutlicheren Fingerzeig geben, wie viel Zeit ich wohl noch habe. Da werden wir sehen, ob ich meine Hoffnung auf Gebete zum Himmel setzen soll, auf Schlagringe oder auf »irgendeine verdammte Wurzel aus Afrika«, wie Mama es taktvoll in einem geladeneren Moment ausdrückte.

Ich bin offen für alles. Ich habe nichts zu verlieren außer dem Leben.

Die Tipps, welcher Methode ich mich bedienen soll, um das Unmögliche möglich zu machen, strömen sintflutartig herein. Ich weiß, dass ich sie bekomme, weil viele sich kümmern. Weil sie wohl wollen. Aber ich, der ich mein Leben immer mit selbstsicherem Kompass und unbeirrbarer Zielgerichtetheit gelebt habe, werde plötzlich unsicher. Ich stehe vor einer riesigen Wegkreuzung und muss meinen nächsten Schritt planen, meine zukünftige Richtung, und das in so kurzer Bedenkzeit wie möglich.

Ich war zwei Stunden lang wach und habe heute nur hören müssen, dass es ein Himmelreich gibt – weil die Bibel es so sagt –, und dass es kein Himmelreich gibt – weil die Bibel es so sagt. Dass ich mich in meinen eigenen Tod gegessen habe, dass ich weiterhin das eine essen und das andere vermeiden sollte. Dass ich Tausende Kronen in angebliche Lösungen investieren sollte.

Welche Ratschläge soll ich annehmen? Was glaube ich selbst? Was ist meine eigene Hoffnung? Würde ich alle fürsorglichen und wohlmeinenden Ratschläge zu einem zusammenbinden, dann würden sie sich in einem gigantischen Teufelskreis gegenseitig aufheben.

Da wartet ein anstrengender Prozess. Schmerzhaft langgezogen für alle Beteiligten. Ich bin nicht bei einem Verkehrsunfall ums Leben gekommen. Ich bin nicht auf einem Zebrastreifen überfahren worden. Und ich bin auch nicht in einem weit entfernten Land gestorben – und das mir, der ich noch vor Ende des Jahres nach Afghanistan wollte. Ich bin nicht tot. Aber das, was von jetzt an geschieht, ist mein Notruf von einem sinkenden Trawler im Eismeer aus.

Armer Gidlund. Arma Gideon. Armaggedon.

Auf der Suche nach der verlorenen Zeit

Auf Slussen bleibe ich stehen und blicke über das unruhige Wasser. Über dem Rockclub, in dem ich so viele Male mit meinen Freunden erschöpft und high von Bestätigung war, halte ich inne. Die Unterarme ruhen auf dem obersten Geländer, der eine Fuß auf dem anderen. Wie ein Ritter stehe ich dort, warte auf ein düstres Rodeo. Die Sonne lässt das Wasser glitzern. Das Schiff, das dem ähnelt, das ich auf dem Arm trage, liegt unschuldig weiß an Skeppsholmen.

Kinderwagen und Rentner kommen an mir vorbei.

Ich will auch ein Kleines haben. Ich will auch alt werden.

Meine Kindheit hätte nicht geborgener sein können. Die Kyrkvärdsgatan war ein Bilderbuch. Die Freunde nur um die Ecke. Der Wald umarmte uns. Mama arbeitete von zu Hause aus. Wir Kinder waren deshalb in den Jahren, bevor wir in die Schule gingen, fast immer zu Hause. Während meiner ersten sechs Lebensjahre konnte ich jederzeit schnell durch den Wald sprinten und über den alten Bolzplatz, über den Zaun in den Garten, in die sicheren Arme meiner Mutter springen. Das war eine schöne Kindheit. Sicher. Geborgenheit war die einzige Wirklichkeit, die ich kannte.

Ich erinnere mich noch an den Schock am ersten Tag in der Schule von Kvarnsveden. Wusste nicht, dass Kinder einander gewisse Dinge antun können. Seither habe ich mein Bestes getan, um mit dem umzugehen, was um mich herum geschieht.

Jetzt sehe ich, wie ich mein Leben gelebt habe. Und warum.

Ich habe versucht zu kompensieren. Noch eins draufzusetzen. Ein wenig kindisch und trotzig. Oder vielleicht nur natürlich. Von meinen Jugendjahren an war alles, was ich getan habe, eine Variante von noch höher in die Birke klettern und noch schneller und immer schneller freihändig Rad fahren.

Ich habe es immer geschafft, obwohl es auch Situationen gab, in denen ich zusammengeschlagen wurde – von mir selbst und von anderen. Und trotz der Situationen, in denen man mich besser in Gewahrsam genommen, eingeschlossen und für unzurechnungsfähig erklärt hätte. Ich war eine Katze mit neun Leben oder eine Kakerlake. Was genau, mögen andere beurteilen.

Doch diesmal hat mich die Wirklichkeit eingeholt. Diesmal komme ich nicht davon.

Aus dieser Situation kann ich mich nicht herausreden. Ich kann keinen geordneten Rückzug antreten. Kann nicht fliehen. Kann nicht einfach in den Wald in meinem geliebten Dalarna gehen, an dem großen Stein links abbiegen, den höchsten Berg ins Visier nehmen und so lange marschieren, wie mich die Beine tragen, und dann noch weiter, über den wilden Fluss hinweg, um dann irgendwann zwischen den Bäumen stehen zu bleiben, bis mein Feind müde wird und verschwindet.

Hier gibt es kein *Moonrise Kingdom*, zu dem man sich wegtanzen kann.

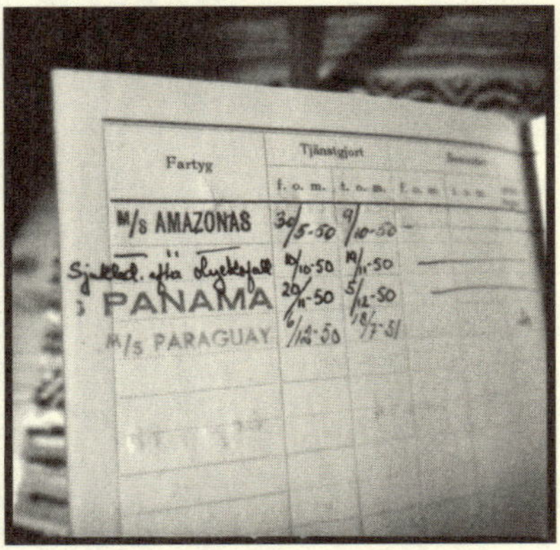

Das Wasser um Slussen ist immer noch unruhig. Ich sehe die Boote, die nebeneinander am Kai vertäut liegen. Ich will meinen Platz am Geländer verlassen, will runtergehen und irgendeine lecke Schute besteigen und mich aufs offene Meer begeben. Von allem verschwinden. Zu einer anderen Welt, in eine andere Zeit.

Doch noch lieber möchte ich aus dem Wald an der Kyrkvärdsgatan gerannt kommen, über den alten Bolzplatz, über den Zaun in den Garten, und in die sicheren Arme meiner Mutter springen.

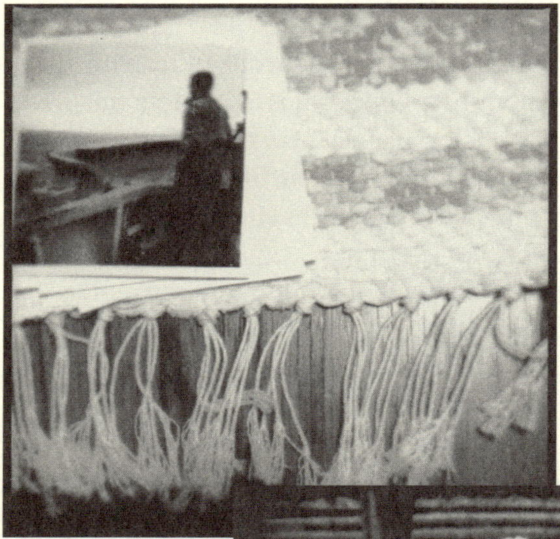

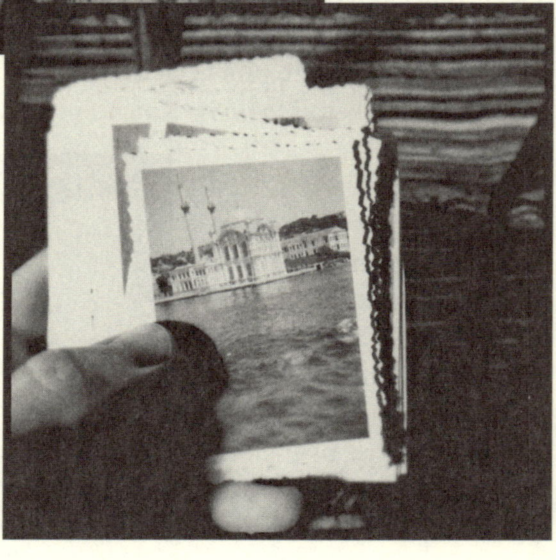

Alles nach der Finsternis

Die Verstecke im Wald an der Kyrkvärdsgatan?

Das Karussell, das Papa gebaut hat?

Großvaters Kiste mit den Dingen, die er als Seemann gesammelt hat?

Großmutters Lachen, als sie mir in Alby eine Hand auf die Schulter legte?

Dass Großvater sein morgendliches Butterbrot in zwei Bissen verschlang – dass mich das nervös machte, denn wie sollte ich das jemals auch können?

Großmutters Distanz zu sich selbst, unsere Telefongespräche?

Der Wohnwagen in Stegeborg?

Papas Hände?

Mamas Geruch?

Als mein Bruder und ich vor dieser Kreuzotter weggerannt sind?

Das Kaninchenjunge, das ich zu retten versuchte und das starb?

Die Schildkröte auf Öland, die sich jede Nacht im Zelt versteckte?

Die Geborgenheit bei meiner Schwester?

»Kohle an Bord« während der Herbststürme?

Als Staffan und Tobias und ich glaubten, einem Bären direkt in die Arme zu laufen?

Unsere betrunkenen Bekenntnisse auf der Insel?

Das erste Mal, als wir mit allem, was die Band werden sollte, zusammenspielten?

Die heftigen Festivals in Deutschland?

Der Imam im Club in Innsbruck?

Wenn ich morgens von Festen nach Hause taumelte?

Als Maria und ich glaubten, drauf und dran zu sein, den Rest unseres Lebens zusammenzubleiben?

Mein erster Orgasmus?

Mein letzter?

Die *Utanmyra-Weise* und der Regen in Göteborg?

Die Reise durch Indien?

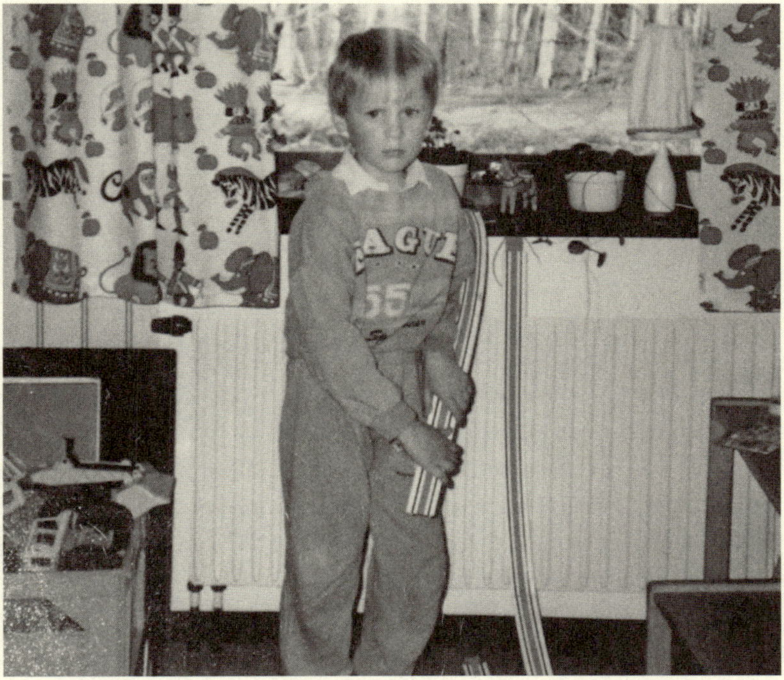

Wish you were here auf dem Teppich?

Die Waldspaziergänge rund um die Hütte auf dem Land?

Die Momente, in denen ich etwas gelesen habe, das mich wirklich verändert hat?

Dass die Cola-Dosen im »Kvarnsvedens Krog«, wenn wir am Freitagabend als Kinder mit Papa Pizza holten, einen halben Liter fassten?

Woran werde ich mich am besten erinnern?
An überhaupt irgendetwas?
Oder wird alles nur schwarz sein?

Krieg, Trost und Geburtstagsfeiern

Heute ist mein Geburtstag. Heute ruht der Nebel wie eine Zärtlichkeit über Kvarnsveden. Heute werde ich vom Krieg schreiben. Denn ich stehe hinter einer Frontlinie. Meiner ganz eigenen. Ich bin ein Kriegsgefangener, dem es auf unerklärliche Weise gelungen ist, mit seinem Heimatland zu kommunizieren.

Ich werde aus dieser Situation nicht mit dem Leben davonkommen. Ich bin zu einem Schauspiel geworden.

Zu einem Feuilleton.

Die Leute meinen, ich sei mutig. Ich verstehe nicht, was sie damit meinen. Ich sehe da keinen Unterschied, ob ich über das hier schreibe oder über die Westbank, eine Bergbesteigung oder eine Segeltour über den Atlantik.

Mein Beruf ist es, zu erzählen. Und das Erzählen ist mein Leben geworden.

Genau wie im Leben will ich im Tod eine Zugehörigkeit finden. Eine Gemeinschaft. Als ich mich zum ersten Mal darauf einstellte zu sterben, war ich 27 Jahre alt. Ich sah mich mit Jimi Hendrix, Janis Joplin, Jim Morrison und Brian Jones zusammensitzen. Wir wären eine spannende Gang gewesen. Jetzt bin ich zwei Jahre älter, und es ist nicht mehr so leicht, sich auf populär kulturelle Todesfälle zu berufen.

Hank Williams. Eine Überdosis Morphium und Alkohol, als er erst 29 Jahre auf dem *Lost Highway* war. Ein makabres Zusammentreffen, zumal das ein Künstler ist, der zu Hause bei der Familie Gidlund immer geschätzt wurde. Aber Hank Williams ist nicht der Einzige, der in diesem Alter gestorben ist.

Einmal habe ich für das *Close-Up Magazine*, eine Zeitschrift, die mein Handwerk ungeheuer weiterentwickelt hat, Dave Wyndorf von den amerikanischen Dampfwalzenrockern Monster Magnet interviewt. Irgendwie hatte ich das Gefühl, Wyndorf habe zu Hause an der Wand Eddie Adams klassisches Foto, auf dem der Polizeichef Nguyen Ngoc Loan mitten im tobenden Vietnamkrieg Nguyen Van Lém hinrichtet. Während meiner Recherche fand ich nichts, was mein Gefühl bestätigt hätte, aber ich beschloss, trotzdem darauf zu setzen. Nach dem einleitenden Smalltalk sprach ich Wyndorf darauf an.

»Yeah, dude. How did you know?«

Ich hatte keine Ahnung.

Das Ergebnis war ein Interview, das mir sehr kostbar ist, und ehe das Gespräch beendet war, empfahl er mir noch, *An die Hölle verraten* von Michael Herr zu lesen. Das Buch ist eines der besten Zeugendokumente über den Wahnsinn des Vietnamkriegs. Als Person war Michael Herr eine Kreuzung aus Tagelöhner und Gewalt hassendem Hippie, der seine Arbeitsphasen damit beendete, mit einem Drink in der Hand und einem Joint im Mundwinkel auf dem Dach seines Hotels zu sitzen und den Bombenregen in der Ferne zu betrachten.

Tagsüber fuhr er dann an die Orte, um darüber zu schreiben.

Später wurde Herr als Berater bei der Arbeit an dem Monsterwerk *Apocalypse Now* herangezogen, um ihm den rechten Anstrich der Hölle zu geben. Und das gelang ihm.

Mich persönlich begeistert *An die Hölle verraten* mehr. Michael Herr schämt sich nicht für seine persönlichen Ansichten über die Ekelhaftigkeiten des Krieges – was mir gefällt, da ich glaube, dass Journalismus gewinnt, wenn man Gefühle zeigt. So schreibt Herr:

Aber das hielt dich nicht davon ab, viel drüber nachzudenken, dir 'ne Menge schauerlicher Sachen vorzustellen, ein metaphysisches Westentaschensystem drumherumzubauen und es so weit zu treiben, daß du dich bei der Überlegung ertapptest, was wohl knapper war: dieser Spaziergang den Berg runter, das Flugzeug, das du um Minuten verpaßtest und das eine Stunde später und fünfzig Meilen entfernt auf der Landepiste von Khe Sanh explodierte (...) Und dann verwandelte sich deine Fantasievorstellung Dawn Patrol *in was sehr Bedrohliches, immer wieder mit Vorfällen, wie du sie genau so nicht erwartet hattest, und dir wurde klar, daß überhaupt nichts knapper an den Tod rankam als der Tod eines guten Freundes.*

An die Hölle verraten schenkt mir Trost. Denn ich weiß, dass ich nicht der Einzige bin, der eigentlich nach Hause fahren und bei seinen Eltern den Rasen mähen wollte, der gehofft hatte, seine schlafenden Kinder aus dem Auto in ihre Betten tragen zu dürfen, und der sich nicht hatte vorstellen können, durch einen so unsichtbaren, so unbegreiflichen Feind zu sterben. So unnötig.

Trabbel wiegt Tonnen

Die Krankheit gewinnt an allen denkbaren Fronten. Behandlungen, Nebenwirkungen, Besprechungen und Nachdenken. Sie ist in meinem gesamten Dasein zugegen. Nur kurze Stunden mal weg. Dann kommt sie wie ein Fremder zurück und setzt sich neben mich.

Ich mache immer weniger mit dem Kristian zusammen, der ich vor einem Monat noch war.

Ich brauche Inspiration, und die suche ich. Ich brauche die Freude darüber, zu leben – auch wenn sie an sich zu einer Belastung geworden ist. Es wäre so viel einfacher, wenn ich alles leid wäre. Aber das bin ich nicht.

Das ist mein größtes Problem.

Denn ich bin mehr denn je scharf auf das Leben. Und dabei sitze ich hier mit einem Körper wie während eines höllischen Wahnsinnstrips in Winterkleidern im Haus, weil eine seltsame Kälte im Begriff ist, mich zu verschlingen, während ich gleichzeitig merke, dass meine Haare von Tag zu Tag dünner werden. Und wenn sie bald verschwunden sein werden, rechne ich nicht damit, dass sie je wiederkehren werden.

Ich bin dabei zu sterben. Das ist so ... absurd.

Ich erhalte mich am Leben dank des Langmuts der Familie – ihre Kraft ist Trollkunst aus dem schwedischen Urwald. Ich erhalte mich am Leben dank der Anteilnahme von Freunden und Unbekannten. Ich erhalte mich am Leben dank magischem Sex, dank unserer schönen Bücher, dank der Kraft der Pferde, dank *The Black Keys* diesen Sommer, in der Woche vor dem Inferno.

Das Konzert wurde zum Startschuss für die Zielgerade.

Die letzte Strecke.

Es ist die Freude über all das, was mich noch ein Stückchen länger am Leben erhält. Und die Nähe zu mir selbst. Denn die darf ich in diesem Chaos nicht verlieren. Jetzt, da ich mich selbst mehr denn je brauche, darf ich nicht vergessen, wer ich war.

Es ist spät am Abend, als Josephine schreibt, dass sie in meinem Blog gelesen hat. Dass sie angefangen hat zu begreifen, wie es um mich steht. Sie erwähnt all die Tipps, die sie über mich hereinströmen sieht, und sie bittet mich, nur auf die Ratschläge zu hören, die mir unmittelbar Kraft geben. Da ist es plötzlich, als fiele in meinem Kopf ein Puzzleteil an seinen Platz.

Denn genauso muss es sein.

Ich versuche zu genügen. Ändere meine Gewohnheiten. Meine, strategisch zu denken. Doch eine Axt ist an meinen Nacken gelehnt. Es ist so schwer für mich, um nicht zu sagen unmöglich, mich gerade jetzt mit all den alternativen Behandlungsmöglichkeiten, Kuren und Lösungen, die angeblich das Beste für mich in meiner Situation sein sollen, zu beschäftigen. Aber wie gesagt, ich versuche zu genügen. Versuche, mein Bestes zu geben. Versuche, ein Stadium zu erreichen, in dem niemand je wird sagen können: »Kristian hat eben nicht alles gegeben, er hätte viel länger leben können, und vielleicht hätte er sogar überlebt, wenn er nur dies oder jenes gemacht hätte.«

Das ist eine grässliche Verantwortung, die einem Menschen da aufgebürdet wird. Ich bin bereit, mit jedem, der meine Art und Weise, mit dem hier umzugehen, in Frage stellt, in den Ring zu steigen. Und den Kampf werde ich gewinnen, so viel ist klar.

Ich habe noch nie an Quantität geglaubt, in keiner Hinsicht. Aber Qualität, das ist etwas anderes. Darum geht es wirklich.

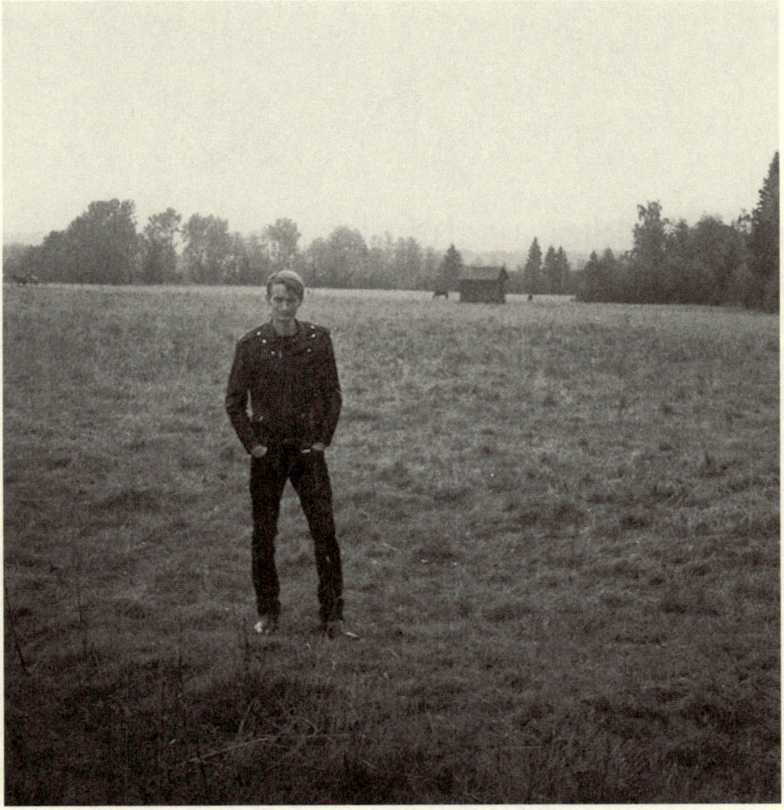

Ebenso wenig habe ich den Ehrgeiz gehabt, hundert Jahre alt zu werden, sondern war schon lange davon überzeugt, dass es darauf ankommt, was man mit seiner Zeit macht.

Ich werde mich weiter an dem festklammern, der ich war, der ich immer noch bin, und der ich weiterhin sein will. Dort hoffe ich die Kraft zu finden, die ich brauche. Aber gerade heute, gerade in diesem Augenblick, in dem sich der Fremde an meine Seite gesellt hat, um nicht wieder zu gehen, fühlt sich das Dasein allzu schwer an. Und da spielt es keine Rolle, wie viele Spritzen ich verkraften oder bekommen kann, denn Trabbel wiegt Tonnen.

Was wirklich wichtig ist

Ich werde nie diese Kinder haben, nach denen ich mich gesehnt habe.

Ich werde nie der Vater werden, den ich vor meinem inneren Auge gesehen habe. Ich wäre ein guter Vater gewesen. Das weiß ich.

Wir werden niemals in Bäume klettern, meine Kinder und ich – und wie habe ich mich doch auf diesen Tag gefreut.

Ich werde niemals mitten in der Nacht aufstehen müssen, um mein Kleines zu trösten. Ich werde niemals die Erschöpfung spüren, wenn man kleine Kinder hat.

Und ich werde auch nicht das Glück empfinden.

Ich werde mir niemals vor Sorge die Haare raufen müssen, weil ich am Ende des Monats nicht weiß, wie ich meine Familie versorgen soll.

Und ich werde auch nicht den ungeheuren Stolz darüber empfinden, es tatsächlich geschafft zu haben.

Meine Eltern werden niemals meine Kinder kennenlernen.

Ich werde niemals diesen Umzug nach New York machen.

Ich werde mich niemals in ein Taxi werfen und rufen: »Driver, follow that car!«, und es wirklich so meinen.

Ich werde niemals Kalifornien sehen.

Ich werde niemals mit meinen Geschwistern zusammensitzen können, wenn wir alle drei schon faltig und behäbig sind, um lachend übertriebene Erinnerungen an die Kindheit auszutauschen.

Ich werde niemals von Mårtens Abenteuern in der weiten Welt erfahren.

Ich werde viel zu wenig getanzt haben.

Vieles tut weh, wenn das Ende begonnen hat.

OKTOBER 2012

Daher kommt der Nebel

Als ich den halben Weg vom Dampfschiffanleger zurückgegangen bin, ist es plötzlich, als dränge sich eine finstre Macht in meinen Körper. Die Klippen sind mit einem Mal orange gefärbt, meine Schritte werden bleischwer. Ich versuche, den Kopf zu heben, zu meinen Freunden aufzublicken, die mich umgeben, als ich erstaunt, fast lachend sage:

»Jungs. Jetzt falle ich in Ohnmacht.«

Eine Sekunde später sacke ich auf dem Schotterweg zusammen, in der festen Überzeugung, dass nun der Tod gekommen ist, mich zu holen.

Früh am selben Morgen hatte ich schöne Gefühle und berauschende Nähe auf der anderen Seite des Landes zurückgelassen. Den ganzen Heimweg über glühte Schweden. Der Nebel über den Äckern, wo die Bauern im Schweiße ihres Angesichts geschuftet hatten, rostbraune Laubbäume, die bekannte Kühle in der Luft.

Der Herbst war gekommen.

Man hatte mir kryptische Instruktionen erteilt: »Sei zum Mittagessen zu Hause. Dann ziehen wir um die Häuser.« Das war alles an Information, die meine Freunde mir gegeben hatten. Wir trafen uns bei Kalles Familie, dann fuhren wir zu deren Haus auf dem Land – ein Hof wie aus einem Märchen, etwas nördlich von Stockholm. Wir waren dieselbe Gang wie vor fünfzehn Jahren.

Manche Dinge kann nichts verändern.

Wir gingen an den Äckern entlang, lachten, bis die Tränen kamen, warfen Steine in das Grubenloch, setzten uns ans Meer und ließen die Wellen sich vor unseren Augen in die Brust werfen. Ich war fasziniert von dem grauen, kalten Wasser. Wie furchterregend es früher für mich gewesen war, und wie neugierig ich jetzt darauf bin. Und ich musste an das Zitat aus *Mumins wundersame Inselabenteuer* von Tove Jansson, das ich so liebe, denken. Dort sagt der Muminvater zur Muminmutter:

»Ein Boot in der Nacht ist etwas Wunderbares. Genauso muss man ein neues Leben anfangen, mit einer brennenden Sturmlaterne an der Mastspitze, hinter einem verschwindet die Küstenlinie in der Dunkelheit, die ganze Welt schläft. Nachts reisen ist das Schönste, was es überhaupt gibt.«

Nach einer Weile gingen wir zum Hof zurück, um dort vom Dampfschiffanleger aus zu angeln.

Ohne dass einer angebissen hätte, gingen wir zum Haus zurück.

Und da wurden die Klippen orange. Da wurden die Schritte so bleischwer. Da spürte ich, wie sich die Dunkelheit in meinen Körper drängte.

Als ich auf dem Schotter erwachte, lag ich in Jonas' Schoß. Viktor und Diamant saßen vor mir. In der festen Überzeugung zu wissen, was geschehen würde, bat ich sie, mir einzureden, dass ich vor nichts Angst haben müsse. Dass nichts Schlimmes passieren würde. Dass ich das, was auf mich wartete, überstehen würde.

Die Nacht kam hinter mir her und wickelte sich um mich wie eine Decke. Auf meiner linken Seite bewegte sich sacht ein Nebel. Ich streckte meinen Arm aus und zeigte.

»Von dort kommt der Nebel. Von dort kommt der Nebel.«

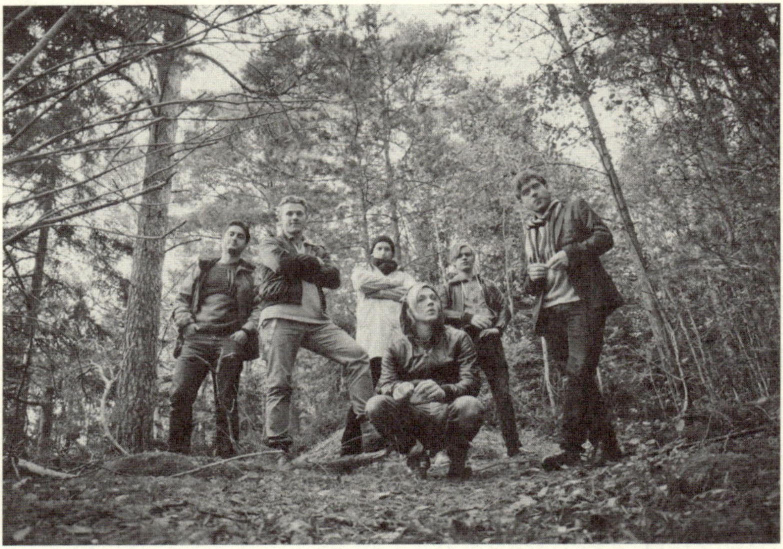

Meine Freunde drehten sich um. Da war kein Nebel. Aber für mich war er selbstverständlich da. Die Freunde wandten ihre Gesichter wieder mir zu, aber jetzt waren sie in schwarze Wölfe mit blutroten Augen verwandelt, die sich langsam auf meinen Körper zu bewegten.

»Sagt mir, dass ich nicht in dem dunklen Wald aufwachen werde«, stieß ich hervor, während mein rechtes Bein spastisch zuckte.

Später fühlt es sich an, als würde ich aus dem seltsamen Geschehen heraussteigen. Wir setzen uns in die kleine Hütte. Alle sind da. Ergriffen von dem Unbegreiflichen, das geschehen ist. Ich fange an zu reden, als könnte ich den Worten, die in meinem Kopf auftauchen, nichts entgegensetzen.

Ich erzähle ihnen, wie sehr ich sie liebe, meine Freunde. Dass ich für jeden einzelnen von ihnen alles tun würde. Dass sie mir versprechen müssen, sich um die Kinder zu kümmern, die sie irgendwann in der Zukunft einmal bekommen werden. Ich erzähle, dass ich meine eigene Dunkelheit vor mir sehe. Dass ich so lange wie möglich diesen Sturm ausreiten werde. Dass ich kämpfen, aber dass ich es am Ende nicht schaffen werde. Und sie sollen wissen, dass ich sie nicht vergesse, wenn der Tod kommt. Und dass ich niemals, egal was passieren wird, ihre Liebe und Freundschaft gegen etwas anderes eintauschen werde.

Ehe ich an diesem Abend einschlafe, denke ich daran, dass das Erlebnis im Schotter der exakte Gegensatz von dem war, wie ich mir selbst meinen eigenen Tod vorgestellt habe.

Wie ich meine Begegnung mit dem Tod sehe, werde ich ein andermal erzählen. An einem anderen Tag, doch nicht heute.

Denn der Tod ist verschwunden. Heute tobt das Leben.

Wisse, wann du nach dem Eisenrohr greifen musst

Meine ganze Erscheinung betäubt. Die Lippen wund. Die Ohren glühen. Die Füße auch. Aber der Körper kalt. Die Haare fallen aus. Die Bartstoppeln löchrig. Die Haut papieren. Die Schleimhäute ausgetrocknet. Das Gesicht eingesunken. Die Arme immer dünner. Der Geruchssinn eines Bluthundes.

Die Erschöpfung kommt, wenn ich es am wenigsten erwarte. Knockt mich in den Drogenschlaf.

Würde ein Feuer ausbrechen, wenn ich die Erschöpfung anrücken spüre, dann würde ich es nicht aus der Wohnung schaffen. Da bin ich ganz sicher.

Kurz vor vier Uhr morgens hat mich die Verwirrung geweckt. Über dem Sofa, auf dem ich in diesen Tagen schlafe – an das Hochbett ist gar nicht zu denken, weil der Tropf höher hängen muss als das Herz – hatte ich das Rollo so umgeschlagen, dass ich den Mond sehen konnte. So lagen wir da und haben einander eine Weile angeschaut. Und zusammen *Kentucky Avenue* gehört.

Da habe ich mich gefragt, ob ich diese Reise zum Tod so machen werde, wie ich es mir vorgestellt habe. Die Reise, von der ich später noch mehr erzählen werde. Ich habe den Mond gefragt, bekam aber keine Antwort.

Lass den Tod ein Abenteuer sein, sonst bin ich enttäuscht, dachte ich noch, ehe ich wieder ausgeknockt wurde.

Nach ein paar Tagen setzen sich die Nebenwirkungen in den Bauch. Höllische Krämpfe werden an meinen Gedärmen reißen. Unsichtbare Fäuste werden in meinem Inneren zerren und ziehen. Bald kommt die Hauspflege – die palliative, die für die »Sterbebegleitung« –, um die Zellgifte für diesmal abzustellen.

Es gibt Leute, die mir sagen, ich solle nicht aufgeben. Ich müsse weiterkämpfen. Ich dürfe nicht die Hoffnung verlieren. Die wissen nicht, wovon sie reden. Als ob ich jetzt schon aufgegeben hätte. Keine Spur. Diesen Kampf habe ich schon einmal bestanden, ich habe traurige Erfahrung. Ich bin ein Taktiker.

Ich weiß, dass das Schlimmste noch nicht begonnen hat. Die Latte wird noch höher gelegt werden. Die Schwierigkeitsgrade verschärft.

Im Moment bin ich ein beweglicher, im Ring tänzelnder Boxer mit einem Widersacher, der sein Bestes tut, mich einzusacken. Aber diese Schläge weiß ich zu nehmen. Die rechten Haken und linken Schwinger. Denn ich weiß, dass ich in dieser Runde noch nicht alles geben muss. Vielleicht nicht einmal in der nächsten. Aber wenn es so weit ist, werde ich aufhören zu tänzeln, dann werde ich direkt auf meinen Feind zugehen. Nasenbeine zerschlagen. Finger brechen. Augenbrauen aufplatzen lassen. In seine Eingeweide ballern.

Wie Opie werde ich mein Eisenrohr gegen meinen übermächtigen Feind schwingen. Wie Opie werde ich kämpfen, denn das ist ehrenhaft.

Und wie Opie werde ich am Ende verlieren.

Doch es scheint, als hätte ich diese Runde überstanden. Auch diese. An manchen Tagen mache ich mich selbst stolz. Jetzt lasse ich mich in der Ecke nieder, um auszuruhen. Bald beginnt die nächste Runde. Die zehnte.

Kristian Gidlund, manchmal bist du einfach der härteste Typ, den ich kenne.

An mein Kind in meinen Träumen

Schönstes, wunderbares Kind. Wir werden uns niemals sehen. Aber ich liebe dich trotzdem. Das habe ich vom ersten Augenblick an getan, als ich anfing, an dich zu denken. Seither sehne ich mich nach dir. Sehne mich danach, dich im Arm halten zu dürfen. Geheimnisse mit dir zu teilen. Zu lachen und zu weinen. Auf Sommerwiesen zu spielen und durch Stürme zu rennen.

Wir würden sicher ziemlich viel reden, auch wenn zu Anfang meist ich für das Geplapper verantwortlich wäre. Wir würden über das meiste reden. Auf grenzenlose Weise. Das hoffe ich zumindest. Ich würde mir deine fantastischen Schlussfolgerungen anhören, und ich würde atemlos sein über deine Art, deine Sinne zu benutzen.

Ich weiß nämlich, dass du ein Zauberkind sein würdest.

Ich würde mein Bestes tun, auf deine Fragen zu antworten und deinen Überlegungen zu lauschen, und ich weiß, dass du dasselbe auch für mich tun würdest.

Ich würde dich ermuntern, alles selbst zu versuchen. Du kannst nämlich mehr, als du denkst. Vergiss das nur nie. Und wenn jemand behauptet, dass etwas unmöglich ist, dann spitze die Ohren. Das ist der Augenblick, in dem du die Urkraft anwenden musst, die in deiner Brust schlummert. Vor dir liegen große Taten, glaube ja nie etwas anderes.

Ich würde versuchen, dich zu ermuntern, noch einen Schritt

weiter zu denken, über das Erwartete hinaus. Und ich weiß, dass du mich inspirieren würdest. Das tust du bereits.

Wir würden auf Bäume klettern, du und ich. Und wenn du noch etwas höher klettern wolltest, würde ich versuchen, dich zu lassen. Aber ich würde mit ausgebreiteten Armen und laut pochendem Herzen unter dir stehen. Das weiß ich jetzt schon.

Dasselbe würde ich tun, wenn du mir einmal zeigen willst, dass du Rad fahren kannst, ohne Hände am Lenker. Ich würde mit ebenso viel Angst wie Begeisterung zuschauen. Und ein unglaublicher Stolz würde mich erfüllen, genau derselbe Stolz und dieselbe Kraft, die mich erfüllen würden, wenn du niemals ohne Hände auf dem Lenker Rad fahren willst. Denn du bestimmst.

Das ist das Wichtigste von allem.

Wir würden Höhlen bauen und im Schein der Taschenlampe lesen. Wir würden einander helfen, keine Angst vor der Dunkelheit zu haben, auch nicht vor dem Gewitter. Du würdest meine Stärke sein, wenn ich schwach wäre.

Du würdest das Beste sein, das mir je passiert ist.

Ich würde Grenzen setzen und manchmal streng sein. Ich würde Schriftsteller zitieren, und du würdest mich unglaublich spießig finden. Manchmal würde ich dich wahrscheinlich zwingen, mit in den Wald zu gehen, auch wenn du viel lieber etwas anderes machen würdest, wir würden streiten und es ganz schön schwer miteinander haben. Du würdest sauer sein über das Foto, das ich für die Abituranzeige auswählen würde – wahrscheinlich irgendein Bild von einer Urlaubsreise, die wir mit der Familie vor Ewigkeiten unternommen haben.

Aber am Abend eines jeden Tages würden wir wieder Freunde sein. Da bin ich mir ganz sicher.

Ich hoffe, dass du mich anrufen würdest, wenn die jugendlichen Saufgelage dich über die Grenze gekickt hätten, und ich würde kommen. Um dir zu helfen. Du würdest keine Angst haben müssen. Ich habe dasselbe gemacht, unzählige Male. Und bestimmt würdest du irgendwann heimlich rauchen. Das habe ich auch gemacht. Aber wenn ich dich erwischen würde, dann würde ich dir nur die Narbe auf meinem Bauch zeigen, und du würdest die Zigaretten sicher sofort wegschmeißen.

Und ich hoffe, dass wir über dein gebrochenes Herz würden reden können. Denn das wirst du haben, das gehört zum Leben. Es geht vorbei. Auch verletzte Herzen heilen.

Und wenn der Tag da wäre, an dem du mir erzählst, dass du dich in jemanden verliebt hast – egal ob Junge oder Mädchen –, dann würde ich dich umarmen und mich freuen. Denn die Liebe ist das Wichtigste, danach müssen wir streben.

Doch wir werden uns niemals sehen, mein Liebes. Trotzdem sollst du wissen, dass ich dich liebe. Das werde ich immer tun.

Dein Papa, den es niemals gab.

Und siehe, ein Blitz in der Finsternis

Eine der seltsamsten Wochen meines Lebens. Mir ist schwindelig. Taumelig. Erschöpft. Der Puls lässt meinen Körper vibrieren, denn das hier hätte ich nie vorhersehen können.

Die Woche war heftig. In extremem Tempo weggerasselt. Am Montag waren meine Bandkameraden und ich in einer Fernsehsendung, deren Gäste gelinde gesagt als schräg bezeichnet werden können. Ein Milliardär, eine Frau aus Hollywood, ein redseliger Schriftsteller und ein weniger redseliger Künstler. Und wir – *Sugarplum Fairy*.

Tags zuvor war ich drauf und dran, unsere Teilnahme abzusagen. Es fühlte sich einfach nicht richtig an. Aber wir waren dabei. Und ich glaube, eine Frequenz ist in Schweden gestört worden.

Mein Telefon läuft heiß. Klingelt ununterbrochen. Die Nachrichten trudeln ein. Anteilnahme in einer Weise, mit der ich nicht gerechnet habe. Kraft aus unerwarteten Richtungen. Menschen sprechen mich auf der Straße an, um ihr Mitgefühl auszudrücken. In der U-Bahn nickt man mir aufmunternd zu. Man bietet mir alles Mögliche an. Offensichtlich bin ich auf Twitter ein Hashtag geworden.

Ein Song, den ich vor knapp zehn Jahren – damals im jugendlichen Größenwahn – zusammen mit ein paar anderen größenwahnsinnigen Jugendlichen geschrieben habe, ist nach einer ebenso unerwarteten wie bewundernswerten Kampagne auf den ersten Platz in der Verkaufsliste von iTunes gesegelt. Da waren wir noch nie zuvor.

Seit Montag hat sich mein Eingangsordner mit Hunderten und Aberhunderten Mails gefüllt. Nacktfotos wechseln sich mit Interviewanfragen ab, Ermahnungen, dass ich »es mir selbst zuzuschreiben habe«, wenn ich jetzt nicht darauf höre, mischen sich mit weiteren Ratschlägen, wie ich überleben könnte. Die heißeste Empfehlung der Woche: Trink Urin.

Aber vor allem berichten Freunde und Fremde, dass das, was ich tue, wichtig ist. Dass mein Erzählen ihre Art zu denken verändert. Dass ihr Blick darauf, was wichtig ist, plötzlich ein anderer geworden ist. Dass das, was ich tue, sie lehrt, das Leben zu schätzen und die Dinge deutlicher zu sehen. Dass die Dankbarkeit über ihre Kinder einen neuen Inhalt bekommen hat. Dass sie früher von der Arbeit nach Hause gehen, um mehr Zeit mit ihren Kindern zu verbringen. Dass jede Umarmung inniger wird. Dass sie mit jedem Tag, der vergeht, einander mehr lieben.

Und bei alledem wird mir langsam klar, wie wenig ich von meinem eigenen Schicksal begriffen habe. Das Ausmaß. Die Bedeutung.

Denn ich bin doch nur der Jüngste von Eva und Jan-Olof – und eben doch nicht nur. Meine Geschwister und ich mussten lernen, einen Platz einzunehmen. Wir wurden ermuntert, Meinungen zu haben, zu erzählen, wie sich das Leben anfühlt, ehrlich zu sein. Und das sind wir auch weiterhin. Eigentlich bin ich nur ein ganz normaler Junge. Ein ganz normaler Junge, der früh gelernt hat, *nicht* den Mund zu halten.

Ich bin in Kvarnsveden aufgewachsen und spielte lieber im Wald als auf Spielplätzen. Ich mag Pferde, Hockey, Pfannkuchen und die *Legende von Silly Jones*. Ich mag Lakritz und fahre gern mit dem Fahrrad schnell einen Hügel herunter. Ich tischlere gern stabile Vogelhäuschen. Ich trinke gern Bier mit meinen Freunden.

Ich habe keine Götter, glaube aber, dass es wichtig ist, ein guter Mensch zu sein.

Meine Helden können nicht fliegen, sie können keine Spinnweben schießen, und sie haben keine Superkräfte. Meine Helden sind normal. Und ich auch.

Meine Helden schuften in der Stahlgießerei oder in der Fabrik, im Krankenhaus oder in der Pflege. Meine Helden kämpfen hart für ihre Lohntüte. Meine Helden sorgen dafür, dass das Land funktioniert. Aber noch wichtiger: Wenn sie können, dann gehen meine Helden früher von der Arbeit weg, um mit ihren Kinder zusammen zu sein. Meine Helden umarmen sie mit jedem Mal inniger. Mit jedem Tag, der vergeht, lieben sie einander mehr.

Vielleicht war ich nicht aufmerksam genug. Vielleicht war Schweden ja schon immer so warmherzig und fürsorglich. Was weiß ich schon? Doch es scheint eine Revolution der Liebe durch das Land zu gehen. Hört nicht auf damit, wenn ich nicht mehr kann.

Mein Weg, mein Feuer, meine Patrone im Revolver

Die zehnte Behandlung. Die Haut fühlt sich wieder wie Papier an. Hebe meine Hand. Sehe, wie sie zittert. Muss mich ständig schnäuzen. Kann auch diesmal nicht gegen die Müdigkeit an. Lege mich aufs Sofa. Wache zwei Stunden später auf, zu der letzten Szene in *No country for old men.*

Schwindlig. Bin vorsichtig. Nehme mir immer nur eine kleine Weile vor. Das hier habe ich schon mal gemacht. Den Sturm ausgeritten.

Irgendwann im Sommer habe ich Anna erzählt, dass mir eine bestimmte schwedische Zeitung besonders gut gefällt. Das hat mich selbst erstaunt, denn ich habe lange gedacht, dass dort hauptsächlich über Aktien, Gewinne und Luxusreisen für weiße Großverdiener geschrieben würde. Doch Tatsache ist, dass sie – das ist zumindest meine Meinung – wenigstens einmal in jeder Ausgabe eine spannende Perspektive zu einem Thema einnehmen. Außerdem stehen die besten Journalisten des Landes für die Kulturseiten. Großartig. Nun darf jeder selbst überlegen, von welcher Zeitung ich spreche.

Vor einer knappen Woche fielen ungefähr zwanzig Zeitungen durch den Briefschlitz. Anna hatte einen Stapel gesammelt und mir geschickt. Die Lesewut konnte wieder kommen. Allein heute habe ich über den Kampf des syrischen Volkes, über die Verfilmung von diesem Hundertjährigen, der durchs Fenster stieg und verschwand, vom First Aid Kit und über die ehemalige schwedische Kolonie Saint Barthélemy gelesen.

Und ich habe von einem Unternehmer gelesen, der vor einiger Zeit seinen Sohn an den Krebs verloren hat. Ich las, wie er sich plötzlich verbesserte, als er im Verlauf des Interviews feststellte, dass sein Sohn ihn immer »Vater« genannt hatte und nicht »Papa«.

Und ich las von einem anderen Bonzen, und wie der seinen Vater angerufen hat, um ihn nach einem Rezept zu fragen, und wie ihm erst nach einigem Klingeln klar geworden ist, dass sein Vater seit Langem tot und begraben ist.

Es ist schon seltsam, was das Leben mit uns macht. Und noch seltsamer ist der Tod.

Es gibt einen Schriftsteller, den ich sehr mag. Er ist nicht mein Lieblingsautor, aber ich mag ihn sehr, und habe ihn auch schon früher hier genannt. Er drückt sich hart und kompromisslos aus, bittet in seinen Erzählungen nicht um Entschuldigung, sondern lässt sie vorwärtsrauschen. Hinterlässt Blut und Tod. Sogar sein Name scheint aus Stein gehauen: Cormac McCarthy.

Er hat *No country for old men* geschrieben. In der letzten Szene des Films erzählt dieser pensionierte Sheriff Ed Tom Bell, gespielt von Tommy Lee Jones, von einem Traum, in dem es um seinen verstorbenen Vater ging. Ed erzählt, wie er ihn irgendwo in den Bergen, in Dunkelheit und Kälte in eine Decke eingewickelt findet. Im Traum kann er sehen, wie der Vater in einem Horn ein Feuer trägt und wie das Horn durch das Feuer dieselbe Farbe bekommt wie der Mond. Der Vater sagt nichts, sondern reitet nur schweigend, mit gesenktem Kopf, auf seinem Pferd an ihm vorbei. Aber Ed weiß, wenn seine eigene Zeit gekommen ist, wird sein Vater dort auf ihn warten.

Mit dem Feuer. Mit einer stillschweigenden Geborgenheit.

Es heißt, Cormac McCarthy würde immer noch eine Schreibmaschine benutzen. Das ist vielleicht nicht so seltsam, wenn man bedenkt, dass er im Sommer 79 Jahre alt geworden ist. Etwas seltsamer ist jedoch, dass er der Papa – oder der Vater – von einem jetzt achtjährigen Sohn ist. Diese späte Vaterschaft ist in sein stärkstes Werk eingeflossen: *Die Straße*. Eine brutale Geschichte von einem Vater und seinem Sohn, die versuchen, sich in einer postapokalyptischen Welt, die dem Untergang geweiht ist, von A nach B zu begeben. Hunger, Kannibalismus und allgemeiner Verfall. Vater und Sohn schieben ihre armselige Habe in einem klapprigen Einkaufswagen vor sich her. Der Vater ist mit einem Revolver bewaffnet, hat aber nur eine Patrone.

Eine Patrone.

Scheinbar ein Ausweg.

Die Straße soll McCarthys Metapher für seine eigene Vaterschaft sein. Denn er sieht die Welt als einen Ort, in dem man zielgerichtet auf den Untergang zugeht. Und er wird nicht da sein, um seinen Sohn aufwachsen zu sehen. Er wird ihn auch nicht vor allem schützen können, was vielleicht noch in der Zukunft wartet.

Mein Schicksal ist in gewisser Weise genau entgegengesetzt.

Als ich das letzte Mal zu Hause in Kvarnsveden war, bemerkte ich, dass meine Eltern älter geworden sind. Dass mein Vater schönes graues Haar hat. Dass die Hüfte meiner Mutter ihr immer mehr Probleme bereitet. Ich saß in der Winterjacke mit Kapuze an der Hauswand bei der Verandatreppe. Sah zu, wie sie den Garten für den Winter fertig machten. Wie sie fieberhaft versuchten, die Goldfische aus dem Teich zu kriegen. Wie sie die Äpfel zusammensammelten, von den Bäumen, unter denen mein Bruder und ich einst im Gewitter lagen.

Da wurde mir klar, dass meine Eltern sich immer bereitgehalten haben. Sie waren immer für mich und meine Geschwister da, haben immer zugehört, immer versucht zu verstehen. Sie haben immer ihr Bestes gegeben. Und ich habe immer vorgehabt, ihnen das einmal zurückzugeben. Für sie da zu sein.

Doch dort, auf der feuchten Holztreppe, wurde mir mit einer nie zuvor erlebten Macht klar: Ich werde niemals meine Eltern richtig alt werden sehen. Ich werde nicht da sein, wenn ihre Zeit sich neigt. Ich werde nichts zurückgeben können.

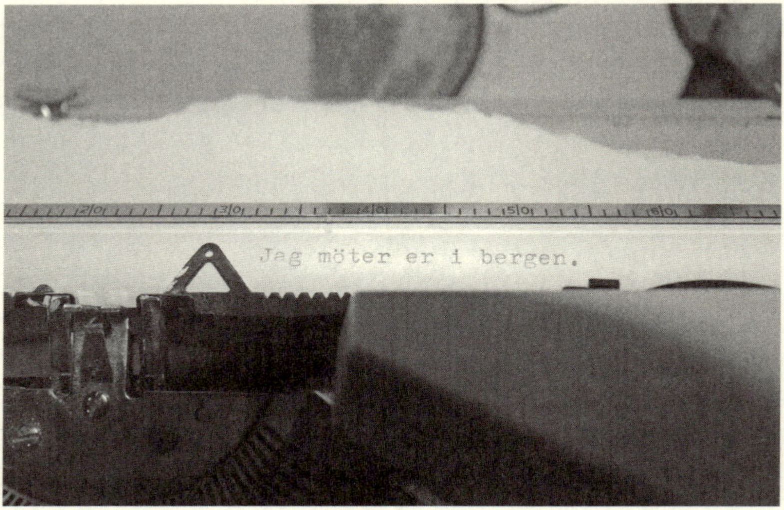

Woran werden sie sich erinnern, wenn sie an mich denken? Welches Bild wird bleiben? Wird mein Vater in einem Gespräch irgendwann plötzlich merken, dass ich ihn meist »Vater« nannte? Wird er mich anrufen, um etwas zu fragen, und nach ein paar Klingeltönen begreifen, dass ich schon viele Jahre tot und begraben bin? Wird er davon träumen, wie ich mit gesenktem Kopf auf einem Pferd an ihm vorbeireite, ohne etwas zu sagen?

Ich weiß es nicht.

Aber Papa, Vater. Ich richte einen Platz in der Dunkelheit her. Du musst keine Angst haben. Und ich auch nicht. Denn wenn du kommst, wenn ihr kommt, dann wird alles wieder hell.

Bis dahin müsst ihr euch weiter umeinander kümmern.

Die Memoiren des Kaufmanns Gidlund

Es ist jetzt eine Woche her, seit Staffan, Tobias und ich zu der Hütte im Wald gefahren sind, wohin wir immer geflohen sind, als wir jünger waren. Wir kennen einander, seit wir kleine Jungs in Kvarnsveden waren, doch inzwischen sehen wir uns nicht mehr so oft, wie wir eigentlich gerne möchten. Manchmal geht das Leben einfach so. Doch jedes Mal, wenn wir uns sehen, ist es, als würden wir genau da weitermachen, wo wir aufgehört haben. Und es scheint keine Rolle zu spielen, wenn zwischen unseren Treffen mehrere Monate liegen.

Am Samstag fand ich mich selbst auf dem Hof sitzend wieder, wo ich über das nachdachte, was gerade mit mir passiert. Die letzte Zeit war so intensiv, dass die Gedanken kaum mitgekommen sind, und der Körper auch nicht. Doch dort, in der frischen und bedächtigen Ruhe kam die Wirklichkeit näher. Gleichzeitig krächzte eine Krähe vorbei – der Bote des Todes, schwarz wie die Sünde.

Später sind wir dann in den stillen Wald gegangen, den zärtlichen, starken.

Wir bewegten uns langsam, blieben immer stehen, sobald einer von uns eine Handbewegung machte. Schauten dann mit fragenden Blicken. War da etwas Lebendiges zwischen den Bäumen dahinten? Wir blieben stehen. Wie Statuen im Moos. Dann gingen wir weiter. Bis wieder einer die Hand hob. Und so machten wir weiter. Das haben wir schon immer so gemacht.

Wir gingen an der Köhlerkate vorbei und dann über einen kleinen Schotterweg, bis wir zu einem Streifen mit vergilbtem Gras kamen. Dahinter: die Bergrücken.

Ich konnte nicht mehr.

Mein Körper gehorcht nicht mehr. Derzeit bin nicht ich es, der über mich selbst bestimmt. Wenn das Leben unterlegen ist, gelten nur noch die Regeln des Todes.

Nachdem ich ungefähr zwanzig Minuten ausgeruht hatte, gingen wir zur Hütte zurück.

Am nächsten Tag wachten wir besonders früh auf. Die ersten Schneeflocken fielen auf den Boden, wo sie schnell verschwanden. In der Luft lag eine Ruhe. Möglicherweise die vor dem Sturm.

Wir gingen wieder in den Wald, allerdings diesmal in eine andere Richtung. Nach den breiten Gräben und Gruben zu schließen, war der Weg misshandelt worden. Nach einer Weile bogen wir nach rechts über einen kleinen Kahlschlag ab. Die Preiselbeeren leuchteten blutrot. Wieder flog eine Krähe vorbei. Immer noch finster. Immer noch im Klagegesang.

Wir kamen an dem kleinen Teich vorbei, wo wir mal einen Hecht gefangen haben. Dann folgten wir dem Fluss. Marschierten durchs Nasse. Am Rand störte etwas das Bild. Die Ruhe. Ich hob meine Hand.

Vor unseren Füßen lag ein ausgeweideter Elch. Kehle, Gedärm und Fett in einer Soße, die den Boden mit Blut und Körperflüssigkeiten dunkel färbte. Schweigend betrachteten wir das Makabre, ehe wir weitergingen. Am nahegelegenen Moor blieben wir stehen.

Ich machte ein paar Schritte auf den Bach zu. Sah, wie die feuchte Erde um meine Schuhe herum aufquoll. Überall Stille. Tobias hinter mir. Staffan ein wenig entfernt auf meiner linken Seite. Die Zeit stand still.

Ich wusste, dass ich bald wieder nach Stockholm unterwegs

sein würde. Zu meiner zehnten Behandlung. Der Körper protestierte. Hasste mich.

Umgeben von der Urkraft, mit dem Volksglauben, der mir von den Bäumen wisperte, begriff ich.

Ich bin ein Handlungsreisender in Echtzeit. Für jede Woche, in der es mir gut gehen soll, muss ich bereit sein, ungefähr genauso viel Zeit für Behandlungen und direkte Nebenwirkungen zu opfern. Dazu noch die Konsequenzen, die erst später auftauchen: die Krämpfe. Und ich weiß schon jetzt, dass der Handel verändert werden wird. Die Gewinnspanne wird eine andere sein. Die guten Wochen werden immer kürzer, während sich die unangenehmen immer weiter ausdehnen werden. Immer deutlicher werden. Aber ich verhandle weiter. Ich mache Kompromisse. Bin ein Kaufmann.

Das Schlimmste ist die Ungewissheit. Manchmal denke ich, dass ich am besten jetzt gleich sterben sollte, damit wir alle weitermachen können. Akzeptieren. Loslassen. Leben.

Im Moment weiß ich nicht, ob ich in drei Monaten noch da sein werde, ob ich noch einen Sommer erleben werde oder ob ich in einem Jahr noch leben werde.

Es ist, als würde ich mich mit einem Laserstrahl auf meinem Brustkorb bewegen. Wie weit ich auch vorankomme, wie sehr ich mich auch zu verstecken suche, sehe ich den roten Punkt sich über meinen Körper bewegen. Irgendwo liegt ein Heckenschütze und hat mich im Visier. Er hat beschlossen, mich zu töten. Ich kann versuchen, mich zu schützen.

Es wird mir nicht gelingen.

Diese Woche habe ich bereits eine neue Dimension des Charakters der Krankheit kennengelernt. Obwohl die Behandlung gut läuft, auch wenn sie die Entwicklung bremst, besteht doch die

Gefahr, dass der Krebs plötzlich gegen die Zellgifte immun wird. Resistent.

Ich trage eine Finsternis in meinem Bauch, die ein Wesen mit Eigenleben zu sein scheint.

Doch ich kann weiter verhandeln, und das werde ich auch tun. Werde Kompromisse machen und Deals besiegeln.

Das Ergebnis wird trotzdem dasselbe bleiben.

Es ist, als würde sich ein Fremder aus dem Nichts über mich beugen und mir ins Ohr flüstern:

»Ich weiß etwas von dir.«

»Was?«, frage ich.

»Ich weiß, dass du bald sterben wirst.«

»Wann?«, frage ich nervös und traurig.

Ohne auf meine Frage zu antworten, verschwindet der Fremde. Spurlos.

Ich weiß also nicht, wie viel Zeit ich noch habe. Weiß nicht, wie die kommenden Monate aussehen werden.

Wenn ich in einem Jahr, wenn die ersten Schneeflocken auf den Boden sinken, noch lebe, dann werde ich wieder mit Staffan und Tobias in den Wald gehen. Wir werden über den Kahlschlag gehen, werden die blutroten Preiselbeeren leuchten sehen und die Klage der Krähe vernehmen. Wir werden an dem Teich vorbeigehen und dem kleinen Fluss folgen. Ich werde mich an denselben Platz stellen, wo wir den toten Elch gefunden haben. Und im Stillen werde ich seinen Geist, der über dem Moor schwebt, fragen: Hast du manchmal einen roten Laserpunkt auf deinem Körper gesehen?

Ein Gespenst nimmt Form an

Seit die Behandlung wieder aufgenommen wurde, habe ich bei zwei Gelegenheiten Alkohol getrunken. Jedes Mal war es, als würde ich in eine Schlägerei geraten. Zu Anfang war es nicht schlimm, aber dann fühlte es sich plötzlich an, als würde der Körper glühen. Als würden die Gedärme brennen. Das sollte mich vielleicht nicht erstaunen. Einen Schnaps trinken ist wahrscheinlich so, als würde man eine Wunde mit demselben auswaschen. Alkohol ist stark, das habe ich jedenfalls gehört, und die Schleimhäute in meinen Därmen werden schlechter und schlechter. Immer poröser.

Gestern war ich auf einem Fest. Mental bin ich Rad schlagend dorthin gegangen, denn ich war aus einem Anlass eingeladen worden, der mir eine ungeheure Inspiration verlieh. Warum, werde ich später mal erzählen.

Anfänglich fühlte ich mich wie eine Katze zwischen Hermelinen. Eine Lederjacke zwischen Jacketts. Mit einem verinnerlichten Lächeln fand ich mich selbst in einem Zusammenhang, den ich schon lange aufgegeben hatte, in einem Zusammenhang, der mich jetzt haben wollte, der an mich glaubte, der mich umarmte und sagte: »You did good, Kristian. You did good.« Nur auf Schwedisch. Wunderbarer Anlass. Oh, wie wir dich feiern werden.

Wir bewegten uns durch die krassen Lokalitäten. Waren wie verwöhnt. Fühlten uns schön. Tranken uns sanft. Bis die Innenseite des Körpers zu brennen anfing.

Noch niemals habe ich den Schulhof am Hägerstensåsen so langsam überquert. So doppelt schwer. Die Konturen des Blicks verrußten. Wurden schwarz. Zu Hause dann, hinter der Tür, riss ich mir die Kleider zu einem Haufen herunter, ehe ich auf dem Sofa einschlief. Nach einer Stunde wachte ich auf. Betäubte meinen Körper mit Morphium, ehe ich im Bett verlöschte. Schlief wie in einem Nebel. Träumte von Schlägereien, Betrug und dass *there's no leaving now.*

Als ich aufwachte, herrschte Eile. Einer der wichtigsten Punkte des Kampfes stand auf der Agenda. Das Röntgen, um zu sehen, ob die Behandlung in die richtige Richtung geht oder zur Hölle führt.

Ich bin gern draußen, wenn die anderen auf dem Weg zu ihrer Arbeit sind. Das gibt mir ein Gefühl der Zusammengehörigkeit. Ein künstliches Bild, als wäre auch ich unterwegs, um meine Familie zu versorgen – die ich niemals haben werde.

Doch habe ich angefangen, meine Umwelt anders zu betrachten als früher. Denn jetzt bin ich unterwegs weg von hier. Ich bin immer noch mitten unter euch. Manchmal unter uns. Aber ihr seht mich nicht, zumindest nicht die ganze Zeit. Denn ein Teil von mir ist bereits ein Gespenst, steht mit einem Fuß auf der anderen Seite. Ich kann sehen, wie man mit den Kleinen in den Kinderwagen zu den Tagesstätten eilt. Wie man, nachdem sie schnell abgegeben wurden, davonrennt. Wie man durch die sich schließenden Bahntüren hetzt, als wäre es der letzte Zug aus Stockholm heraus, ehe ein plötzlich wieder auferstandener Hitler die Stadt in Schutt und Asche legt.

Dieses ständige Rennen. Ich war selbst einmal ein Teil davon. Jetzt kann ich es nicht mehr verstehen.

Wohin lauft ihr, wenn doch das, wo ihr eben wart, das ist, wo man sein will?

Nach diesen Betrachtungen fand ich mich auf einer Liege im Röntgenraum wieder. Der Raum wirkte wie eine Kulisse aus

Raumschiff Enterprise, und nach den Temperaturen zu urteilen, spielte die Folge am Nordpol. Ich bat um eine zusätzliche Decke, aber mein magerer Körper zitterte mit geschlossenen Augen, während eine Krankenschwester versuchte, eine Nadel in meinen rechten Arm zu setzen. Ich pumpte mit der Faust wie ein Fixer, um die Adern stärker hervortreten zu lassen, aber die Zellgifte haben meine Blutgefäße noch tiefer in das bisschen Fleisch sinken lassen, was mein Skelett noch umgibt. Es ist kaum mehr möglich, mich erfolgreich zu stechen. Sie gab sich zunächst alle verdammte Mühe, aber dann gab sie auf und rief die Beste der Abteilung, die in jeder Hinsicht an Lena Nymans Figur im Film *Drömkåken* erinnerte. Sie hatte sofort mein ganzes Vertrauen.

Lena brachte es fertig. Mit einem festen Griff um meinen dünnen Körper führte sie die Nadel ein. Danach lachte sie über einen Scherz, der etwas mit gelben Blend-Zigaretten zu tun hatte, ehe die Kontrastflüssigkeit in meinen Körper schoss. Innerhalb einer Nanosekunde brachte mich das warme Gefühl dazu, mir einzubilden, dass ich mich eingenässt und eingekotet hätte, während ich gleichzeitig aus allen denkbaren Poren heftig schwitzte.

Die Pritsche fuhr langsam in den weißen Tunnel. Näher an den Bescheid. Näher zur Wahrheit. Näher zum Ende.

Sowie ich fertig war, blickte ich auf meine Hose. Ich hatte mich nicht eingenässt. Ich hatte mich nicht eingekotet. Ich hatte nicht einmal aus allen erdenklichen Poren geschwitzt.

Vorsichtig erhob ich mich von der Liege und warf einen Blick zum Personal, die die frischen Röntgenplatten betrachteten. Ich wollte sehen, ob sie erschrocken mit aufgerissenen Augen und Händen vor den Mündern reagierten. Ob die Bilder mit Hilfe des Kontrastmittels eine Explosion von Tumoren und Metastasen zeigen würden. Einen Neujahrshimmel von Tod und kommendem Leiden. Doch das Personal verzog keine Miene. Ich bewertete das nicht weiter und zog den Reißverschluss der Hose hoch, ehe ich den Saal verließ.

Langsam nach Hause. Las in dem schönen Buch über Äthiopien, den Himalaya und die Everglades in Florida, das ich von dem schönen Menschen bekommen hatte. Ich las eine Betrachtung über die Zeitreise, als die der Schriftsteller den Besuch in dem Reservat empfand. Der Text ließ mich an die Sommerwälder von Dalarna denken und dass sie wie Zeitreisen für mich sind. Wie sie meine Sinne bewegen, erfüllen und damit spielen. Es ließ mich daran denken, dass das schattenspendende Grün um Borlänge herum immer ein Paradies für mich gewesen ist – mit verbotenen Früchten und den Schlangen der Sünde. Es ließ mich daran denken, wie sehr ich mich danach sehne, das wieder erleben zu dürfen. Und es erinnerte mich daran, dass das vielleicht unmöglich sein wird.

Denn wenn der Sommer nächstes Mal Borlänge berauscht wie einen Raum für ein verliebtes Paar, dann hat meine Verwandlung vielleicht schon stattgefunden. Möglicherweise bin ich dann schon voll und ganz das Gespenst, das dabei ist, Form anzunehmen.

In ein paar Tagen weiß ich es.

Hoffentlich.

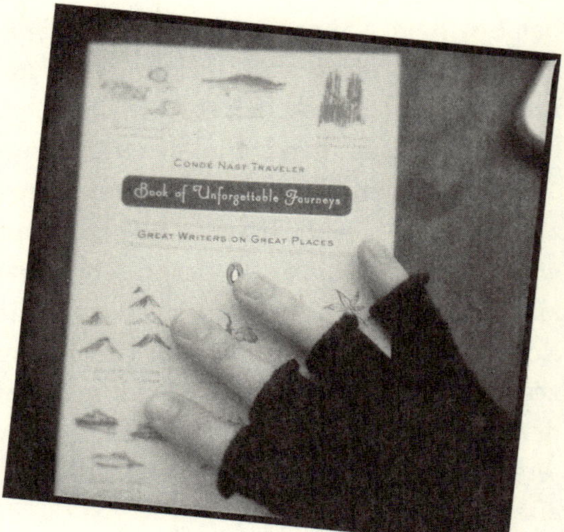

Der Tod ist ein Fuchs in der Nacht

Wir zogen in die Hütte hinaus, die Großvater gebaut hatte – meine Geschwister und ich. Die Farben des Waldes waren wie das letzte Glühen in einer sterbenden Asche. Unten am großen Weg stand immer noch die Eiche, die mir vorigen Sommer Kraft gegeben hatte. Stattlich. Mächtig. Mein Bruder erzählte, dass Mårten meine Begeisterung für Bäume geerbt habe. Das freut mich.

Zum ersten Mal seit einigen Jahren sahen wir Rehe die Wiesen unterhalb des Hauses überqueren. Nachdem wir in der Hütte, unserer gemeinsamen Freistatt, angekommen waren, beschlossen wir, auf Abenteuer auszuziehen. Wir begaben uns zu dem Platz draußen im Schärengarten, an den ich einmal gereist war, um mein gebrochenes Herz zu flicken. Auf dem Weg dorthin sahen wir den rostbraunen Herbst seinen letzten Seufzer tun. Ein Fuchs – mein Totem – griff irgendetwas in einem Graben an. Direkt links vom Nichts entdeckten wir einen Bootsfriedhof, dort gingen wir herum und träumten uns für ein Weilchen weg.

Wir gingen an den Häusern in Nynäshamn vorbei, die so teuer aussahen, dass wir – ohne den geringsten Beweis dafür zu haben – meinten, dass die Leute, die dort wohnten, mit Heroin, Pornos oder den Renteneinlagen anderer handeln müssten. Schließlich kamen wir an das Meeresufer. Wir konnten so weit sehen, dass der Blick verschwamm. Am Horizont zitterte etwas.

Wir aßen Brote. Tranken Schokolade. Betrachteten die Schiffe. Maßen einen Pottwal am Strand aus. Und wie Amelie fuhr ich mit meinen Fingern durch den Sand und die abgeschliffenen Kiesel.

Es war ein schöner Tag.

Als wir in die Hütte zurückkamen, bewegten wir uns wie gewöhnlich durch das Haus, das im Großen und Ganzen dasselbe ist wie damals, als Großvater und Großmutter noch lebten. Die Bilder an den Wänden hängen noch. Die Fotos von Vater und seinen Geschwistern stehen, wo sie immer gestanden haben. Der Vitrinenschrank ist noch voll mit kompletten Services von Gustavsberg. In einem Schrank steht die spannende Schachtel von den Sieben Meeren: Die Schachtel mit Fotos von Packeis, Palmen, Minaretten und Hafenmündungen. Die mit den Zündholzschachteln von San Pedro, Long Beach und Medina. Die mit dem Brief vom Tod des Freundes Conrad auf einem Schiff aus Rotterdam.

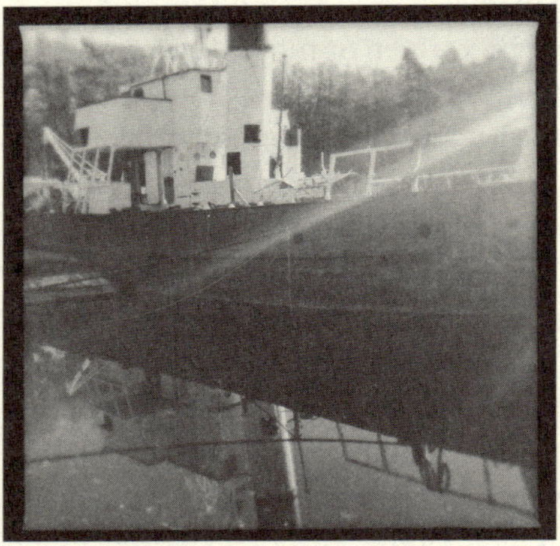

In der Hütte sind Großvater und Großmutter immer noch zugegen. Da sind sie immer noch dabei.

Ein paar Stunden später hatte die Dunkelheit unser Dasein eingehüllt. Wir traten in die klare Luft hinaus, und das frostige Gras knirschte unter unseren Füßen.

Der Vollmond weckte die Trollwesen des Urwalds, und sie bewegten sich zwischen den Bäumen neben uns – auf eine schöne Weise. Ich konnte es spüren. Bildete es mir ein.

Wir gingen an dem alten Kartoffelacker vorbei, an dem Zwinger, der plötzlich aufhörte zu existieren, an dem Hof vorbei, dessen Renovierung niemals fertig zu werden scheint, an den Hühnern vorbei und an dem kaputtgeschlagenen Gewächshaus.

In meinem Kopf hatte sich ein Gedanke festgesetzt und mich schon eine Weile verfolgt. Er war unter meine Haut gekrochen. Den ganzen Weg lief ich und dachte an den Sohn, den ich niemals haben werde. Ich grübelte so still und nach innen gewandt vor mich hin, dass meine Geschwister fragten, was mit mir sei.

»Nichts«, antwortete ich, und wir gingen weiter durch die Dunkelheit.

Wofür würde mein Sohn sich interessieren? Würde er meine Interessen erben? Oder würde er revoltieren und ganz das Gegenteil von mir werden? Das wäre sicher eher wahrscheinlich. Und es würde mir sicher gefallen.

Würde er meine Bücher lesen? Die Texte, die ich mag? Welche Musik würde er hören? Würde er in meiner Schallplattensammlung blättern?

Würde es ihm gefallen, wenn ich ihn mit zu den Spielen von Färjestad nehmen würde? Oder würde er es hassen?

Würde er das Manuskript fertig schreiben, das ich hinterlasse?

Was würden wir gemeinsam haben? Was würde uns unterscheiden?

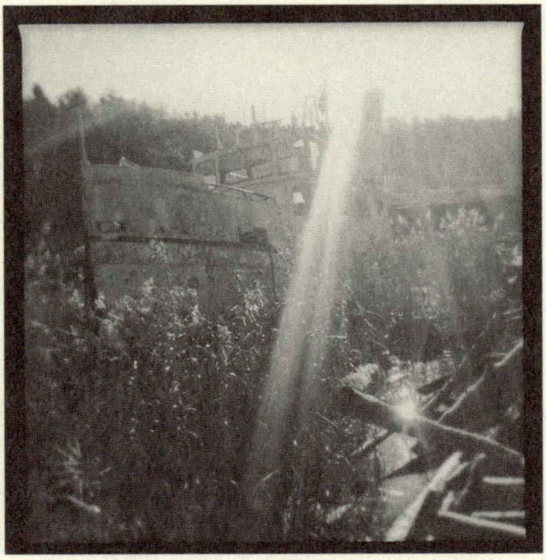

Nach einer Weile befanden wir uns auf der Wiese unterhalb der Hütte. Meine Schwester zeigte auf die Sternbilder Orion und Kassiopeia. Der Große Wagen war nie klarer. Ich legte mich wie ein ausgebrannter Säufer auf eine Bank und starrte geradewegs hinauf in die Ewigkeit. Ich sah die nach Hause kehrenden

Flugzeuge, die verirrten Satelliten, eine Sternschnuppe und Formationen, deren Namen ich nie lernen werde. Mein Bruder erzählte von den Eigenschaften der Sterne. Dass der, den wir sehen, vielleicht schon längst erloschen ist. Ich lag da und dachte nach.

Wie lange wird mein eigenes Bild in der Dunkelheit leuchten, die auf das folgen wird, was auf mich wartet?

Später dann, im Flüstern der Geisterstunde, schleppte ich meine Matratze raus vor das knisternde Feuer des offenen Kamins, und die Gedanken verfolgten mich, waren mir dicht auf den Fersen, wie ein verlorener Fuchs, die ganze Nacht lang.

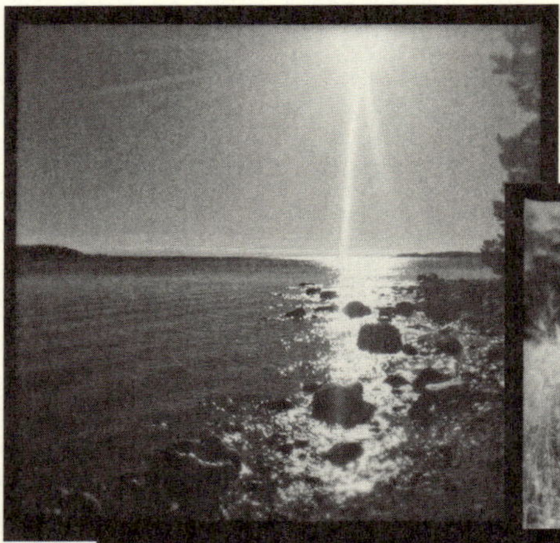

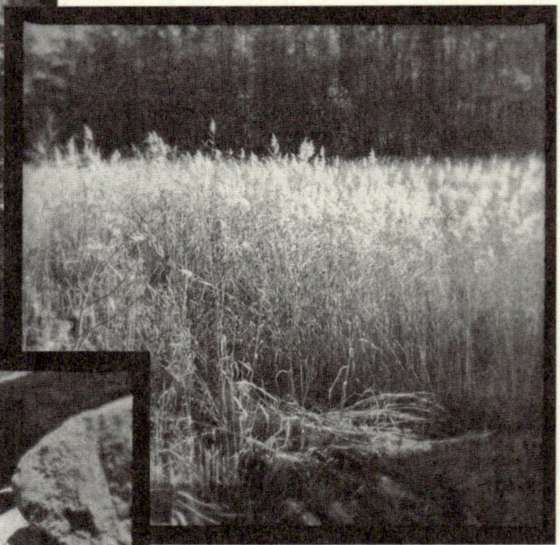

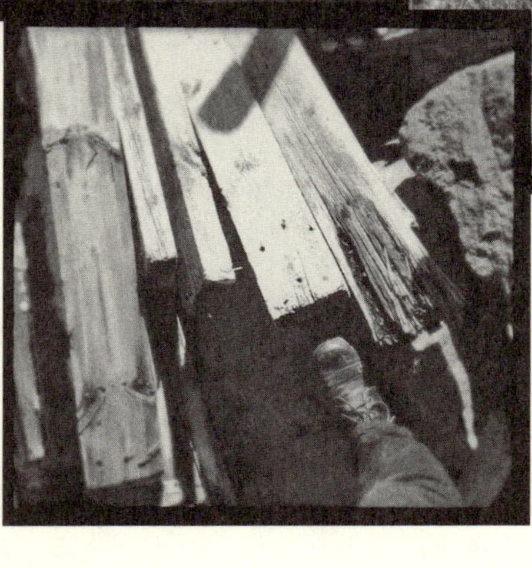

Ich sehe ein Unwetter nahen

Gedachte Gedanken greifen gewichtig. Das Wissen um das, was wartet, hat sich wie ein Keil in mein Dasein getrieben. Das Definitive. Wenn ich sterbe, dann sterbe ich. Dann kehre ich nie zurück. Dann sehen wir uns nicht mehr, ich und die Wunderbaren.

Überall – alles – ein Abschied.

Später am Tag kommen meine Eltern, um mich zu besuchen. Um mich zu umarmen. Um bei mir zu sein. Und morgen fahren wir ins Krankenhaus, um zu hören, wie die Behandlung verläuft. Die Nervosität wächst. Aber eigentlich scheint es keine so große Rolle zu spielen, was dort gesagt werden wird. Mein Tod ist keine ausgerechnete Schwangerschaft. Ich werde keinen errechneten Termin bekommen.

Die Ungewissheit zerrt an mir.

Ich ertappe mich dabei, wie ich seltsame Dinge tue. Eigentlich ist das, was ich tue, nicht so seltsam, aber der Grund dafür umso mehr. Die Abseite war nie so sauber. Geputzt. Ebenso die Speisekammer. Der Schrank nie so voller Bügel. Die Regalbretter nie so leer.

Ich habe Plastikschilder gekauft und alle meine Schlüssel beschriftet. Kann mir nichts Frustrierenderes vorstellen als einen Schlüssel, von dem man nicht weiß, wozu er gehört. Jetzt müssen sie sich das nie fragen. Ich habe alles erklärt. Ich habe meine Codes, meine Passwörter aufgeschrieben. Ich habe mich bemüht.

Denn ich habe die Reste meines Lebens so einfach wie möglich gestaltet, damit meine Familie sich darum kümmern kann, wenn ich nicht mehr bin.

Gestern hatte ein Freund Geburtstag. Ich plante den Tag minutiös: wann und was ich essen würde, wann und wie ich mich ausruhen würde, wann und wie ich es in jene Bar schaffen würde. Ehe ich losging, sank ich ins Sofa und sah im Fernsehen einen Jungen vom Tod sprechen. Das war eine harte halbe Stunde. Ehrlich. Nackt. Und zwar richtig. Mit das Richtigste, was ich je gesehen habe. Da gab es keine Ausweichbewegungen, keine Werbepausen, keine Hektik und keine abgebrochenen Sätze. Nur ein Gespräch über den Tod. Wollte hingehen und den Jungen umarmen. Da begriff ich, dass ich der Junge war.

Ich bin es, der stirbt. Meine Tage sind es, die gezählt sind.

Ich begab mich zum Fest. Verwirrt. Erschöpft. Aber ich wollte dabei sein. Wollte normal sein. Wollte feiern.

Es ging so einigermaßen.

Nach einer halben Stunde saß ich, von meinen engsten Freunden umarmt, heulend wie ein Kind da. Ich will sie nicht verlassen. Ich will von diesem Leben nicht wegsterben.

Aber ich will mich auch nicht in den Fremden verwandeln, den ich fürchte.

Wenn die Glocken läuten, Hammerschläge aus der Hölle. Wenn die Spielleute kommen, um meine Familie in der Kyrkvärdsgatan abzuholen. Wenn ich los bin, um den Berg abzubauen. Wenn ich los bin, um mich von unbekannten Winden streicheln zu lassen. Wenn ich los bin, um in dem großen Wald zu wandern, wenn ich los bin, um in anderen Tälern einzuschlafen.

Dann erinnert euch an mich.

Jetzt kann ich nicht mehr schreiben.

Der Blitz ist in das Wildpferd aus Kvarnsveden eingeschlagen.

Die Kunst, ein Herz zu brechen

Ich werde euch etwas beibringen. Etwas Hartes. Etwas Kraftraubendes. Etwas, das eure Konzentration schlachten wird.

Ich werde euch beibringen, wie man ein Herz so richtig bricht.

Ich telefoniere nicht gern, da werde ich unruhig und abwesend. Mein Blick findet etwas anderes, worauf er sich konzentriert, meine Gedanken wandern im Takt mit meinen Schritten herum, denn ich kann nicht still sitzen. Manchmal habe ich den Verdacht, dass ich auf meine alten Tage noch so eine Buchstaben-Kombination entwickelt habe. Meine Konzentrationsfähigkeit wird immer geringer. Mein Bedürfnis nach klaren Ergebnissen immer größer. Ich zittre, wenn das Telefon klingelt, und dann spüre ich, wie ein Gefühl der Unlust von meinem Körper Besitz ergreift. Dabei ist es nicht das anstehende Telefongespräch, das mich belastet. Im Gegenteil. Es sind die letzten bebenden Sekunden, die an mir zerren. Denn ich merke, wie ich dabei bin, an meinem Abschied zu arbeiten.

Meine Eltern sind zu Besuch gekommen. Sie hatten sich nach mir gesehnt. Und ich habe mich nach ihnen gesehnt.

Am Freitagmorgen nach einer langsamen Nacht. Wir haben Hägerstensåsen verspätet verlassen, blieben dann im Stau am Hornstull hängen und hörten derweil die Platte, die Ika mir gegeben hat. Eine Band in Leder sang von Diamanten und Rost, jemand anders schnauzte etwas über ein Bullenauto, als wir gerade eines sahen. David Eugene Edwards sang: *To enter his rest, close to his chest, and after his own heart, shepherds enter at measure 33, one foot on land, and one upon the sea.*

Dann irgendwann rollten wir am Söderkrankenhaus vor.

Ich ging ein paar Schritte voraus. Merkte, wie sich meine Laune in die eines Tigers verwandelte – eines Tigers, der in einem Käfig eingesperrt ist und mit Lanzen und Speeren attackiert wird. Ich schimpfte laut und deutlich, als ich mich vor dem Arztbesuch auf die Waage stellte.

Ich kann durchaus ein ungezügeltes Temperament an den Tag legen, das gebe ich gerne zu.

Nachdem ich mir auf dem Flur die Zunge müde geflucht hatte, ließ ich mich verwirrt und immer noch eingepfercht in einem Sessel im Wartezimmer nieder. Mama und Papa hatten sich im Sofa mir gegenüber geparkt. Noch nie hatten sie so klein ausgesehen. Und auch noch nie einander so nahe. So gemeinsam komplett.

Mein rechter Fuß bewegte sich in spasmischen Zuckungen. Die Nervosität. Ich stand auf und sah über den regenschweren Årstaviken. Ich sah, wie auf der anderen Seite des Fensters alles Leben unbeeindruckt weiterging.

Und dann kamen die Ergebnisse.

Neue Ärzte. Ich zu Anfang ärgerlich. Mein Wunsch, so wenig Akteure wie möglich an den Ergebnissen beteiligt zu sehen, scheint nur schwer umsetzbar zu sein. All die neuen Namen, Gesichter und Interpretationen machen mich schwindelig. Wahnsinnig. Aber da saßen wir nun. Eingesperrte Tiger.

Es hat sich herausgestellt, dass es zwei Tumore sind. Zwei sichtbare, aber die Wahrscheinlichkeit, dass im Körper noch mehr lauern, beträgt hundert Prozent. Die Vermutung der Ärzte, wie viele es sein könnten, ist schwindelerregend. Nicht viel, was man da im Moment machen kann. Jedes Ding hat seine Zeit.

Es gibt also zwei Tumore. Der eine, der an der Bauchspeicheldrüse, ist unverändert. Der andere ist ein wenig geschrumpft. Im Großen und Ganzen kann das als Erfolg betrachtet werden, auch wenn sich im Grunde nichts verändert hat. Natürlich könnte es schlimmer sein, aber das ist kein Grund zum Feiern.

In der letzten Zeit habe ich immer mehr essen können, ich habe also unterbewusst gespürt, dass die Behandlung gegriffen hat. Aber der Bescheid ist der am wenigsten Schlimme in einer höllischen Situation.

Der Sekt darf kaltgestellt bleiben.

Meine Eltern sind eben zurück nach Dalarna gefahren. Wir haben bei meiner Schwester gegessen und uns gegenseitig umsorgt. Schöner Tag. Warme Nähe. Echte Liebe.

Am Ende war es Zeit für Mama und Papa, ins Auto zu steigen, und für mich, nach Hause zu gehen. Ich umarmte meine Schwester im Flur, ein wenig länger als sonst. Ich sagte ihr vorsichtig ins Ohr, dass wir uns bald wiedersehen. Unten auf der Straße gab ich meinen Eltern einen Kuss, dann sagte ich ihnen, dass ich sie liebe. Dann sah ich sie mit dem Auto in der Dunkelheit verschwinden und begann meine Wanderung nach Hause.

So ungefähr stelle ich mir das Anfangsstadium meines eigenen Todes vor. Wir werden Abschied nehmen, fast so, wie wir es immer machen. Wir werden einander umarmen, uns auf die Wangen küssen und sagen, dass wir einander lieben. Dass wir uns lieben. Aber dann wird eine Finsternis kommen und uns voneinander trennen, und ich werde unwiderruflich weg sein. Wie verschwunden. Eine Katze auf einem Anschlagbrett.

Bis zu meinem letzten Atemzug werde ich sagen, dass wir uns bald wiedersehen. Aber eines Tages werde ich wissen, dass mein Lächeln eine Notlüge ist, genau wie schon so oft zuvor. Denn wenn der Tod kommt, dann gibt es kein Bald. Dann, meine geliebte Familie, sollt ihr lange weiterleben, bis wir uns irgendwann wiedersehen. Dann werde ich im Wald auf euch warten. Und ich werde euch umarmen, einen nach dem anderen, ein bisschen länger als sonst. Ich werde euch auf die Wangen küssen und sagen, dass ich euch liebe. Und nichts wird uns je Leid antun.

Bis zu dem Tag werde ich an meinem Abschied arbeiten. Ich werde lächeln und meinen Liebsten sagen, dass wir uns bald wiedersehen. Aber eines Tages werde ich, wenn sie kommen, um mich zu sehen, nicht mehr da sein, ganz gleich, wie sehr ich mich auch an das Leben, das ich liebe, zu klammern versuche. Es wird mir nicht gelingen.

Und zu wissen, dass man eines Tages – von einer Krankheit mit Lanzen und Speeren getötet – nicht mehr für seine Familie da sein wird, obwohl man das doch beim Abschied versprochen hat, das, meine Freunde – meine Sünder und meine Heiligen –, das ist die Methode, wie man ein Herz so richtig bricht.

Hjortjägaren

Als ich achtzehn Jahre alt war, brach ich im »Flamingo« in Borlänge das Nasenbein eines Fremden. Das erstaunt mich heute, denn Konflikte haben mich nie angezogen.

Ich habe keinen Militärdienst abgeleistet. Trotzdem bin ich jetzt auf dem Weg zu einer Frontlinie. Und ich werde nicht zurückkehren.

Im Zweiten Weltkrieg ist man ausgezogen, um gegen das Böse zu kämpfen. Da war es das einzig Richtige, zu den Waffen zu greifen. Eine Selbstverständlichkeit. Für mich, der ich im letzten Todesröcheln des schwedischen Wohlfahrtsstaates aufgewachsen bin, ist das aus unterschiedlichen Gründen schwer, um nicht zu sagen unmöglich zu verstehen. Hier war die Sicherheit verlässlich, wenn man mal von einem gebrochenen Nasenbein absieht.

Die Haltung zum Vietnamkrieg hat mich fasziniert – der erste Konflikt in moderner Zeit, bei dem es tatsächlich in einem der kriegführenden Länder eine Opposition gegen den Krieg als solchen gab. Tausende von Amerikanern wurden in einen Krieg gerufen, den sie nicht verstanden. In einen Krieg, der nicht ihrer war.

Genau wie ich.

In ein Bataillon berufen und bald in eine Gegend geschickt, aus der keiner wiederkehrt.

Momentan gehe ich durch meine elfte Chemotherapie. Diese Zahl scheint riesig. Ich erinnere mich kaum mehr, wie mein Dasein aussah, ehe im März vorigen Jahres das Feuer ausbrach. Es wird mir immer deutlicher, dass der Körper sich schnell gewöhnt und ebenso rasch vergisst. Das ist sowohl mit Trost wie auch mit Wehmut verbunden. Das sorglose Dasein, das es einmal gab, ist nun verloren.

Während ich das hier schreibe, höre ich einen Pfarrer im Radio über mein Schicksal sprechen. Über meine Erzählung. Ich frage mich, was mein Leben beinhalten wird. Was die Konsequenz aus meinem Tod sein wird.

Diesmal setzt mir die Behandlung schwer zu. Diese ungeheure Müdigkeit. Die Finger sind sofort taub geworden. Haare auf den Kissen. Krämpfe.

Wenn für dieses Mal das Schlimmste vorbei ist, werde ich nach Hause, nach Dalarna, fahren. Nach Borlänge, die Stadt meiner Träume. Ich werde durch die Straßen meiner Kindheit ziehen. Wo alle wissen, wer ich bin.

Ich werde den öden Platz mit seinem unebenen Kopfsteinpflaster und der berühmten Rutsche überqueren. Ich werde an der Bibliothek vorbeigehen, in der ich mich als Kind weggeträumt habe und wo Kerstin mir das Buch von Rolf Blomberg gegeben hat, das ich als Erster seit 1962 auslieh. Ich werde an dem Café vorbeigehen, in dem ich versucht habe, die Damen des Städtchens zu verführen, wo ich sie geküsst habe und wo ich über zerstörte Gefühle geheult habe. Ich werde in den Plattenladen gehen, der meine Jugend geprägt hat, in dem ich als Teenager *Funhouse* gekauft habe, das mich auf dem ganzen Heimweg zur Kyrkvärdsgatan durchgeschüttelt hat. Aus der Entfernung werde ich die Wut des Bullerforsen sehen. Ich werde in Islingby den Hügel hinaufgehen und sehen, wie sich das Stahlwerk ausbreitet, und ich werde an seine Arbeiter denken, die ich mit pochendem Herzen verehre. Ich werde an der Schule in Kvarnsveden vorbeigehen, auf deren

Dach wir lagen, die Sterne angeschaut haben und dabei lernten, Snus zu nehmen. Ich werde zu den Orten gehen, an denen ich mich schwindelig getrunken habe. Orte, an denen ich gelacht, geflucht und geliebt habe. Orte, an denen ich Sex hatte.

Und ich weiß, dass die, die ich dort treffe, denken werden: »Da ist Kristian. Er, der einberufen worden ist. Er, der an den Ort geschickt werden wird, von dem keiner wiederkehrt.«

Von jetzt an wird jeder Besuch in Borlänge mein letzter sein.

Vielleicht schaffe ich es, irgendwo zwischen der Jussi-Björling-Statue und den rauchenden Schornsteinen der Papierfabrik diesen Fremden aus dem »Flamingo« zu treffen. Dann werde ich ihn um Entschuldigung bitten. Ich hoffe, dass er sie akzeptiert.

Es gibt vieles, das geordnet werden will, ehe die Einberufung kommt.

Streifzüge durch die Heimat REVISITED

Der Abhang auf der anderen Seite des Tales lag still da. Weder Bär noch Waldfrau oder Menschenwesen mit Hirschköpfen schlichen dort herum.

In dem empfindlichen Licht schimmerten die Stämme der Tannen wie Diebesgut. Die Berge, die sich vor dem Horizont abwechseln, spielten in Grau, Blau und Schwarz. Im Dunst tauchten weit entfernt die verstreuten Höfe auf. Hier war das Leben früher ein anderes. Behutsam berichtete ich, dass der Ort einer der schönsten ist, die ich kenne.

»Ich nenne das hier Geistergras«, sagte ich und fuhr mit der Hand durch das gelbe Feld. Wir machten kehrt, und vor der Wand des Holzhauses erwies sich die Kälte als Nichts gegen Lust und pochende Herzen.

Tags zuvor hatte ich in einem schönen Dorf bei einem Freund in der Küche gesessen. Trotz ihrer momentanen Erfolge sind sie schon mit dem nächsten Projekt beschäftigt. Ihre Kreativität hört nie auf. Das inspiriert mich und trägt mich weiter. Ich erzähle ihnen von einem Gedanken, der mir kam, als ich sie im Fernsehen sah. Ein aus Größenwahn entsprungener Gedanke. Vielleicht gar nicht so seltsam. Ich hatte ihn schon immer.

Ich erzählte, wie ich die Aufmerksamkeit beurteile, die wir für das erhalten, was wir von unseren verschiedenen Positionen aus machen. Denn hier zu Hause waren sie wohl nie bekannter als jetzt, zumindest fühlte es sich so an. Gleichzeitig waren sie wohl, trotz ihrer Spontaneität und Verspieltheit, nie ernster. Denn es stehen Lieder von rastlosem Blut, einer todeskranken Brust und dem Geist der Befreiung im Zentrum. Und mein Kampf wird von immer mehr Leuten mitverfolgt.

»Es ist, als würden wir beide mit der Faust auf den Tisch hauen und sagen: Jetzt ist es verdammt noch mal an der Zeit, dass Klartext geredet wird«, sagte er.

Und Schweden will zuhören. Das soll was heißen.

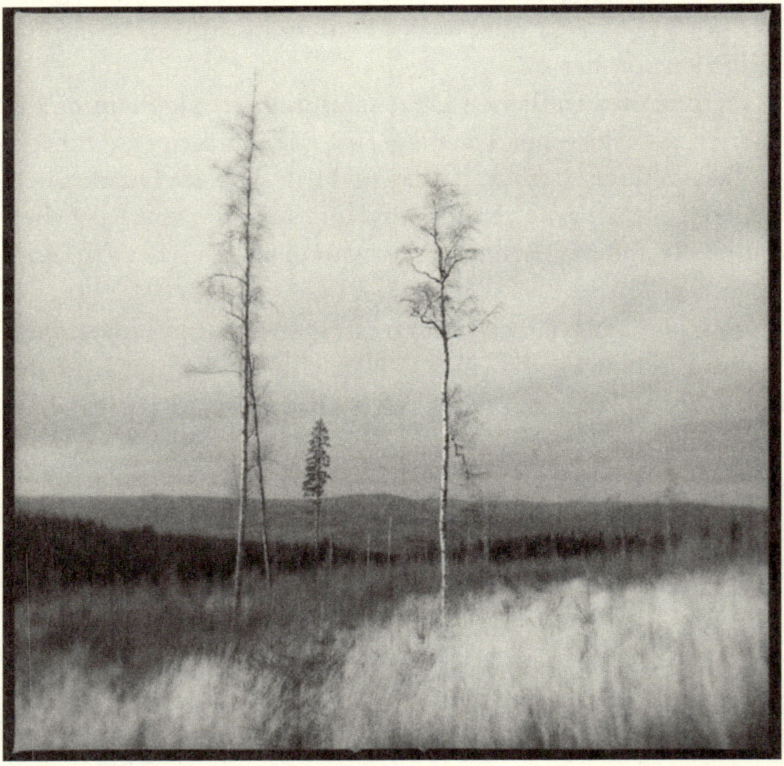

Die Tage fließen dahin, und ich ertappe mich dabei, wie ich ins Nichts starre. Dann weiß ich nie, wie lange ich da schon gesessen habe. Die Gedanken wandern, im Kopf vermischt sich Chaos mit Leere. Und ich habe aufgehört zu lügen, wenn jemand mich fragt, wie es mir geht.

Die Nächte waren meine Freiräume. Früher war ich immer in Bewegung, das geht jetzt nicht mehr. Deshalb sind die Träume gegenwärtig meine einzige Art zu reisen. Doch die Nervosität ist ein schwarzer Ruß, der sich über mein Inneres gelegt hat. Ich schlafe immer nur ein paar Stunden am Stück. Wache eilig auf. Wenn nicht das Morphium alle meine Sinne in eine traumlose Ohnmacht schickt, tauchen in der Dunkelheit der Nächte seltsame Bilder auf.

Ich sehe Sex und Betrug.

Ich verbinde Lil Wayne mit Dr. Dre, aber die Drogen machen uns kaputt.

Ich erscheine auf einem Fest. Alle meine Freunde sind da. Auf meinen Schultern sitzt mein Sohn. Als wäre es das Natürlichste der Welt, stelle ich ihn vor: Prinzchen von Hirngespinstingen.

Doch die Träume werden immer seltener, und selbst im wachen Zustand beginnen sie zu verschwinden. Ich habe aufgehört zu träumen. Einer der größten Verluste meines Lebens.

Ich hole Mårten von der Schule ab. Wir fahren zu den Straußen. Er stellt fest, dass sie Dinosaurierfüße haben. Das hätte ich selbst nicht besser formulieren können. Dann sitzen wir im Café am Wasser und halten nach Piraten Ausschau, entdecken aber keine. Nach einer Weile will er Jockes Grab anschauen, also fahren wir dorthin. Entenformationen ziehen über uns hinweg. Es beginnt zu dämmern. Die Dunkelheit fühlt sich frisch an.

Wir fahren nach Hause, gehen mit dem Hund und werden von einigen Dorfbewohnern im Wald versehentlich für Wölfe gehalten. Mårten wirkt zufrieden.

Ein paar Stunden später kriecht er neben mir auf dem Sofa unter eine Decke. Wir sehen ins Feuer im offenen Kamin. Ich halte eine seiner kleinen Hände. Seinen Kopf in meinem Arm. Spüre seine schweren Atemzüge. Seinen Geruch. Begreife, dass dies einer der schönsten Augenblicke meines ganzen Lebens ist. Und ich begreife, dass ich meiner eigenen Vaterschaft niemals näher werde kommen können. Ich tue mein Möglichstes, um nicht zu weinen. Will den Augenblick nicht kaputt machen. Will ihn nicht beunruhigen. Er hebt seinen Kopf. Sieht meine behutsamen Tränen. Schenkt mir einen Blick, der sagt, dass er weiß.

Als er zur Nacht schlafen gegangen ist, breche ich im Arm meines Bruders zusammen. Noch ehe der Abend vergangen ist, habe ich mehr geweint als im ganzen Jahr.

Die Erschöpfung.

Steifzüge wie diese sind es, die ich hinterlassen werde. Davon weg sterbe ich. Und das geschieht in einem langgezogenen Jetzt.

Zückt die Bogen und seht her.

Dieses Lied geht seinem Ende zu.

Wie es aufhören darf, und doch nicht darf

Ich habe keine Angst vor dem Tod. Das ist eine bleischwere Zeile, aber ich meine jeden Buchstaben genau so. Ich bin dem Tod oft begegnet. Ihm entgegengetreten. Habe Kompromisse gemacht. Verglichen. Verhandelt. Und jetzt bin ich gezwungen worden zu akzeptieren, dass er wieder in meinem Körper wächst. Der Tod ist gekommen, um zu bleiben.

Ich habe keine Angst vor dem Tod. Ich werde ihm die Hölle heiß machen. Werde mit Freuden jeden Trick und jeden Schlagring anwenden, der jemals in Borlänge die Runde machte. Ich werde diese zwölf Mal in den Ring steigen. Mich teuer verkaufen. Mich trocken bluten.

Ich habe keine Angst vor dem Tod. Aber ich fürchte mich davor, wie ich mich auf dem Weg dorthin verändern kann. Wer mich kennt, der denkt an eine neugierige, lustige und lebendige Person. Inspiriert. Eine Person, die, wenn sie davon spricht, etwas zu tun, es auch wirklich macht.

Manche kennen mich als einen besonderen Liebhaber – das macht mir Freude.

Und ich will als eine Mischung aus all dem in Erinnerung bleiben. Als jemand, der lebte, als er lebte.

Die Ärzte haben mir ein Bild davon gezeichnet, was auf mich

wartet. Dass ich mich wohl mehr und mehr an den Tropf werde gewöhnen müssen und dass als Folge davon meine Leber schlappmachen kann. Dass sich dann Wasser im Körper einlagern wird. Missbildungen auftreten. Dass die Behandlung Beine und Arme gefühllos machen kann. Dass sie mich gelähmt machen kann. Als ob ich mich in diese Situation versetzen solle. Ich. Er, der lebte, als er lebte.

Ich habe nicht vor, ein Gespenst zu werden, das nur um der Sache Willen bis zum Schluss zwangsbehandelt wird, damit man dem Tod nicht entgegentreten muss. Als ob der Tod automatisch eine Niederlage bedeuten würde. Ich habe nicht vor, ein verbogenes Skelett zu werden, ein Fremder, den meine Nächsten nicht wiedererkennen. Ich habe nicht vor, ein komplett haarloses, kortisonaufgedunsenes Wesen zu werden, das nur wenige Stunden am Tag wach ist und ansonsten gefangen in einem Körper, über den ich selbst nicht mehr bestimmen kann.

So darf es nicht kommen.

Music has always been a matter of energy to me, a question of fuel. Sentimental people call it inspiration, but what they really mean is fuel. I have always needed fuel. I am a serious consumer. On some nights I still believe that a car with the gas needle on empty can run about fifty more miles if you have the right music very loud on the radio.

Das hat der Wahnsinnsumtobte, der Journalist und Drogentaifun Hunter S. Thompson einmal in *Kingdom of Fear* geschrieben. Ich mochte ihn schon immer. Und James Dean mochte ich auch schon immer. Ich frage mich immer, was er wohl gehört hat, als er an jenem Nachmittag im September 1955 die Kontrolle über seinen getunten Porsche verlor und auf der Route 466 als Vierundzwanzigjähriger gleichzeitig zu Hackfleisch und zur ewigen Ikone wurde.

Ich war immer begeistert von Robert Capa, dem Kriegsfotografen, der meinte, wenn deine Bilder nicht gut genug waren, dann warst du nicht nah genug dran. Dieses Motto habe ich oft beherzigt. Die Ausstellung über sein Leben, *Images of war and peace*, vor ein paar Jahren im Nobelmuseum in Stockholm hat mich am meisten beeindruckt. Capa war mit Ernest Hemingway verbunden, und die Erinnerungslücken nach ihren gemeinsamen Abenden in Bars sollen episch gewesen sein. Capa hatte eine Romanze mit Ingrid Bergman und wurde wie magnetisch von einem Krisenherd nach dem anderen angezogen: D-Day, der Spanische Bürgerkrieg und Indochina, um nur einige Beispiele zu nennen. Es heißt, er wäre bei einem Unfall ums Leben gekommen, im Mai 1954 in Nordvietnam.

Das glaube ich nicht.

Ich glaube, dass er mit einem ruhigen Lächeln auf das Minenfeld in Thaí Bình hinausschritt, während seine Kameraden heftig winkend und rufend immer weiter zurückblieben. Ich glaube, er hatte sich entschieden. Ich glaube, er hatte genug.

Und was ist eigentlich mit Hunter S. Thompson geschehen? Am 20. Februar 2005 beendete er einen Brief an seine damalige Frau mit den Worten: *This won't hurt*, ehe er sich den Kopf wegschoss. Später dann katapultierte Johnny Depp wie vereinbart seine Asche ins Weltall hinaus. Aber das ist eine andere Geschichte.

Eins nach dem anderen, das ist wichtig.

Ein Lied, in der Dunkelheit geflüstert

Ich bin nicht immer sonderlich nett zu mir gewesen. Eine meiner schlechtesten Eigenschaften ist, dass ich niemals innehalte und nachspüre oder gar genieße, wenn ich etwas zustande gebracht habe, worauf ich mich gefreut oder wofür ich gekämpft habe. Ich eile einfach weiter. Wahrscheinlich, ohne nach rechts oder links zu sehen. Das kann eine anspornende, treibende Kraft sein. Aber es kann auch verflucht sein, denn manchmal hat man es einfach verdient, sich selbst mal auf die Schulter zu klopfen. Manchmal hat man es verdient, zu sich selbst zu sagen: »Das habe ich gut gemacht.« Und manchmal hat man es verdient, flüsternd Lieder gesungen zu bekommen, in einer Dunkelheit, in der die Stimmen locken und rufen.

In Dalarna wird sie »Rå« genannt. Oder Waldfrau oder Waldgeist. Dieses Wesen ist eine schöne Frau. Magisch schön. Doch unter ihrem Äußeren verbirgt sich noch etwas anderes. Ihr Rücken ist ausgehöhlt wie eine trockene Kiefer – leer und hohl, und den Schwanz sucht sie so gut wie möglich unter ihrem Rock zu verbergen. Sie ist die Matriarchin der düsteren Wälder und lockt verirrte Männer zu sich, die sie dann verführt, um die Seelen der Opfer zu übernehmen. Doch das Bild von ihr ist nicht nur böse. Es gibt auch Erzählungen, dass die Waldfrau jungen Mädchen auf einsamen Almen bei der Tierhaltung geholfen habe oder dass sie mit ihrer Urkraft in die Gewehrläufe der Jäger geblasen habe, um ihnen Jagdglück zu bescheren. Sie soll sogar

Köhler geweckt haben, nachdem die Männer, vom Trinken und den Trinksprüchen müde, eingeschlafen waren und ihre Meiler Feuer gefangen hatten.

Man findet diese Frau im Volksglauben aller nordischen Länder. In anderen Gegenden, zum Beispiel in der griechischen Mythologie, gibt es vergleichbare Wesen: die Amazone, eine Frau, die keine Furcht kannte und sich zur Wehr setzte, wenn die herrschenden Männer aus dem Ruder liefen.

Den Schrecken der Seeleute stellte eine andere Frauenfigur dar. Die Sirene war, ebenso wie meine Waldfrau, eine attraktive Dame. Meist in Gruppen lockten die Sirenen ihre Opfer mit schönen Gesängen, so dass das Schiff auf Grund lief. Wenn sie ihr Werk vollendet hatten, lebten sie von den Toten.

Und so gehen die Geschichten immer weiter, alle Zeit, bis in Ewigkeit.

Die letzten Tage waren eine Höllenqual. Die Prüfungen haben ein neues Level erreicht. Die Lippen sind taub und machen das Reden unangenehm. Ich mag mich nicht mit meinen eigenen Händen berühren, denn das Gefühl ist so taub. Als ob jemand anders mich anfassen würde. Nachts wache ich mit einem ziehenden, reißenden Gefühl im Bauch auf, das mich glauben macht, die Tumoren seien dabei zu zerplatzen. Ich betäube mich selbst mit Medizin und falle erschöpft wieder zurück. Erwache ein paar Stunden später, begreife, dass ich gegen die Stärke der Erschöpfung und die Schwäche des Körpers vollkommen machtlos bin.

Muss einsehen, dass meine Widerstandskraft ausfranst.

Ich habe mich jetzt durch zwölf Behandlungen mit Zellgiften gearbeitet. Zwölf. Eine kaum zu begreifende Zahl. Und gerade das Unbegreifliche erstaunt mich manchmal – bin das hier wirklich ich, den das getroffen hat?

Ja. Es hat mich getroffen. Da gibt es keinen Zweifel.

So wie das hier wird mein restliches Dasein aussehen. Es wird immer länger und länger dauern, die Behandlungen auszureiten. Die Zeiten des Ausruhens werden immer mehr von Schlaf und Stunden in halbfötaler Lage handeln.

Viele Menschen verfolgen meinen Kampf mit. Nahestehende und Fremde. Sie rufen an, schreiben Nachrichten, Briefe und Mails. Die meisten geben mir Kraft und sagen, dass das, was ich mache, wichtig ist. Aber ich bin auch nur ein Mensch. Auch nach hundert Umarmungen tut eine Ohrfeige doch weh, wenn man nicht darauf gefasst ist.

Allmählich scheinen meine Gedanken zu provozieren. Ich bekomme zu hören, dass ich ein Feigling sei, dass ich, der ich doch so klug zu sein scheine, in den Augen der anderen an Achtung verliere, dass ich es verdient hätte, wenn man auf mich herabsehe. Jemand fragt empört, wer ich denn sei, dass ich meine, darüber bestimmen zu können, wie ich mein Leben beende? Für einen vollkommen gesunden Menschen mag diese Frage vielleicht so natürlich wie angebracht zu sein.

Nicht für mich. Nicht für mich, der ich an Krebs sterbe.

Eine Einsicht wächst immer deutlicher, nämlich dass ein gesunder Mensch nicht berechtigt ist, darüber zu urteilen, wie ein Kranker sein Leben lebt oder, in diesem Fall, seinen Tod stirbt.

Wenn ich also das Gefühl habe, getan zu haben, was ich konnte – wenn ich vielleicht zum ersten Mal innehalte und ein geflüstertes Lied in der Dunkelheit vernehme, das singt: »Das hier habe ich gut gemacht« – soll ich dann den Ruf der Sirene ignorieren, oder soll ich sie umarmen, um in einem ewigen Orgasmus zu verschwinden?

Dieses Kapitel bekommt keinen letzten Satz.

Der Clou

Eines Morgens setze ich mich in den pistaziengrünen Drehsessel und lese den Brief, den mein Bruder mir geschrieben hat. Draußen ist es grau, aber der Brief leuchtet. Nackte Gefühle. Das Lesen tut weh. Bringt mich zum Weinen.

Er schreibt von dem Abend, an dem wir die Vinylplatten durchgegangen sind. Der Abend, an dem ein Song auf den anderen folgte. Der Abend, als er in eben diesem Sessel saß und meine Schwester auf dem Sofa lag. Der Abend, an dem ich selbst wie ein Indianerhäuptling auf dem Boden hockte. Und er schreibt davon, dass unsere Kinder nie miteinander werden spielen können. Dass sie sich nie begegnen werden. Wie weh ihm das tut. Wie weh mir das tut. Und er schreibt von den Abenden, an denen er in seinen Garten geht, um zuzusehen, wie der Sonnenuntergang seine Dunkelheit unten über das Tal Richtung Sellnäs und Spraxkya legt. Mein Bruder erzählt, wie er ein bestimmtes Sternzeichen als unseren Treffpunkt betrachten möchte, wenn unsere Leben aufgehört haben zu existieren.

Ein Brief aus schönen Zeilen.

Ich glaube an den freien Willen. An unsere Fähigkeit, selbst zu wählen. Daran, dass die Entscheidungen des Individuums am Ende richtig werden, wie falsch sie einem auch vorkommen mögen.

Bei fast allem, was er tut, hat der Mensch einen Plan B. Wenn wir losgehen, um einen Liter Milch von der roten Sorte zu kaufen, und der ausverkauft ist, dann werden wir wahrscheinlich mit einem grünen Modell nach Hause gehen. Das ist nichts Besonderes, das Leben funktioniert trotzdem. Wenn wir losgehen, um mit der U-Bahn zur Arbeit zu fahren, und die ausfällt, dann wird hoffentlich ein Bus bereitstehen. Was auch immer uns widerfährt, es gibt einen Notausgang. Entweder erreichen wir ihn selbst, oder wir werden hingebracht.

Sollte ich jetzt, wenn ich losziehe, um den mir bestimmten Tod zu treffen, mir nicht auch eine Alternative ausgedacht haben? Wohl kaum.

Der Krebs hat viel von meinem Leben weggenommen. Und er wird noch mehr nehmen. Wird alles nehmen. Darüber hinaus hat der Krebs viel zu viel von denen genommen, die ich liebe. Und er ist noch nicht satt. Er wird noch mehr verschlingen.

Totschlagen.

Das Leben hat sich verändert. Ich bin nicht mehr derselbe. Meine Zukunftsträume sind verschwunden, und ich vermisse sie so sehr. Jeden Abend gehe ich wie mit einer Leine in der Hand hinaus, um zu sehen, ob sie wieder zu mir zurückkommen. Sie kommen nicht.

Zu Hause verstecke ich Bücher und Reportagen, von denen ich weiß, dass sie mich eigentlich interessieren. Doch ich tue mich schwer, mich ihnen zu nähern, sie anzunehmen. Denn ich darf nicht mehr dabei sein. Ich kann nicht selbst zu den Orten reisen, von denen die Magazine erzählen. Ich kann mir keine eigene Meinung bilden. Ich bin vom Leben ausgeschlossen. Und ja, das macht mich ein wenig eifersüchtig.

Ich bin ein angefahrener junger Fuchs – vielleicht auch angeschossen, wenn du so willst –, der sich verkrochen hat. Der vorsichtig aus dem Bau späht. Tiere verstecken sich, wenn sie wissen, dass sie sterben werden.

Ich versuche, mich an die Kraft und die Freude der guten Tage zu klammern. Ich halte sie krampfhaft fest. Aber ich weiß, dass sie nur vorübergehend sind. Denn wenn die Behandlung läuft, ist das Dasein nicht so spaßig. Und ich merke, dass ich immer müder werde, je mehr Zeit vergeht.

Das hier ist keineswegs mein ganz eigener, maßgeschneiderter Plan. Das hier ist nicht mein eigener Wille. Nicht meine Art, ein Ziel zu erreichen, das ich mir selbst gesetzt habe. Das hier ist mein Fallschirm. Meine Methode, mich geschickt vor einem Kugelregen wegzuducken, und sollte er auch jemand anders gelten.

Ich habe darüber nachgedacht, wie viel ich meinem Feind zu geben bereit bin. Wie viel werde ich opfern – und zu welchem Preis? Das sind Gedanken, die mir täglich kommen. Sie sind da, wenn ich morgens erwache. Sie sind da, wenn ich in der Finsternis der Nächte verlösche.

Niemals gedachte Gedanken scheinen plötzlich natürlich. Und das schenkt Trost.

Ein Lächeln.

Der Krebs kann weiter um mich herumtänzeln. Er kann seine Muskeln spielen lassen. Sein Grinsen zeigen. Seine Ausfälle machen. Mach nur weiter, du Teufel. Hämmere mit deinen Fäusten auf mich ein. Lass deine Hölle regnen. Mich wirst du niemals besiegen.

Wie bei einem letzten Banküberfall, ehe ich mich mit den Millionen ins Warme zurückziehe, erwäge ich, mich mit dem Tod zu verbünden und dem Krebs eine Nase zu drehen. Wie schön wäre es, die Krankheit um die Beute zu bringen. Ein König, der seinen Thron zurückerobert.

Der Clou in der Ballade von Kristian Gidlund.

Der Abend wird kommen, an dem mein Bruder in seinen Garten hinausgehen wird, um zuzusehen, wie der Sonnenuntergang seine Dunkelheit unten über das Tal Richtung Sellnäs und Sprax-kya legt. Und wenn er da steht, und zu dem Sternzeichen hin-aufsieht, das immer deutlicher hervortritt, wird er eine längliche Figur sehen, die sich aus dem Wald über das kleine Feld bewegt, an den Schaukeln vorbei, an Mårtens Höhle vorbei und den Hügel zum Garten hinauf, um sich einfach neben ihn zu stellen.

Hab keine Angst, mein Bruder.

Aber wenn der Abend kommt, dann musst du mir verspre-chen, dass du unsere Schwester in deinem Ford Fairlane auf eine Tour durch Kvarnsveden mitnimmst, auf der ihr *Dust my broom* spielt, das Lied, das wir gehört haben, ehe der Sommer starb.

Seid nicht böse auf mich, meine geliebten Geschwister. Seid nicht enttäuscht. Lächelt.

Denn mein Leben ist mein eigen.

Und der Tod ebenso.

Die Schlacht

Manchmal kehren die Träume zurück, wenn ich schlafe. Diffus. Finster. Seltsam, aber offenkundig symbolisch. Sie verschieben meine Grenzen. Werden zu nüchternem Rausch.

In einem Traum, der vor Hunderten von Jahren spielt, führe ich eine Armee über ein Feld in einer Talsenke. Da stehe ich mal nicht, wie in so vielen früheren Alpträumen, als Anführer in einem Schützengraben.

Die Berge türmen sich um uns herum. Die Natur ist wie die in Dalarna, aber wir sind auf dem Weg in ein fremdes Land hinein. Um zu erobern. Um zu brennen und zu herrschen. Ich bin ein Stück vorausgeritten und sehe die Soldaten auf Asche und Tod zumarschieren. Nach einer Weile wende ich den Blick von ihnen nach vorn. In einem Dickicht entdecke ich plötzlich zwei Späher des Feindes. Sie werfen sich auf ihre Pferde, um von unserem Ansturm zu berichten – von dem Angriff, der doch kommen sollte, wenn der Feind es am wenigsten ahnte. Ich kann nicht zulassen, dass die Späher ihr Ziel erreichen. So bohre ich die Fersen in meinen fahlen Hengst und galoppiere hinter ihnen her.

Mein Pferd ist schneller als die ihren, doch der Abstand zwischen uns ist immer noch groß. Ich wäge ab. Versuche es. Lege meinen Bogen an. Es gelingt mir. Erst strecke ich den weiter entfernten Reiter nieder, gleich darauf den, der näher war. Doch ich begnüge mich nicht damit, sondern vermindere das Tempo des Pferdes und nähere mich langsam den Leichen.

Mein ganzes Leben lang war ich ein zielsuchendes Geschoss. Wenn ich etwas will, dann tue ich alles, um es zu erreichen. Irgendwann einmal fing ich an, Schlagzeug zu spielen, einfach nur, weil es mich damals reizte. Ich tat alles, um das Instrument zu erlernen. Von der Pike auf. Lernte seine Geschichte, sah mir Filme und Einspielungen an. Hörte. Ahmte nach. Übte. Bis zum Abwinken. Und am Ende war ich tatsächlich ziemlich gut. So gut, dass ich davon leben konnte, solange es erforderlich war.

Als ich mich vor ein paar Jahren in einer alten Wohnung neben dem Tessinparken in Stockholm wiederfand, reizte mich das Schreiben mehr denn je. Ich beschloss, ihm eine ehrliche Chance zu geben. Und wieder tat ich alles, um so gut wie möglich zu werden. Von der Pike auf. Las. Ahmte nach. Übte, wieder bis zur Erschöpfung. Seither habe ich sicher an die zehntausend Stunden in diesen Ehrgeiz investiert. Meinen Ton gefunden. Meinen Ausdruck. Das Handwerk verfeinert.

Und wenn ich Soldat würde, dann weiß ich, dass ich genau dasselbe tun würde.

In dem Traum erkannten mich die Leute in jeder Stadt, in die ich kam. Sie hielten inne in dem, was sie taten. Betrachteten mich mit Angst, Abscheu und Bewunderung.

Die Soldaten sehen zu mir auf. Für sie bin ich ein klarer Anführer. Frei von Furcht geboren. Ohne Grenzen.

Ich bemale mein Gesicht für den Krieg mit dem Blut des Feindes. Binde eine kohlschwarze Feder in mein Haar, die im Traum immer noch schön ist. Mein Pferd und ich sind wie ein Wesen. Kommunizieren ohne Worte oder sichtbare Gesten.

Auf dem fahlen Hengst werde ich zu einer teuflischen Bestie. Der Alptraum der Feinde. Ihre Angriffe können mich nicht erreichen. Mein Schwert ist flinker als ihres und mein Blick schärfer.

Ich steige neben der Leiche des ersten Spähers vom Pferd. Packe meine Axt. Haue sie in den Nacken des Toten wie in feuchtes Holz. Trenne den Kopf nachlässig vom Körper. Dann gehe ich zu der anderen Leiche und wiederhole die Prozedur. Mit der rechten Hand packe ich ihre Haare und hebe die Schädel hoch. Dann steige ich auf den fahlen Hengst und reite spornstreichs weiter. Meine Soldaten sind immer noch weit hinter mir. Kurz vor den Mauern des Feindes bringe ich mein schnaubendes Pferd zum Stehen. Die Hitze und der Schweiß dampfen von unseren Körpern. Der Hengst steigt hoch, und ich recke meine rechte Hand mit den Schädeln der Toten zum Himmel.

Jetzt weiß der Feind, dass die Hölle da ist. Meine Soldaten kommen. Die Schlacht kann beginnen. Ich erwache.

Erwache zur neuen Schlacht.

Hier steht kein Widersacher vor mir, doch im Innern tobt die Hölle.

Ich hoffe auf etwas Unerklärliches. Auf Wunder. Ich hoffe so sehr, dass es mir das Herz zerreißt.

Manchmal denke ich darüber nach, wie ich sterben sollte, ob ich irgendeinen Nutzen aus dieser Situation ziehen sollte. Wenn ich mich je einsetzen sollte, um eine Misshandlung auf offener Straße zu verhindern, dann jetzt. Wenn ich mich je selbst verbrennen sollte, um auf irgendein Unrecht aufmerksam zu machen, dann jetzt. Denn genau wie in dem Traum habe ich nichts zu verlieren.

Das macht mich zum gefährlichsten Menschen, den ich kenne.

DEZEMBER 2012

Irgendwo werde ich meinen Namen in einen Baum schnitzen

Als ich den Blick von dem dampfenden Pferderücken, an den ich meinen Kopf gelehnt hatte, abwandte, stand Minna links an die Stalltür gelehnt. Es sah aus, als würde sie weinen. Wir waren an der Stelle vorbeigeritten, wo der Zug einmal entgleist war, an der ersten Schneescooterspur der Saison entlang, und dann runter in die Sandgrube, wo die Blumen des Sommers wie Skelette standen, von dem, was einmal war. Der Schnee in den Fesselhaaren der Pferde rasselte seine Melodien, darüber lag die Landschaft still. Auf den riesigen Tieren hatten wir uns durch den dichten Tannenwald begeben und waren die Hügel hinaufgaloppiert – schneller und weiter denn je. Ich verspürte keine Furcht in der Wellenbewegung, sondern folgte ihr lächelnd. Später blieben wir auf der Anhöhe hinter einer Senke im Rotwildwald stehen. Die Stille umschloss uns.

Beim Stall hatten wir abgesattelt.

»Als ich wegen irgendetwas niedergeschlagen war, ging ich auf Olofssons Weide hinaus«, begann Minna. »Er kam zu mir, und plötzlich fing ich an zu weinen. Da legte er seinen Kopf an mich, als würde er verstehen.«

Ich ließ die Worte einsinken. Behutsame Schneeflocken fielen. Wärme strömte von dem Pferd aus. Wieder legte ich meinen Kopf an seine Seite. Ich schloss die Augen. Spürte die Kraft kommen. Davon werde ich leben, dachte ich. Und ich hoffe, dass diese

Kraft, die ich mit mir nehmen werde, um zu leben, sich genauso anfühlen wird, wenn der Tod eines Tages kommen wird. Diese Ruhe. Diese Geborgenheit.

Lass den Augenblick meines Einschlafens so sein wie diesen.

Manchmal nennt er sich den längsten Mann der Welt, was eigentlich total missverständlich ist. Wie auch immer, sehen wir uns, als ich nach Hause, nach Borlänge, komme. Wir haben eine unausgesprochene Vereinbarung darüber, dass wir einander abwechselnd Orte in den mystischen Wäldern zeigen. Wir haben gemeinsam in die Dunkelheit der Per-Gynt-Grotte gestarrt und vom Galgenberg aus, wo derselbe Räuber der Legende nach gehängt worden ist, über den Fluss und die Äcker geschaut.

Es ist immer noch ein schöner Ort zum Sterben.

Zuletzt sind wir über die Wiese direkt ins Trolltal marschiert, in die Kirche dieser Wesen.

Wir blieben ein paarmal stehen, um uns von der Stille betäuben zu lassen. Wir bewunderten die Eiszapfen an den Felsüberhängen. Hörten den Bach unter dem spröden Eis singen.

Wir stiegen den Abhang hoch, gingen auf dem Pfad. An einer Baumwurzel sahen wir Spuren von einem Luchs. Vielleicht saß er irgendwo da oben und beobachtete uns. Wir gingen weiter und kamen am Ende zum Todesfelsen, einem mythenumwobenen Platz, an dem die Dorfbewohner sich früher angeblich ihrer Alten, Lahmen und Krüppel entledigten, indem sie sie über die Kante in den tiefen Abgrund stießen.

Durch die Bäume sahen wir Wiesen, Wald und Berge sich meilenweit bis zum Horizont erstrecken. In beißenden Minusgraden wurde mir wieder einmal klar, wie schön das Leben ist.

Auf dem Rückweg sprachen wir über das Weltall, mörderische Träume und über die Kunst, giftige Schlangen zu erschlagen. Es war eine schöne Wanderung. Auch sie brachte mir neue Energie, die ich mit in die nächste Schlacht nehme. Denn nach dem Wald werde ich mich sehnen. Da will ich wieder wandern.

Kurz darauf bestieg ich den Zug nach Stockholm. Der ganze Körper wusste, was ihn erwartete, und benahm sich nervös.

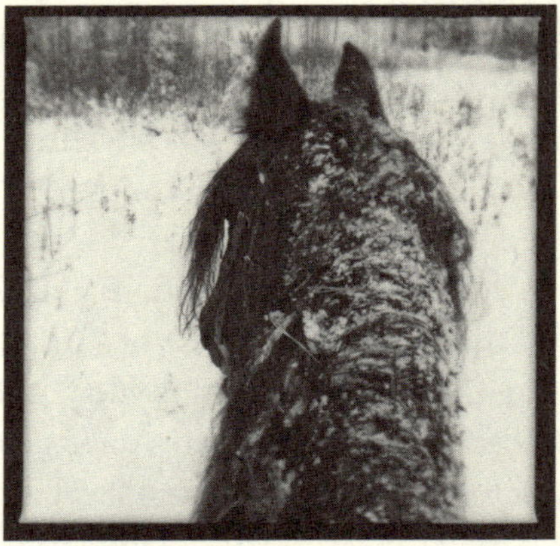

Von meinem Platz im Waggon aus sah ich, wie die Schneewolken den Berg bei meinem Bruder aussehen ließen wie einen blassen Vulkanausbruch. Der Nebel belagerte das Tal. Die Sonne ging unter und färbte die schneebedeckten Bergkämme leicht rosa. Der Rauch aus den Schornsteinen der Dörfer legte sich schwer auf die Dächer. Die Birken jenseits des Zuges waren in Frost getaucht. Gläserne Bäume. Der Fluss lag gefroren und behutsam. Folgte mir. Freund aus Wasser. In einer Biegung vor Hedemora sah ich die Elfen tanzen. Sie tanzten weiter, als der Fluss hinter Avesta abbog, und ich nehme an, dass sie weitertanzten, direkt bis in die Ewigkeit.

Dalarna zu verlassen tut weh.

Ich verliere die Kontrolle, bemühe mich aber krampfhaft, das Kommando über alles zu behalten, das um mich herum geschieht. Ich versuche, besser darin zu werden, Energie auf die richtigen Dinge zu verwenden. Mache mich rar. Ziehe an der Schlinge um mein eigenes Dasein. Verkleinere das Netzwerk. Ziehe die Fühler ein. Möglicherweise, um ein letztes Maß an Selbstbestimmung zu erhalten. Ich merke, dass ich unbewusst immer seltener reagiere. Ich isoliere mich. Rasiere mir die Haare ab. Tätowiere

Symbole auf den immer müderen Körper. Lasse sie meine Wappen sein. Mein Körper ist meine Waffe, kampfbereit.

Die Uhr tickt. Es ist an der Zeit, dem Getöse der Sinne zu trotzen und sich hinaus in den Schneesturm zur nächsten Behandlung zu begeben. Als ich in der Küche sitze, sehe ich das Gesicht eines Fremden sich im Fotorahmen spiegeln. Eines der Bilder zeigt zwei junge Hengste, die über die Hügel von Böle sprengen, ganz nah von dem Ort, wo meine Großmutter aufwuchs. Ich muss daran denken, dass ich kürzlich noch durch das Trolltal gestapft bin. Und ich denke an Minnas Worte, als sie an die Stalltür gelehnt stand.

Ja, Minna, meine liebe Freundin – die Pferde wissen. Und tun, wie sich gezeigt hat, mehr als das, was Pillen, Skalpelle und Zellgifte zu leisten imstande sind. Jetzt erhebe ich mich. Mache mich fertig.

Hier ist keine pechschwarze Stute, um mich zu beruhigen. Hier gibt es keine dampfenden Rücken, an die man sich anlehnen kann. Keine Urkraft, über die man die Finger gleiten lassen kann. Das Unwetter wirbelt. Ich sehe den fahlen Hengst näher kommen. Noch näher. Und gemeinsam werden wir weitertanzen, direkt in die Ewigkeit.

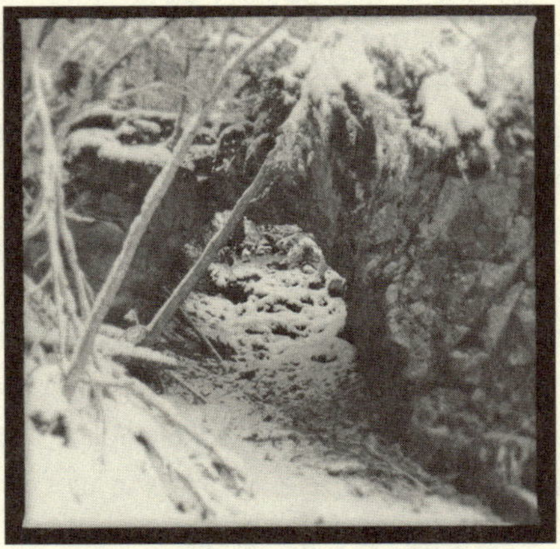

Auf Abwegen

Der Zug war an jenem Märztag vorigen Jahres nicht einmal bis Säter gekommen, da hatte ich mich schon entschieden. Eben hatte ich die schlafenden Güterwaggons am Bahnsteig von Borlänge verlassen, als der Gedanke mich traf. Bis dahin hatte ich kaum einen einzigen Blog gelesen, aber ausgerechnet da und dort, als meine geliebten Äcker und dunklen Bergkämme vor dem Fenster vorbeirauschten, hatte ich den festen Entschluss gefasst, einen eigenen Blog zu beginnen. Mein Plan war, einen Kanal für die mir Nahestehenden zu schaffen, über den ich ihnen berichten konnte, wie es mir ging und was geschehen würde. Es hatte sich nämlich schon bald erwiesen, dass es viel zu anstrengend war, wieder und wieder neu von der Wirklichkeit berichten zu müssen.

Der Blog sollte unser Treffpunkt werden, doch in erster Linie meine Art, in einer Richtung mit der Umwelt zu kommunizieren. Und so ist es auch geschehen.

Ich sehe es so, als würde ich nachts, wenn alle schlafen, irgendwo in einem Keller sitzen und in einem alten Radiosender tickern. Ich schicke Kurzwellen ins Unbekannte. Wer will und kann, schnappt meine Signale auf. Der hört zu.

Es dauerte nicht lange, bis der Blog explodierte. Plötzlich verfolgten mehr und mehr Menschen meinen Kampf, meinen Prozess, meine Verwandlung. Aus Tausenden von Besuchern wurden 4 844 145. Das ist eine Zahl, die man sich nur schwer vorstellen kann.

Und es fällt mir immer schwer, diese Reaktionen und diese Aufmerksamkeit zu begreifen.

Der Bus war noch nicht mal bis zur Abfahrt nach Långholmen gekommen, als ich merkte, dass die Frau auf dem Platz vor mir kapierte, wer ich war. Mein Bruder und ich waren eben an der lärmenden Baustelle am Hornstull zugestiegen, und als der blaue Bus über die Brücke mit den Sicherheitsschlössern fuhr, sahen wir Kungsholmen und Gamla Stan in der Dunkelheit glitzern. Wir fuhren an dem Pflegeheim vorbei, in dem ich voriges Jahr eine Zeitlang gewohnt hatte, dann bog der Bus in die Straße ein, in der ich damals mit den spannenden Kindern gearbeitet hatte – eine schöne und wichtige Zeit war das. Die Frau, die mich beobachtet hatte, wollte gerade am U-Bahnhof Fridhemsplan aussteigen, und ich konnte deutlich sehen, wie sie mit einem tiefen Atemzug und zitternder Hand allen Mut zusammennahm.

»Ich wollte nur sagen, dass ich Ihren Blog lese. Sie machen die Welt zu einem schöneren Ort«, sagte sie.

Ich war peinlich berührt und versuchte, wie es so meine Gewohnheit ist, das Kompliment einfach wegzuwischen. Fiel mir schon immer schwer, mit so etwas umzugehen. Ich konnte gerade noch ein Danke murmeln. Die Frau stieg aus. Der Bus fuhr weiter.

Ich sah meinen Bruder an und fing an zu reden. Ausführungen darüber, dass ich die Reaktionen der Leute nicht verstünde, die sich entschieden hätten, meinen Kampf mitzuverfolgen. Schließlich hätte ich keine neue Religion gegründet. Keine neue Sicht auf das Leben etabliert. Ich hätte auch keine neue Art zu denken erfunden. Auf mich warte doch kein Nobelpreis in Physik oder Wirtschaftswissenschaften.

Eigentlich würde ich von ganz banalen Dingen schreiben. Davon, einander zu umarmen und es wirklich zu meinen. Davon, seine Kinder wirklich zu sehen. Davon, so viel wie möglich mit ihnen zusammen zu sein. Ich würde darüber schreiben, das Leben Raum einnehmen zu lassen, solange man noch lebt.

Ich machte eine kleine Pause, bevor ich meinen Bruder ansah und sagte:

»Es ist ja nicht so, dass ich die Energien des Weltalls umkehren würde.«

»Doch, genau das tust du«, antwortete er, und der Bus rollte mit einem Rucken an und fuhr dann weiter.

Wahrscheinlich werde ich nie begreifen, was mein Kampf anderen inzwischen bedeutet. Und ich werde nie sehen können, welche Abdrücke ich möglicherweise hinterlasse. Es fällt mir schwer zu erkennen, dass ich die Welt zu einem schöneren Ort mache. Ich bin gar nicht so besonders. Ich bin immer noch der jüngste der Gidlunds, der Lange da, aus Kvarnsveden. Ich mag Früchtebrot, Peter Beard und *Unter den Mangroven*. Ich fahre gern im Unwetter Auto.

Ich bin kein Heiliger, habe keine Ähnlichkeit mit Jesus.

Doch meine Tinte ist Blut. Vielleicht sind meine Texte deshalb wichtig.

Nach einer Weile stiegen wir aus dem Bus und gingen über eine weitere Brücke. Am Ende kamen wir zu einer Kirche, die zwischen Wohnhäusern und Restaurants eingekeilt stand. Wir setzten uns auf eine der Bänke, doch wir waren weder für Beichte noch für Kommunion gekommen. Vielmehr waren wir da, um einen Mann mit silbernem Bart Lieder von 1970 singen zu hören. Doch das, was davor geschah, stahl ihm die Show. Noch ehe wir reagieren konnten, wurden wir von einem Mann und seiner Frau in den Bann geschlagen, die gemeinsam auf der Bühne sangen, die über den Altar gebaut worden war.

Ich weiß, dass der Mann im vorigen Sommer seinen jüngeren Bruder verloren hatte. Ziemlich plötzlich, wenn ich richtig informiert bin.

Zwischen den Liedern sah ich meinen Bruder an. Wir lächelten einander zu. Beim Applaus begriff ich, dass er und der Mann mit der Gitarre bald eine Gemeinsamkeit haben würden. Ich tauchte in die Lieder ab. Heilige Momente. Und jetzt, viel später, begreife ich, dass ich weitergehe, auf Abwegen bin, zum Ende der Zeit.

6

Mit meinem ersten Orgasmus hatte ich selbst ziemlich wenig zu tun. Ich war nicht der treibende Faktor.

Wir gingen in dieselbe Klasse.

Wandertag. Herbstluft. Perlonhosen. Abseite. Schwindel. Sie brachte mich dazu, über uns beide zu spritzen. Ob sie sich wohl erinnert? Wie auch immer, seither bin ich unersättlich gewesen.

Manchmal ist es schön. Manchmal beschwerlich. Manchmal liebe ich diesen Hunger. Manchmal hasse ich ihn mehr als alles andere.

Ich war noch ein kleiner Junge, als ich meine eigene Sexualität kennenlernte. Erinnere mich an meine erste Erregung. Wie sie mich kochend heiß machte. Rastlos.

Neugierig.

Inzwischen gibt es nur noch wenige Stunden, in denen ich nicht an den Tod denke. In denen ich nicht von dem belagert bin, was auf mich wartet.

Zum Beispiel, wenn ich Sex habe. Da hört alles andere auf. Da verschwinden wir in einem Durcheinander aus Körpern. Da sind wir high voneinander.

Während der Behandlung ist der Sexualtrieb eine der Eigenschaften, derer sich der Körper entledigt. Stattdessen ist er damit beschäftigt, zu atmen, zu schlafen und dazwischen kurz wach zu sein. Die Fähigkeit, etwas anziehend zu finden, ist Ballast, der über Bord geworfen wird. Erregung erscheint abwegig. Sexueller Höhepunkt eine Utopie.

Ich liege zusammengekrümmt und sitze meinen Feind aus. Warte darauf, dass die Zeit vergeht. Darauf, dass die Gefühle wieder in den Normalzustand übergehen. Darauf, dass die Kräfte zurückkehren.

Also warte ich darauf, dass ich selbst zu dem Körper zurückkehren werde, der immer noch mein eigen ist. Zu dem Körper, der lebt. Der zwischendurch gesund ist.

Ich kann tagelang still liegen, wenn es nötig ist. Man schafft mehr, als man glaubt, mit dem Revolver an der Schläfe. Man schafft mehr, als man glaubt, wenn man etwas Konkretes hat, worauf man sich freuen kann.

Immer mehr Tipps, wie ich Zeit gewinnen könnte, wie ich siegen könnte, trudeln ein. Immer noch wohlwollend – ich weiß. Leider verwirrt mich der Umstand nicht weniger. Jemand fordert mich auf, sofort auf Milchprodukte zu verzichten. Ein anderer fordert mich auf, ab sofort täglich mindestens einen Liter Muttermilch zu trinken. Ein dritter fordert mich auf, sofort den Fleischkonsum einzustellen. Wieder jemand fordert mich auf, augenblicklich mit einer Low-Carb-High-Fat-Diät anzufangen.

Selbst glaube ich an das, was mir unmittelbare Stärke verleiht. Ich selbst glaube immer noch nicht an Quantität. Es bekümmert mich nicht, dass ich nicht der älteste Mensch in der Geschichte Kvarnsvedens werde. Mich bekümmert, dass mein Leben verwelken wird. Sich verschlechtern wird. Verloren geht.

Wenn der Kristian, den ich kenne, von den Behandlungen zurück ist, versuche ich, den Sex aufzuholen, den ich verloren habe. Der nackte Rausch ist *my drug of choice*. Meine Abhängigkeit. Vielleicht ganz einfach mein Drogenmissbrauch. Mich reizt die weibliche Erscheinung. Ich will nahe sein.

Will lieben.

Ich will mein Zuhause in eine einzige lange Erregung verwandeln. Will von der Macht der Frau verzaubert werden. Will Sex im Bett haben. Auf dem Sofa. Unter der Dusche. Auf der Spüle. Dem Küchentisch. Auf dem Fußboden, auf dem weißen Teppich.

Will beißen. Gebissen werden. So festhalten, als würden wir beide auseinanderfallen. Mit Behutsamkeit auf Drehzahl kommen. Mit Ruhe. Schweiß mit Küssen vermischen. Zärtlichkeiten mit Kratzern. Nähe mit Distanz. Hitzigkeit mit Langsamkeit.

Und wenn ich komme, will ich mit dem ganzen Körper kommen. Dann will ich minutenlang erbeben und die erschöpften Muskeln des nackten Körpers beobachten. Die Tätowierungen. Die Narben.

Denn dann, das weiß ich, kehren die Gedanken an den Tod zurück.

Ich sehe sie näher kommen. Höre, wie sie sagen, dass das Genießen jetzt ein Ende hat.

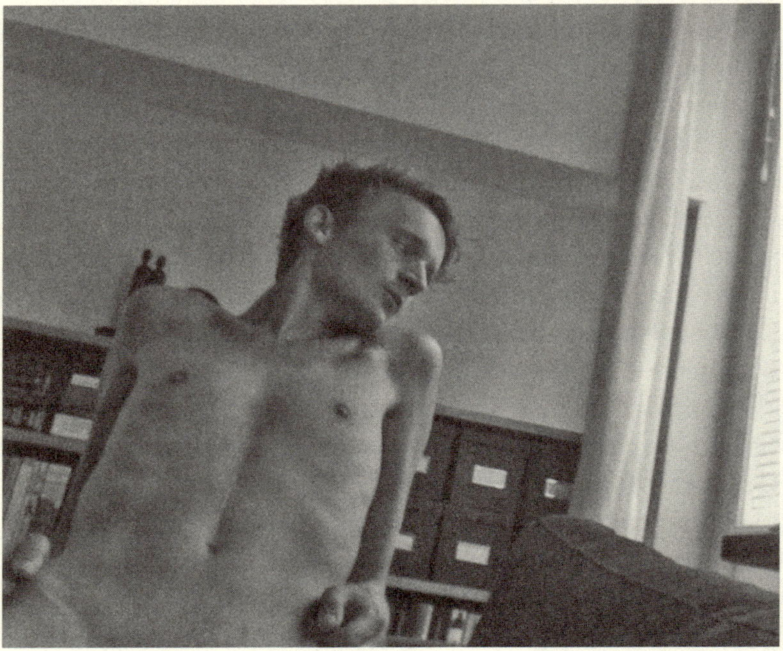

Ich aber werde weiter lieben. So viel ich kann. So viel nur geht. Denn ich glaube, das Leben ist darauf ausgerichtet – und dieser Gedanke an sich schon gibt mir die unmittelbare Kraft, von der ich überzeugt bin, dass ich sie brauche.

Heute ist mein größtes Problem, dass ich nicht genug Sex haben werde, bevor mein Körper nicht mehr imstande sein wird, sich zu erregen. Das und dass Mama diesen Text lesen könnte.

Gebräunte rote Kirschtomaten in der Pfanne von Hägerstensåsen

Wenn ich mich richtig entsinne, hatten wir eben noch Sex auf dem Sofa, die Göttin der Westküste und ich. Eigentlich wollten wir einen Film ansehen, aber unsere Körper kamen uns dazwischen. Jetzt suchten wir verwirrt, erschöpft und mit roten Wangen nach unseren Kleidern. Nach einer Weile waren wir einigermaßen bekleidet, und unser gemeinsamer Puls kehrte allmählich auf normal zurück.

Der Film bekam eine zweite Chance.

Ich erinnere mich, dass ich ihn gesehen habe, als ich ziemlich klein war – vielleicht, als er rauskam, wenn ich auch nicht genau weiß, in welchem Jahr das war. Seither habe ich ihn mehrmals gesehen, doch jetzt war es schon wieder einige Zeit her. Manche Szenen waren noch gegenwärtig, als sei es gestern gewesen, andere schien ich zum ersten Mal zu sehen.

Ich habe diese Geschichte schon immer gemocht, habe keine Ahnung, wie sie von Cineasten und Filmkennern eingeordnet wird, aber das ist mir auch herzlich egal.

Grüne Tomaten spielt Anfang des vorigen Jahrhunderts in Alabama. Meiner Meinung nach beginnt die zentrale Erzählung, als die ungestüme Idgie zusammen mit ihrem älteren Bruder Buddy und dessen Freundin Ruth die Vorbereitungen zu einer bevorstehenden Hochzeit verlassen. Idgie hat sich mit einem Typen auf dem Festplatz in die Haare gekriegt, und deshalb begeben sich die drei auf einen Spaziergang, um frische Luft zu schnappen und auf andere Gedanken zu kommen. Die gute Beziehung zwischen Idgie und ihrem Bruder ist offensichtlich. Er ermutigt ihre rebellische Ader und erzählt eine Anekdote von einem Schwarm Enten, die in einem See festgefroren waren, um dann mit dem ganzen Wasserlauf davonzufliegen. Idgie und Ruth lachen ihn aus, als er erzählt, der See sei später an einem ganz anderen Ort wieder aufgetaucht. Die drei gehen an einem Teich entlang und bleiben dann auf einer Eisenbahnüberführung stehen. Der Sommer ist brennend heiß. Verliebtheit liegt in der Luft. Buddy und Ruth küssen einander im Schutz des Hutes von Ruth. Über allem hängt die Erwartung. Vibration.

Der Wind nimmt zu. Eine Bö wischt an der Brücke vorüber und nimmt Ruths Hut mit. Zu Anfang stehen die drei einfach da und sehen zu, wie der Hut den Bahndamm hinunterrollt. Buddy steigt hinunter und jagt hinter ihm her. Im Laufen versucht er, die Krempe des Hutes zu greifen, aber der Wind frischt wieder auf. Buddy läuft weiter, am Ende gelingt es ihm. Er packt den Hut und will eben zur Brücke zurückkehren. Da stellt er fest, dass einer seiner Stiefel in den Gleisen festsitzt.

Gleichzeitig hört er eine schnaubende Dampflok sich nähern.

Eines Vormittags vor einer Behandlung kam Maria vorbei. Ich sah sie durch den Schnee vor meinem Fenster stapfen. Sie hatte ihre rosa Kopfhörer auf. Als sie ankam, schenkte sie mir einen Adventskalender, vielleicht weil sie wusste, dass ich mir selbst keinen kaufen würde. Maria und ich haben eine lange gemeinsame Geschichte.

Kennengelernt haben wir uns auf einem eintägigen Festival, und kurz darauf auf einem Fest bei einem gemeinsamen Freund. Als wir das erste Mal allein waren, schaukelten wir uns durch einen warmen Sommerabend am Tunaåstrand. Das Wasser lag ruhig da.

Es war, als wären wir die Einzigen in ganz Hytting, die wach waren. Sie hatte vergessen, ihrer Mutter zu erzählen, wo sie war. Als wir zu ihrem Haus zurückkamen, reagierte ihre ältere Schwester panisch, als sie meine Stiefel Größe 45 in der Diele entdeckte. Die Mutter, die sich in der Sommerhütte um die zwanzig Kilometer nördlich von Borlänge aufhielt, wurde informiert. Die Panik breitete sich weiter aus. Hinterher erfuhr ich, dass sie bereit gewesen war, von der Hütte zurückzukommen, um den wahrscheinlich kriminellen Stiefelträger dingfest zu machen, der plante, eine ihrer Töchter außer Landes zu bringen. Dazu kam es aber nicht. Stattdessen sollten Maria und ich eine lange Beziehung haben. Sechs Jahre. Wir wurden gemeinsam groß. Machten alles. Lachten. Weinten. Liebten uns. Wir wohnten zusammen, und manchmal glaube ich, dass ich der Sohn war, den ihr Vater niemals bekam.

Obwohl es einige Jahre her ist, seit wir uns getrennt haben, weiß ich heute noch nicht, wo Maria aufhört und ich anfange. Ich wohne immer noch in unserer Wohnung. Es gab eine Zeit, in der wir kaum etwas voneinander hörten. Das war die Hölle. Ich werde niemals über das hinwegkommen, was unsere Beziehung ruinierte. Die Trauer und die Scham werde ich mit in den Tod nehmen.

Jetzt hören wir wieder öfter voneinander. Das bedeutet viel.

Ich weiß, dass sie das, was geschieht, traurig macht. Und ich kenne Maria. Ich weiß, was Tränen für sie bedeuten.

Als sie den Adventskalender überreicht hat, setzt sie sich in den Drehsessel. Schnurrt leicht herum. Und dann fängt sie an zu weinen. Ich versuche, das Mittagessen zu machen. Wasche Kirschtomaten. Jongliere mit einem Paket Salsiccia und einem Glas Honig. Wackele mit dem Hintern. Albere rum. Mache Blödsinn. Lächele.

Ich kann immer noch lachen. Die Wirklichkeit braucht Selbstdistanz, sonst wird sie unerträglich.

»Tut mir leid, dass ich weine«, sagt sie mit brüchiger Stimme.

»Dafür musst du dich niemals entschuldigen«, antworte ich.
»Aber du bist so fröhlich, und da komme ich hierher und bin traurig«, erwidert sie.

Im Film kommt die Lokomotive näher. Buddy ruckt und reißt am Stiefel, am Fuß, am Bein, am Körper. Die Gefahr schnaubt weiter. Idgie und Ruth schreien dem jungen Mann zu, den sie beide lieben. Buddy dreht sich mit einem Lächeln um, das dem Ernst das Absurde nehmen soll. Sein Blick sagt, dass es kein Problem ist, aber sowie er sich wieder dem Stiefel und der Lok zuwendet, ist der Ausdruck ein anderer. Er lockert die Schnürsenkel, zieht mit ganzer Kraft. Nichts hilft. Die Lok. Idgie. Der Schrei.

Näher.

Noch einmal wendet sich Buddy um. Lächelt, als wolle er sagen: »Macht euch keine Sorgen, ich schaffe das schon.«

Aber die Situation ist anders.

Lok. Idgie. Schrei. Nah.

Buddy.

Es wurde ein trauriger Hochzeitstag.

Als das Essen fertig ist, sind weder Maria noch ich sonderlich scharf darauf, zu essen. Wir stochern in unseren kleinen Portionen herum. Ich sehe sie an. Sehe, dass sie die Tränen nicht länger zurückhalten kann. Ohne etwas zu sagen, strecke ich die Arme aus, und sie setzt sich auf meinen Schoß. Ich umarme sie so zärtlich und warm, wie ich nur kann. Ihr Körper bebt. In ihren Haaren verberge ich still meine eigenen Tränen.

Genau wie Buddy stehe ich da und winke lächelnd und immer bleicher, während ich die Lokomotive schnauben höre. Wie Buddy werde ich nicht davonkommen. Mein Körper sitzt fest. Die Gefahr fährt. Und die, die ich am meisten liebe, werden hinter mir auf der Überführung stehen und zusehen.

Das tut mir mehr weh als die Dampflok an sich.

Etwas Seltsames an meinem Grab

Manchmal bin ich der komplizierteste Mensch, den ich kenne. Im Grunde ziemlich oft. Manche scheinen zu glauben, dass ich so viel mehr wäre. Jemand, der eine folgsame Zärtlichkeit ist. Jemand Schräges. Ein Traum.

Aber mit mir zu leben muss schrecklich kompliziert sein. Vor allem jetzt.

Ich versuche, der Situation so ruhig wie möglich zu begegnen. Immer nur eine Sache auf einmal zu machen. Rationell zu funktionieren. Manchmal errichte ich eine Fassade, als wäre alles gut. Aber das Chaos in meinem Kopf: gute Güte! Manchmal gelingt es mir, die Gedanken zu zügeln, doch werden sie immer dunkler. Ich sehe das Ende. Und ich sehe, wo ich begraben sein will. Das habe ich noch niemandem erzählt. Der Platz liegt in der Nähe meines Elternhauses, am Wald, in dem ich aufwuchs, neben der Wiese, die in der Fantasie eine Savanne war.

Alle, die mich kennen, wissen, welchen Ort ich meine.

Eines meiner Vorbilder in der Kindheit war, zu Anfang noch unbewusst, Denys Finch Hatton, eine Figur, die mir in dem Monsterfilm *Jenseits von Afrika* bekanntgemacht wurde, den ich zum ersten Mal vor langer Zeit an einem Wochenende mit der Familie in dem mindestens ebenso exotischen Kvarnsveden sah. Finch Hatton war in ein derart aristokratisches Umfeld hineingeboren worden, dass ein einziger goldener Löffel im Mund nicht ausreichte, und es verwundert nicht, dass er sowohl das traditionsreiche Eton als auch Oxford besuchte, wo er sich zum Beispiel in einer Reihe von Sportdisziplinen hervortat. Offensichtlich fragte niemand, was er selbst gern mit seinem Leben angefangen hätte, doch der junge Mann richtete seinen Blick auf das Afrika der Abenteuer, wo er bei dem mythenumwobenen Naturgelände Rift Valley in Kenya Land kaufen sollte.

Doch Finch Hatton hatte Hummeln in der Hose. Und im Kopf. Die Herrenclubs, die Oberklasse und der Jetset schienen bei ihm innere Blutungen und ernsthafte Konzentrationsschwierigkeiten hervorzurufen. In Afrika verbrachte er die meiste Zeit draußen in der Wildnis, auf der Jagd und bei Safaris, und nach dem, was ich über ihn erfahren habe – nach der Vorstellung von ihm, die ich gezeichnet habe –, war er ein Mann, der sich lieber auf einem Abenteuer in der Einöde befand als mit einem Glas Tonic in einer schicken Bar.

Er kam und ging, wie er lustig war. Und mit einem solchen Mann zu leben – wie es die dänische Schriftstellerin Karen Blixen eine Zeitlang tat, worüber sie in ihrem Buch *Jenseits von Afrika* geschrieben hat –, erwies sich als fast unmöglich.

Als Finch Hatton zum ersten Mal in *Jenseits von Afrika* auftaucht, ist es im Nichts auf der Savanne. Der Zug, in dem Blixen fährt, verlangsamt sein Tempo, und sie sieht einen weißen Mann, der mit einem Massai – ich glaube, sie waren nur zu zweit – auf die Gleise zukommt. Über den Schultern tragen sie riesige Elefantenstoßzähne. Sie legen die Trophäen ab, um wieder kehrtzumachen und in die Wildnis zurückzugehen. Blixen sieht von ihrem Fenster aus zu.

Schon da ist wahrscheinlich ein Gefühl gesät worden.

Kurz nachdem ich den Bescheid erhalten hatte, dass meine Krankheit wiedergekommen ist, hatte ich Besuch von meinem Freund Anders. Er wohnt mit seiner Familie nur über die Straße.

Wir kennen einander seit fast vier Jahren, und manchmal nennen sie mich Sohn. Heute ist Anders eher ein Regisseur mit grenzenloser Fantasie als der Türsteher in Rente, der er auch ist. Er ist doppelt so groß wie ich. Er spricht ruhig. Er redet Klartext.

Ich habe viel von ihm gelernt.

Wir sprechen vom Tod. Von der Diagnose, die ich als unheilbaren Krebs interpretieren musste. Davon, dass meine Pflege jetzt in die Kategorie »Sterbebegleitung« fällt. Eine Weile sitzen wir schweigend da. Stellen fest, dass der Film von meinem Leben ein schlechtes Ende genommen hat.

Ehe er geht, zeigt er mir etwas im Internet. Seither muss ich immer öfter daran denken. Ich muss ein wenig lächeln. Denn ich schließe nichts aus.

Der amerikanische Junge James Linegar war anfangs so wie die meisten anderen in seinem Alter, abgesehen davon, dass er manchmal komische Sachen sagte, wie zum Beispiel »Ich habe euch erwählt« zu seinen Eltern.

James war neugierig und verspielt. Doch etwas, bestimmte sein Leben immer mehr: Sein Interesse für Flugzeuge aus dem Zweiten Weltkrieg war kaum mehr zu bremsen. Er konnte – ohne wirkliches Vorwissen – von Funktionen und Typen der Flugzeuge erzählen. Er fertigte Zeichnungen an, die Kämpfe in den Lüften darstellten. Flugzeuge, die Bomben werfen, Piloten, die brennende Maschinen mit Fallschirmen verlassen. Und nachts wachte er aus Alpträumen auf, in denen er laut schrie, er müsse raus, sein Flugzeug sei abgeschossen worden. Seine Eltern waren skeptisch. Sie fragten ihn, welches Flugzeugmodell er flöge. Wer auf ihn schießen würde. Von wo er gestartet sei. James antwortete ohne Zögern. Er nannte das Flugzeugmodell, dass es Japaner seien, die auf ihn schössen, und dass er von einem Flugzeugträger namens Natoma gestartet sei.

Die Eltern wollten dem Rätsel auf den Grund gehen. Sie wollten, vielleicht vor allem sich selbst, beweisen, dass James sich das alles nur ausgedacht habe. Dass seine Alpträume Fantasiegespinste seien. Also kontaktierten sie Überlebende des Militärschiffs USS Natoma Bay.

Sie ahnten wohl kaum, was dann geschah.

Denys Finch Hatton war ein rastloser Mann. Ein Wesen ohne Wurzeln. Wahrscheinlich konnte er nirgends Ruhe finden, und je mehr Forderungen an ihn gestellt wurden, desto weniger wollte er damit zu tun haben.

Im Film wird ein Mann mit Charme gezeigt. Eine Kraft, die nicht zu lenken ist. Ein Mann mit Gefühlen und voller Nachdenklichkeit. Ein Mann, mit dem leben zu wollen erwiesenermaßen hoffnungslos war.

Am Morgen des 14. Mai 1931 hob er mit seinem Flugzeug von Voi ab und stieg in den Himmel über der kenianischen Savanne auf. Dort geschah etwas – niemand weiß was –, und das Flugzeug stürzte auf die Erde, wo es zerbarst und in Flammen aufging. Finch Hatton starb zusammen mit seinem Freund Kamau.

Die sterblichen Überreste des Briten wurden auf einem Hügel in den Ngong Hills mit Blick über den Nationalpark Nairobi begraben.

Manchmal kann man einen Löwen sehen, der sich am Grab niederlässt.

Beim Treffen mit den Überlebenden aus dem Zweiten Weltkrieg kannte James Linegar den richtigen Namen von mehreren Personen aus dem Militärverband, obwohl sie einander natürlich nie begegnet waren. Außerdem stellte sich heraus, dass tatsächlich ein James Houston über japanischem Territorium abgeschossen worden war. Familie Linegar nahm Kontakt mit Houstons Schwester auf, und wieder kannte James Details von Ereignissen, die er natürlicherweise niemals miterlebt haben konnte: Er kannte die Lieblingsspielzeuge aus seinem Leben als James Houston, wusste, wie die Geschwister hießen, und fragte nach einem Bild, das niemand außerhalb der Familie Houston kannte.

Ein japanisches Filmteam nahm Kontakt mit Familie Linegar auf, um die seltsame Geschichte zu dokumentieren. Gemeinsam fuhr man zu dem Ort hinaus, an dem James Houston abgeschossen worden war. James, der Jüngere, sagte nach einer Weile, dass sie sich jetzt an genau dem Ort befinden würden, an dem er einst ins Meer gestürzt sei. Und es stellte sich heraus, dass seine Aussage mit den historischen Fakten übereinstimmte. James versenkte einen Blumenstrauß im Meer, dann brach er vor Erschöpfung in Tränen aus.

Die Alpträume hörten auf. Die Motive auf seinen Zeichnungen veränderten sich.

Katharsis.

Ich erinnere mich an meine Nächte auf den Steintreppen in Varanasi. Ich hätte nicht allein dorthin gehen sollen, aber ich saß trotzdem neben den *Doms*, jenen Arbeitern, die die Toten verbrennen, deren Wunsch es war, dass ihre Asche im heiligen Fluss Ganges verstreut werden würde, um auf diese Weise den Kreislauf der Reinkarnation zu beenden. Für einen Hindu ist dies das vornehmste Ziel und somit das Ende des ewigen Kreislaufs des Lebens. Abends flammten die Feuer entlang der Außenbezirke der Stadt auf. Morgens stieg der Rauch im goldenen Licht aus der Asche. Im Wasser wuschen sich die Menschen. Ich sah Leichen vorübertreiben. Ich sah, wie eine Leiche auf den Grund des Flusses gesenkt wurde.

Überall war der Tod gegenwärtig.

Ich fühlte mich lebendig.

Ich weiß nicht sicher, was ich über meinen eigenen Tod glaube. Aber ich schließe nichts aus.

Wenn ihr also an den Gleisen in Kvarnsveden entlanggeht, dann geht weiter an der Savanne meiner Kindheit vorbei. Geht zum Wald, der auf das Rondell zuläuft. Seht zum Birkenhain auf. Seht meinen Ruheplatz.

Habt keine Angst.

Lächelt, so wie ich euch schon früher gebeten habe zu lächeln.

Denn es würde mich nicht wundern, wenn ihr einen Löwen sehen solltet, der sich bei meinem Grab ausruht.

Revolution im Kopf

Ich weiß schon seit mehreren Monaten davon, habe mich aber entschieden, nichts zu sagen. Von der Schallplattenbranche und dem, was man *das Leben* nennt, schon einmal getäuscht, weiß ich, dass nichts geklärt ist, ehe es nicht geklärt ist. Wenn Geld regiert, sind Versprechen nicht immer gleich Versprechen. Aber diesmal ist es wahr. Diesmal passiert es wirklich.

Charlotte und ich haben uns ein Auto geliehen. Haben eine Reihe von Verkehrsregeln missachtet und bei Dr. Johns *Revolution* und dem restlichen drogenseligen Sammelsurium mitgesungen. Sind zum Schärengarten vor Göteborg hinaus auf kalte Klippen geklettert und haben zugesehen, wie das Meer sich aus Askim herausstahl. Der Himmel war aschgrau, aber wir hatten es schön. Sie hat es mit mir ausgehalten.

War stark. Inspirierend.

Als wir die höchste Stelle der Klippen erreichten, wo die müden Boote an den Stegen weit unter uns ausruhten, fühlte ich, wie das Handy in meiner Tasche klingelte. Ich sah aufs Display. Filip.

Dieser Mann ist ein wandelndes Pulverfass – und sehr richtig: Auch dieses Gespräch sollte alles verändern.

Als Teenager war ich für mein ungestümes Temperament bekannt. Das ist ein gemeinsamer Zug, der meine Geschwister und mich verbindet: die Fähigkeit, in vier Sekunden von null auf hundert zu kommen, meist verbunden mit einem groben Kommentar. Das ließ die Leute immer erstaunt verstummen, und manche haben daraufhin auch die Fäuste geballt – und manch andere mehr als das.

Vorigen Sommer hatte ich einen Wutanfall, der dem Teufel die Schamesröte ins Gesicht getrieben hätte. Ich zerschlug mein Telefon, knallte die Haustür zu, brüllte meine Eltern an und war drauf und dran, am Ende unserer Straße in Kvarnsveden ein Haltestellenhäuschen in Stücke zu schlagen. Zum Glück habe ich das dann doch nicht gemacht.

Seit jenem Tag bin ich kaum mehr aufgebraust. Es fühlt sich unmöglich an. Was immer auch in diesen Tagen geschieht, kann ich doch nicht wütend werden.

Doch langsam zu sterben hat mein Wesen mit Panik durchsetzt. Eine existentielle Angst. Was werde ich hinterlassen? Woran werden sich meine Familie und meine Freunde erinnern? Was bleibt von dem Kristian, der ich einmal war?

Wird Mårten sich an einen Menschen erinnern, den es wirklich gab, oder wird sein Bild aus vagen Erinnerungen und Fragmenten der Wirklichkeit geformt sein?

Im Herbst gingen meine Geschwister und ich bei der Hütte, die Großvater gebaut hat, durch den Wald. Langsam an dem Bach vorbei, in den Papa als Kind eine Insel gebaut hat. An dem Ort unterhalb der Steine vorbei, wo ich einmal ein totes Reh gefunden habe. Wir sahen die von den Stürmen zerborstenen Baumstämme. Wir blieben an der Biegung stehen, wo die Bäume aussehen, als stammten sie aus einem Regenwald. Ich fuhr mit meinen Fingern über die riesigen Farnkräuter. Dann gingen wir über die Lichtung. Die Wiese öffnete sich wie eine Umarmung und lächelte uns zu.

Unter ein paar Eichen ließen wir uns nieder.

Stundenlang blieben wir sitzen. Redeten über alles. Darüber, wie seltsam sich das Leben entwickelt. Dass ich sterben will und es doch nicht will. Dass sie ihr Bestes geben, um mit der Situation umzugehen. Wie manche Menschen in unserer Umgebung näher gekommen sind, während andere sich immer weiter entfernt haben.

Wir haben gelacht. Wir haben geweint. Fertig geredet. Dem anderen Raum gegeben. Das war einer der schönsten Momente, die wir je zusammen gehabt haben.

Ich sah über die Wiese. Sie hatte immer so ausgesehen wie an jenem Tag, und vielleicht – hoffentlich – würde sie auch in Zukunft immer so aussehen. Ich sah die riesigen Steine, die die Bauern im Schweiße ihres Angesichts lachend und fluchend zu Haufen zusammengesammelt hatten und die dann zu Inseln unter den Bäumen geworden waren. Monumente der Vorzeit.

So, das ist es also, was sie hinterlassen haben, dachte ich bei mir.

Seither habe ich mehr und mehr darüber nachgedacht, was meine Spur, mein Fußabdruck sein wird.

Jetzt weiß ich es.

Oben auf der Klippe vor Askim nahm ich das Telefon ans Ohr. Filip verschwendete weder Zeit noch Konsonanten:

»Du wirst Buch.«

Ich selbst hatte den Gedanken schon vor langer Zeit aufgegeben. Im Laufe der Jahre hatte ich Kurzgeschichten und ein paar holprige Romanversuche an verschiedene Verlage geschickt, die sämtlich aus verständlichen Gründen abgelehnt worden waren. Mit den Absagen hatte ich umgehen können. Doch irgendwann nach der Operation im vorigen Sommer schickte ich den Blogg an ein paar Verlage. Wieder ein Nein. Ja, scheiß drauf, dachte ich. Wenn nicht einmal der Mount Everest meines Lebens genügt, dann wird niemals ein Buch meinen Namen tragen.

Doch dann setzte sich Filip in den Kopf, das zu ändern.

Einen knappen Monat später bestieg ich die Klippen vor Askim.

Eine Minute später klingelte das Telefon.

Die Nachricht hat mich ruhiger gemacht. Hat mir geholfen, mich zu konzentrieren, und das, obwohl es nicht verwunderlich wäre, wenn ich schon vor langer Zeit Kontrolle und Verstand verloren hätte. Denn jetzt weiß ich, was ich damals nicht wusste: Ich werde etwas hinterlassen. Ein Buch. Und das fühlt sich für jemanden, der von Kindesbeinen an von diesem Wort besessen war, riesenhaft an.

In ein paar Monaten wird *Nach mir das Leben – Was ich am meisten vermissen werde, wenn ich nicht mehr bin* publiziert werden. Jetzt werde ich alles daransetzen, es noch in einem Laden sehen zu können. Ich werde mich als rumänischer Spion verkleiden und es selbst kaufen. Seinen Umschlag befühlen. Schnell und langsam darin blättern.

Und Mårten, da wirst du von deinem hitzköpfigen Onkel lesen können – der sich in Situationen begab, die die volle Gegenwart aller Sinne erforderten. In dessen Brust ein Seemannsherz schlug. Der das Abenteuer suchte.

Der gestorben ist, als das Leben gerade erst angefangen hatte.

Das letzte Bild vorm Krieg

Auf dem ersten Foto, dem schwarz-weißen, sehen wir ihn auf der Motorhaube eines Ford Fairlane sitzen. Es ist das Jahr 1957 und das neueste Modell. Das Auto gehört seinem Bruder. Es scheint an einem Waldweg irgendwo in der Einöde zu stehen. Überall Tannen. Der Sommer brennt – es ist jener Sommer, in dem der Fluss bei Mellersta durch die Trockenheit fast zwei Meter niedriger war, jener Sommer, in dem Olof Reckner im Folkets Park die Liebe küsste, jenes Jahr, in dem sie zusahen, wie Ulf Hannertz die Zehntausendfrage bei *Alles oder nichts* bewältigte.

Seine Jeans sind ein paar Zentimeter hochgekrempelt. Die Frisur glatt gekämmt. Die Lederjacke glänzt. Im Mundwinkel glimmt eine Zigarette. Er lächelt. Sieht glücklich aus.

Es ist das letzte Mal, dass die Brüder zusammen draußen sind.

Das Gemälde links davon ist eine Interpretation von 1789. Den Namen des fahlen Pferdes, auf dem er sitzt, soll er angeblich niemals offenbart haben. Er sieht aus, als trüge er ein Bärenfell, und er ist ungewöhnlich dunkel für jemanden vom schwedischen Stamm. Möglicherweise hat der Maler sich eine künstlerische Freiheit genommen, vielleicht war er ein seltsamer Mensch. Die Feder in seinem Haar scheint von einer Krähe zu stammen. Das ist ungewöhnlich: Es gibt sonst keinerlei Hinweise darauf, dass die Rebellen sich mit Federn geschmückt hätten. Die Legende sagt, der rote Fleck in seinem Gesicht sei das Blut des Feindes. Schwer zu sagen, ob das wirklich stimmt. Wir wissen es auch nicht, doch irgendwann, als er auf die dreißig zuging, scheint er in den Wahnsinn abgedriftet zu sein.

Nachdem er hatte zusehen müssen, wie mehrere Söhne des Dorfes im Frostbrunnsdalen zu Tode geprügelt worden waren, führte er in einem verzweifelten Versuch, Dalarna zu einer freien Republik zu machen, den neuen Aufstand gegen den schwedischen Staat an. Der Kampf war ebenso lang wie blutig, ist jedoch aus den Geschichtsbüchern getilgt worden.

Im Januar 1787 wurde er von seinen Leuten verraten und gefangen genommen. Man brachte ihn nach Stockholm, wo er vor der Deutschen Kirche gehängt wurde. Die Leiche ließ man dort hängen, um ein Exempel zu statuieren.

Seine Gebeine kehrten niemals nach Dalarna zurück.

Der Zeitungsausschnitt weiter hinten im Raum zeigt ihn in einem Freudentaumel. Er hat eben das letzte Finalspiel für Färjestad absolviert. Die totale Euphorie. Hinter ihm sieht man, wie sich die Kameraden über die Bande schwingen, um den Sieg zu feiern.

Es war eine seltsame Saison gewesen. In den Vorrunden machte er kaum auf sich aufmerksam, um dann in der Endrunde, als alle Zusammentreffen auf das siebte Match zuliefen, zum Riesen zu werden. Torarme Szenen wechselten sich mit dem Gegenteil ab. Die Strafzeiten schossen in die Höhe. Die Fouls wurden immer heftiger, der individuelle Ehrgeiz zusammen mit der Verbandsmaschinerie soll niemals besser gewesen sein.

Das Finale wurde durch Strafschüsse entschieden.

Nach dem Match zieht er sich immer mehr zurück, wird schweigsam, und wenn er redet, dann spricht er unzusammenhängend und sucht mit geschlossenen Augen nach Worten.

Richtung Frühjahr macht er sich mit seiner Promenadenmischung zu einer Wanderung durch Nord-Dalarna auf.

Am nördlichen Ufer des Gröversjön findet man sein Zelt.

Ende September zwei Jahre später erhält seine Schwester, die damals nach einer längeren Zeit in der Hauptstadt nach Borlänge zurückgekehrt war, einen Brief, der eine einzige Zeile enthält: »Es hat nicht wehgetan.«

Auf der vergilbten Fotografie rechts von der, die wir eben gesehen haben, sieht man ihn lächelnd vorgebeugt auf einer schwarzen Friesenstute sitzen. Im Hintergrund weiden bedächtig Kühe. Das Bild ist auf der Höhe des Djurmo Klack aufgenommen worden, den man auf der anderen Seite des Flusses erkennen kann. Anfänglich wurde schlecht darüber geredet, dass er seine Tiere frei weiden lassen wollte, ohne Zäune und feste Orte, doch nach einiger Zeit verebbte die Kritik. Wahrscheinlich hatte sich seine Taktik als glücklich erwiesen.

An einem frühen Morgen im Mai, im selben Jahr, als das Bild gemacht wurde, trabte sein Pferd langsam auf das Bahnhofsgebäude von Arvslindan zu.

Der Sattel war leer.

Auf dem kleinsten eingerahmten Bild sitzt er an die Schranktüren gelehnt auf dem Fußboden in seinem Kinderzimmer in Kvarnsveden. Im Nachbarzimmer packt seine Schwester Weihnachtsgeschenke ein. Er weiß, dass sie in diesem Moment mit den Stiften, die sie aus Stockholm mitgebracht hat, schöne Bilder malt. Er fragt sich, ob sie wohl durch die Wand spürt, wie sehr er sie liebt, ob sich die Gefühle durch die Tapete und in ihr Zimmer hinein erstrecken können, wo sie in ihre Fantasie versunken ist. Vielleicht, wenn er die Augen schließt und alle Muskeln seines Körpers dafür einsetzt? Vielleicht dann.

Im unteren Stockwerk hört er seine Mutter an den letzten Verrichtungen vor dem großen Tag arbeiten. In der Küche plaudert leise das Radio. Sein Vater bewegt sich auf der Treppe. Er hört das charakteristische Husten, die leicht heisere Stimme. Vor den Fenstern fällt der Schnee. Es wird dunkel.

Morgen ist Weihnachten.

Er beugt den Nacken. Sieht die Narbe über dem Bauch. Die neuen Zeichen in schwarz und grau. Das ewige Streben auf dem linken Unterarm verewigt. Er spürt die Nervosität des Bauches. Das taube Gefühl der Hände. Das trockene Zahnfleisch. Er holt tief Luft. Spürt, wie die Lungen schmerzen. Er verbirgt seinen rasierten Schädel, das Gesicht des Fremden.

Tags darauf erlebt die Familie einen märchenhaften Tag. Kvarnsveden schlummert in seinem Schnee, der Fluss liegt stiller da als je zuvor. Alle sind versammelt. Alles ist, wie es immer schon war, wie es immer sein sollte. Am Nachmittag sitzt er im Erdgeschoss auf dem Sofa und begreift, dass dies vielleicht sein letztes Weihnachten ist und dass diejenigen, die er am meisten liebt, nächstes Jahr möglicherweise ohne ihn dasitzen werden.

Ewige Sehnsucht.

Ein Riss im Leben.

Dieser Gedanke lässt alle Kraft in einem einzigen Atemzug verschwinden. Eine Weile fragt er sich, ob er in diesem Moment jetzt sterben wird, denn mehr Frieden als diesen kann man nicht erleben. Lass mich hier sterben, in der Geborgenheit, nicht irgendwo anders, denkt er und sieht beim Tannenbaum und bei Mårten das Geschenkpapier wirbeln.

Ein paar Stunden später entscheidet er sich, noch ein Lied zur Beerdigung hinzuzufügen, vorausgesetzt, dass sie im Winter stattfindet. In den frühen Morgenstunden versammelt sich die Familie um das runde Puzzle. Sie lachen. Empfinden Glück in all dem Unmöglichen.

Am Abend hat die Wirklichkeit ihn im Arm seiner Mutter gebrochen. Er hat geweint wie ein kleines Kind. Weil ein Tag, der quälend schön war, zu Ende ging – ebenso wie er selbst. Der Körper gehorcht nicht mehr. Wie um das zu unterstreichen, kam das Nasenbluten. Die Tränen machten ihn gähnen, so wie früher, als er klein war. Seine Mutter flüsterte behutsam von der Trauer, und wie sie manchmal alles einnimmt. Sie sprach von ein paar Fotos, die immer etwas Besonderes für sie bedeuten werden: das Portrait im Schlafzimmer, das Bild vom Schulanfang.

Doch tags zuvor bleibt er noch im Kinderzimmer auf dem Fußboden sitzen. Er macht ein Bild mit dem Handy. Sieht es an. Löscht es. Er kann sich immer noch nicht mit der Verwandlung abfinden.

Vor seinen Augen sieht er sein Imperium zerfallen.

Es wird das letzte Bild vorm Krieg.

Doch siehe, ein Schiff aus Schnee und Kristall
schwebt über dem Fluss von Amsberg her,
zum Dampfschiffanleger unterhalb des Abhangs,
in dem Winter, in dem es ihn nicht mehr gibt.

Zum Auge des Monsuns

Schon nach einer Stunde in Stockholm spüre ich das Pferd in meiner Brust galoppieren. Es fiel schwer, Dalarna zu verlassen, und ich glaube, dass Mama geweint hat, als wir uns trennten. Im Schweigen packe ich meine Taschen aus. Die Kleider kommen in den Schrank. Die Bücher werden an ihren Platz auf dem Regal gestellt. Mårtens Gebasteltes darf auf der Kommode wohnen.

Zum ersten Mal seit mehreren Tagen schalte ich den Rechner ein und checke Mails. Ich erhalte einen Bericht von der vordersten Frontlinie. Eine Bekannte – der ich nie begegnet bin, mit der ich nie gesprochen habe – hat von sich hören lassen. Wir haben eine unsichtbare Frequenz, die sich zwischen uns ausbreitet. Eine seltsame Gemeinschaft. Wir teilen denselben Krieg, wenn auch auf unterschiedlichen Schlachtfeldern. Ihre Diagnose gleicht meiner.

Sie schreibt, das Ende sei rasch gekommen. Sie schreibt, vor drei Wochen noch sei sie aus gewesen und habe ein Bier getrunken. Und sie schreibt, sie habe zwei Wochen lang weder essen noch trinken können. Der Tumor hat die Kehle verschlossen. Sie verhungert. Jetzt plant sie ihre Beerdigung. Macht sich bereit. Nimmt Abschied.

Eine der Zeilen brennt sich ein.

»Spring ab, ehe du hier landest.«

Mein ganzes Wesen wird von Rastlosigkeit erfüllt. Ich muss mich bewegen. Die Umgebung wechseln. Rausgehen. Ich wandere den Hügel hinunter, halb rutschend auf dem tauenden Eis. Am Amphitheater und den nackten Bäumen vorbei. Am Parkhaus entlang. Ich komme an dem Turm mit den gefärbten Fenstern vorbei. Steige über schmelzende Schneewehen. Stelle den Fuß in eine Wasserpfütze. Betrete das »Landet«, um einen Gedanken – oder vierhundert – zu Ende zu denken.

Ich sitze einsam an der Bar wie ein Vers von Tom Waits. Denke über mein Dasein nach. Über meine Tage, die zu einem Urlaub in der Hölle geworden sind. Trotz meiner heute 29 Jahre werde ich ein chronischer Teenager bleiben. Mein Leben, Huckleberry Finn.

Ich skizziere ein paar Zeilen zurecht. Die Notizen wachsen und wachsen, das Gekritzel rennt wie ein Waldbrand über die Seiten. Ich maile Sätze und Stichworte an mich selbst. Schreibe Zettel. Sammle Worte. Und dann klebe ich sie zu neuen Kapiteln zusammen. Die Texte sind wie Vorbereitungen auf eine Expedition. Denn ich werde reisen.

Monsun voraus, aber ich steuere unverändert geradeaus. Hinein in die Nacht.

Hinein in die Finsternis.

Am nächsten Morgen öffne ich einen Umschlag, der, wie sich herausstellt, meine Krankschreibung enthält. Ich lese den Bescheid. Die Zusammenfassung meines Gesundheitszustandes. Die Wirklichkeit rückt wie ein Flüstern näher.

Kann damit wirklich ich gemeint sein? Dort steht, meine Krankheit sei unheilbar. Ich würde palliative Pflege erhalten. Ich habe keine Zeit für so was. Ich habe Hunderte von Dingen zu erledigen. Das kann nur ein Missverständnis sein. Die Ärzte müssen die Krankenakten vertauscht haben. Dieses Leben kann nicht meines sein.

Doch das ist es.

Ein Tiger ist aus dem Nichts aufgetaucht. Er hat seine Krallen in meinen Rücken geschlagen. Er streckt seine Kiefer nach meiner Kehle.

Hölle. Das meine ich wirklich.

Hölle.

Für einen Moment schließe ich die Augen und sehe einen gerstenblonden Jungen. Er sitzt auf seinem Pferd. Vor ihm türmt sich die Finsternis. Ein rasendes Ungeheuer, vom Teufel selbst geschaffen. Der Junge erhebt sein Schwert. Begibt sich in einen Kampf, den er nicht gewinnen kann.

Ich versuche, mich in die Lage meiner Geschwister zu versetzen. Ein Gedanke, der so schrecklich ist, dass er kaum anfangen kann, da schiebe ich ihn schon von mir. Selbst für mich ist die Lage nahezu unbegreiflich. Es ist zu riesenhaft. Ich weiß nicht, was ich tun soll, oder wie ich es tun soll.

Weiß nicht.

Es gibt keine Gebrauchsanweisung. Jeder Tag ist ein neuer Versuch, eine unmögliche Aufgabe zu lösen – das Streben danach, ein Problem zu lösen, das nicht sichtbar ist, das es aber gibt.

Ich habe den Tod in meinem Körper. Er tobt in meinen Eingeweiden.

Nach dem Ende gibt es nur noch Erinnerungen. Nur noch Fragen. Wenn die Trauer sich gelegt hat, wird das Bild von mir verblassen. Ich werde immer weniger gegenwärtig sein. Die Gedanken an mich werden immer seltener auftauchen. Aber sie werden kommen.

Ich stelle mir vor, wie meine Freunde aus Kindertagen in 34 Jahren denken, während sie ihre Rasen mähen.

Kristian, ja, verdammt. Wir hatten eine coole Zeit zusammen. Wir hatten Spaß. Wie er wohl aussehen würde, wenn er noch lebte? Wenn er immer noch hier wäre. Was er wohl machen würde? Wo er wohnen würde? Wie würden seine Kinder aussehen?

Sie werden einen Augenblick innehalten. Mitten im Garten.

Das Spiel der Enkelkinder. Das Lärmen des Rasenmähers. Das Getöse der Gedanken. Dann werden sie weitermachen. Vielleicht werden die Enkelkinder einmal fragen: »Warum bist du traurig?« Und wenn meine Freunde ihre Kleinen am Abend ins Bett bringen, dann werden sie ihnen über die Wangen streichen und denken, dass einmal eine Kugel auch ihre Stirn streifte, und dass ich es war, der sich nie rechtzeitig tief genug geduckt hat.

Die Nebenwirkungen der Behandlung trocknen die Augenlider aus und machen sie rau wie Klettband. Ich kratze mir den Schädel wund. Er scheint zu glühen. Diese Krankheit ist nicht nur ein langgezogener Abschied. Allmählich macht sie mich wahnsinnig. Und zwar richtig.

Ich bin so müde.

Erschöpft.

Trotz allem sehe ich so klar, in der Brillanz des Einfachen. Alles das werde ich vermissen – das Wirrwarr aus möglich und unmöglich: die Schlangen in den Läden, der Anfang eines Rausches, die Berührung der Göttin, die zerfledderten Vinylplatten, die schlechten Mittagessen, die noch schlechteren Filme, zusammen mit einer Frau zu kommen, der einheitsgraue Schneematsch der Tage, die Herbststürme, die Grenzenlosigkeit der Kinder, die Liebe meiner Schwester, die Morgen, wenn noch niemand wach ist.

Alles das werde ich vermissen. Und dazu noch so unendlich viel mehr.

JANUAR 2012

Einer von uns wird jung sterben

Silvester. Ein Tag, der mir eigentlich nie viel bedeutet hat. Erinnere mich an die Silvester meiner Kindheit. Da war der Abend wichtiger. Etwas Großes ging zu Ende, aber etwas noch Größeres – das Unbekannte – übernahm. Schon von früh an hatte der Silvesterabend etwas Wehmütiges an sich. Abschiede fielen mir als Kind schwer.

Ich erinnere mich an das Neujahrsfest als den Abend, an dem wir Kinder länger aufbleiben durften als sonst. Ich erinnere mich, wie Mama und Papa immer Lachs aßen, dass Großmutter oft zu Besuch war, dass wir Kinder Cidre bekamen und fernsahen. Ich erinnere mich, wie wir die Knaller mit Sand und Schnee zudeckten, wie die kleine Explosion alles hochwirbeln ließ und wie aufregend ich das fand. Und ich erinnere mich, wie wir ans Ende der Straße gingen, um zu sehen, wie das Feuerwerk den Himmel über Borlänge zum Glühen brachte.

Ein Inferno von einem Jahr geht auf sein Ende zu. Ich sitze zu Hause mit einer Dose Feierabendbier, entspannten Muskeln und *Sweet black angel*. Der Abend könnte nicht besser anfangen.

Ungefähr eine Stunde später setze ich meine Perücke auf, klemme mir die größte Rakete unter den Arm, die ich finden konnte, und begebe mich zu einem Fest auf Kungsholmen.

Ich werde mit meinen Freunden tanzen. Im Rausch lachen.

Ich werde 2012 in kleine Stücke sprengen.

Es geht auf Mitternacht zu, und der Himmel brennt. Die Explosionen hallen wider. Die Farben wechseln einander ab. Jackson Pollock vor dunklen Wolken. Ich schiebe mein Scud Missile in einen Blumenkasten. Halte die Hand vor. Entzünde die Turbine. Erst steht die Rakete nur da und zischt in ihr Rohr. Mit verzerrtem Gesicht fürchte ich, dass sie festsitzt. Vielleicht wird sie auf dem Balkon explodieren. Schlechte Stimmung auf dem Fest machen. Doch dann saust sie plötzlich los wie ein umgekehrter Blitz, schnurgerade. Sie fährt erstaunlich hoch, ehe sie in einem Meer aus grünem Regen explodiert. Ich balle meine Faust. Erhebe sie gegen den Himmel. Der Balkon jubelt.

Wir gehen hinein und tanzen uns in der Ecke des Wohnzimmers schweißnass. So viele meiner Freunde sind da. Die mich am besten kennen. Die den größten Teil meines Lebens über eine Selbstverständlichkeit waren. Die Kameraden aus Kvarnsveden, die Bruderschaft jenseits des Blutes aus Forssa und Borlänge.

Ich beuge mich zusammen mit dem Mann, der einer der loyalsten und geduldigsten ist, die ich kenne, über die Musikanlage. Aus irgendeinem Grund wollten wir beide dasselbe Lied spielen. *One of us is gonna die young.* Es ist ein seltsames Zusammentreffen. Düster. Ein wenig unbehaglich. Ich wende mich rasch um. Sehe das Lächeln meiner Freunde. Höre ihr Lachen. 2012 ist über dem Wasser Richtung Lilla Essingen in Stücke gesprengt worden. Jetzt wartet 2013, ein Jahr, das das schlimmste überhaupt werden kann. Der Mann mit der Geduld und ich sehen uns an. Vielleicht wird sich jetzt die schlechte Stimmung einfinden, denke ich kurz bevor das Lied beginnt.

Einer von uns wird jung sterben.

Wie sich gezeigt hat, werde ich das sein.

Den Fakten zuvorkommen

Die Krankheit ist ohne Gebrauchsanweisung gekommen. Ich weiß nicht, wie ich mit diesem Prozess umgehen soll, aber ich gebe mein Bestes. Versuche es. Strenge mich an. Jeden Tag lebe ich aufs Geratewohl und habe das Gefühl, dass ich es genauso machen sollte.

Mein Kopf echot von Fragen: Soll ich nach Hause ins Kinderzimmer in Kvarnsveden ziehen, um so viel wie möglich mit meinen Eltern zusammen zu sein, oder soll ich, solange das geht, mein Leben weiterhin so normal wie irgend möglich leben? Wage ich es, eine Beziehung einzugehen – eine Beziehung, die mir genug Geborgenheit gibt, um lachen und weinen zu können? Wage ich es, bis zum Ende des Weges zu lieben? Wie viele soll ich mit mir in die Finsternis zerren?

Ich weiß es nicht. Was ich hingegen weiß, ist, dass ich der Einzige bin, der diese Fragen beantworten kann.

Ich bin keineswegs der aufregendste Mensch, der je in Schweden gelebt hat. Ich bin nicht sonderlich bekannt, aber auch nicht ganz unbekannt. Wenn ich mich draußen unter Menschen bewege, werde ich immer öfter angesprochen. Merke, dass die Blicke wissen, wer ich bin.

Ich kenne die Journalistenzunft, weiß, wie sie funktioniert. Und ich kann nicht ausschließen, dass mein Leben ein Thema sein wird, in das sich einige verwickeln werden, wenn ich nicht mehr da bin, um mich zu äußern. Meine Geschichte wird zerteilt und verkauft werden – Teil für Teil, wie ein abgewrackter El Camino.

Nach meinem Tod gibt es nur noch Interpretationen von dem, der ich einmal war.

Deshalb tue ich jetzt mein Bestes, um den Fakten zuvorzukommen.

Es soll schwer sein, meine Geheimnisse auszugraben. Diese Taktik wende ich an, um die Familie zu schützen, die ich hinterlassen werde. Sie sollen nichts kommentieren müssen, nicht Rede und Antwort stehen müssen. Wenn jemand Probleme damit hat, wie ich mein Leben zu leben entschieden habe, dann soll er das mit mir besprechen. Ich übernehme die Verantwortung für meine Entscheidungen. Niemand sonst.

Ja, ich habe am liebsten mit dem Löffel gegessen.

Ja, ich habe den künstlich hergestellten Geschmack von Kirschen gehasst.

Ja, ich konnte es nicht ertragen, mehr als ein gemustertes Kleidungsstück am Leib zu tragen.

Ja, dunkles Wasser war meine schlimmste Phobie. Das und Regenwürmer.

Ja, es gab Zeiten, in denen ich mich, was Frauen betraf, manisch verhielt. Zeiten, in denen ich so oft und so viel Sex wie möglich hatte – mit so vielen wie möglich.

Ja, mein Herz war rot wie eine glühende Kohle, und meine Angst vor dem bürgerlichen System wuchs mit jedem Tag, der verging.

Ja, ich habe das Geld zusammengehalten – aber ich bin auch in einem Dorf aufgewachsen, das direkt von einer Papierfabrik und einem Stahlwerk abhängig war, in einem Zuhause, in dem eine Pizza Luxus war, und in einer Kindheit, wo ich jedes einzelne Kleidungsstück, das ich je getragen habe, von meinen Geschwistern geerbt hatte.

Ja, ich war stolz zu wissen, dass hundert Kronen hundert Kronen waren.

Ja, es gab eine Zeit, in der ich nicht trinken konnte – oder in der ich besser nichts getrunken hätte.

Ja, es ist vorgekommen, dass ich Marihuana geraucht habe – etwas, das manch einer provozierender finden wird als meine Bekenntnisse über Sex und Schlägereien und meine Gedanken über das Recht des Menschen auf seinen eigenen Tod.

Aber jetzt kommt das dicke Ende: *Hell's kitchen* war eines meiner Lieblingsfernsehprogramme. Wie das möglich sein konnte, vermag ich im Gegensatz zu den anderen oben aufgeführten Punkten nicht zu erklären. Und in diese Sache wird auch kein Maulwurf von Journalist und keine Polizeiermittlung je Klarheit bringen können.

Wish you were here die ganze Nacht lang

Eine Frage nagt. Taucht immer öfter auf. Ein Wildhund, der zahm werden will. Ich sehe ihn im Schatten des Weges vor meiner Wohnung warten.

Die Frage: Wann gibt der Mensch auf?

»Kristian, ich weiß, dass du das hier schaffen wirst.«

Die Worte kommen aus Fürsorge. Um mich zu stützen. Damit ich die letzte Strecke schaffe.

Aber »Ich weiß, dass du das hier schaffen wirst« ist nicht wahr. Das ist nicht, was die Ärzte sagen. Die Diagnose behauptet das Gegenteil. Ich werde das hier nicht schaffen, so gerne ich es auch möchte. »Ich weiß, dass du das hier schaffen wirst« bedeutet, dass nichts anderes als genau das erwartet wird. Und wenn ein solches Ziel nicht erreicht wird, stellt sich Enttäuschung ein.

Sagt nicht diese Sätze, die sich so schön sagen lassen. Ich werde euch nur enttäuschen.

Das Letzte, was ich von meiner Alliierten gehört habe, war, dass sie 32 Kilo wog. Da konnte sie nicht mehr laufen. Ihr Körper funktionierte nicht mehr. Wieder und wieder lese ich ihre Mail. Ich suche nach ihrem Namen in den Todesanzeigen der Zeitung. Finde ihn nicht. Es ist, als wäre sie verschwunden.

Wahrscheinlich ist sie schon dort.

Du hast alles gegeben. Ich weiß es. You did good.

Die nächtlichen Träume gehen weiter.

Ich überlebe einen Schiffbruch in der Saltsjön bei Slussen. Ich klammere mich an einer Planke und etwas Gerümpel fest und treibe zum Kai. Als ich mich aufs Land ziehe, merke ich, dass ich mich in einer anderen Zeit befinde. Alles sieht anders aus. Ich wende mich nach dem Wasser um. Sehe den letzten Rest des Schiffes unter die Wasseroberfläche sinken. Das Regalschiff Vasa. Eine Volksansammlung betrachtet mich. Die nassen Kleider. Den ausgemergelten Körper. Ich schwanke ein paar Schritte nach vorn.

Ich habe keine Wurzeln. Keine Geschichte. Ich bin mein eigen. Jetzt beginnt ein neues Leben.

In einem anderen Traum ist es kurz vor Silvester auf dem Lande. Amsberg. Tälnbacken. Irgendwo dort. Es ist kalt. Dunkel. Sternklar. Die Häuser liegen weit auseinander. Wirken verlassen. Ich kenne die Menschen, die auf den Straßen unterwegs sind, obwohl ich ihnen nie zuvor begegnet bin. Ich wohne im Dorf. In einem alten Haus. Es erinnert an eine Schule, doch das ist es nicht. Vom Haus blättert die Farbe ab. Das Tor quietscht. Der Garten ist verwildert.

Wir suchen nach einem Jungen. Vor einer Weile war er noch mit seinen Freunden zusammen, jetzt ist er spurlos verschwunden. Der Junge hat sich als stur und manchmal etwas aufsässig erwiesen. Er will es auf seine Weise haben oder gar nicht. Er geht seinen eigenen Weg – kommt und geht, wie er will. So war es wohl schon immer. Er hat die Gewohnheit, sich in den Wald zu flüchten, doch als er das letzte Mal gesichtet wurde, war er in Gesellschaft seines Großvaters, einer Person, die es eigentlich nicht mehr bis zu den Bäumen schaffen sollte. Nicht um diese Zeit. Nicht in dieser Kälte.

Ich öffne das quietschende Tor. Gehe durch den verwilderten Garten. Alles ist still. Ich sehe die verwitterte Fassade. Und ich sehe die Fußspuren eines Kindes in dem tiefen Schnee. Sie führen zu meiner Tür.

Vorsichtig drehe ich eine Runde durchs Erdgeschoss. Entdecke nichts. Keinen Jungen. Keinen Großvater. Im Wohnzimmer bleibe ich stehen. Höre ein schleppendes Geräusch. Im Stockwerk über mir rührt sich etwas oder jemand.

Langsam die Treppe hinauf. Das Geräusch kommt näher. Näher.

Die Holztreppe zum Dachboden ist heruntergeklappt. Ich packe die Leiter mit beiden Händen. Sage nichts, weiß nicht, warum. Mit dem Kopf über der letzten Stufe sehe ich jemanden, der ganz hinten auf dem Dachboden über eine Kiste gebeugt sitzt. Dieser jemand scheint mich nicht gehört zu haben. Ich bewege mich lautlos durch den Raum.

Weniger als eine Armlänge entfernt. Halte den Atem an.

Der Junge an der Kiste erstarrt. Hebt den Kopf. Ich mache einen letzten Schritt. Will eben eine Hand auf seine Schulter legen. Der Junge wendet sich um.

Der Raum wird auseinandergebrochen. Löst sich auf. Das Weltall übernimmt. Da herrscht kein Zweifel. Die gerade Nase. Der dünne Wirbel der Haare. Die blassen Augenbrauen. Die schiefen Zähne.

Der Junge bin ich. Lächelnd betrachte ich mich selbst – den Jungen, den Mann, den Mann, den Jungen.

Vielleicht ist es das Bestreben meines Lebens gewesen, die Person zu werden, die mir die ganze Zeit am nächsten war. Vielleicht muss ich mich mit dieser Person aussöhnen. Und vielleicht wird meine Zeit in dem Moment, in dem ich ganz verstehe, wer ich bin, zu Ende sein.

Die ewige Jagd wird nicht mehr ewig währen.

Ich frage mich, wie viel Geduld in einer Seemannsbrust, in einem Jungenherz an der *Moonlight Mile* Platz hat. Ich frage mich, wie viele Kinnhaken man einstecken kann, ehe man es am Ende nicht mehr schafft, sich zu erheben. Und ich frage mich, wann der Mensch eigentlich stirbt. Vielleicht beginnt der Tod in dem Augenblick unserer Geburt, wenn wir unseren ersten Atemzug machen. Vielleicht aber sterben wir erst viel später. Vielleicht auch nie.

Der Wildhund taucht auf. Jetzt ist er zahm. Mein.

Ich frage.

Wann gibt der Mensch auf?

Warte. Frage wieder.

Doch die Finsternis antwortet mit Schweigen.

Seine Stärke wird die meine sein

Die Nacht endete damit, dass ich von einem Ballon aus Schiffbrüchige auf einem stürmischen Meer retten sollte. Der Tag begann damit, dass ich die Bilder anschaute, die mein Schildknappe Malin von mir und Lize – der Urkraft und Stärke – gemacht hat.

Ich sehe den Mann. Er ist schön. Kürzlich gab es ihn noch. Jetzt ist er jemand anders. Ein bleiches Gespenst. Jemand, der sich davor drückt, sich selbst anzusehen. Jemand, der erwägt, den Spiegel aus dem Badezimmer zu entfernen. Jemand, der sich immer mehr einigelt. Jemand, der nicht gesehen werden will.

Ein anderer singt: *I miss Kentucky, and I miss my family* – und ja, ich vermisse Dalarna.

Und ich vermisse meine Familie.

Gedanke, trag mich nach Hause. Zurück.

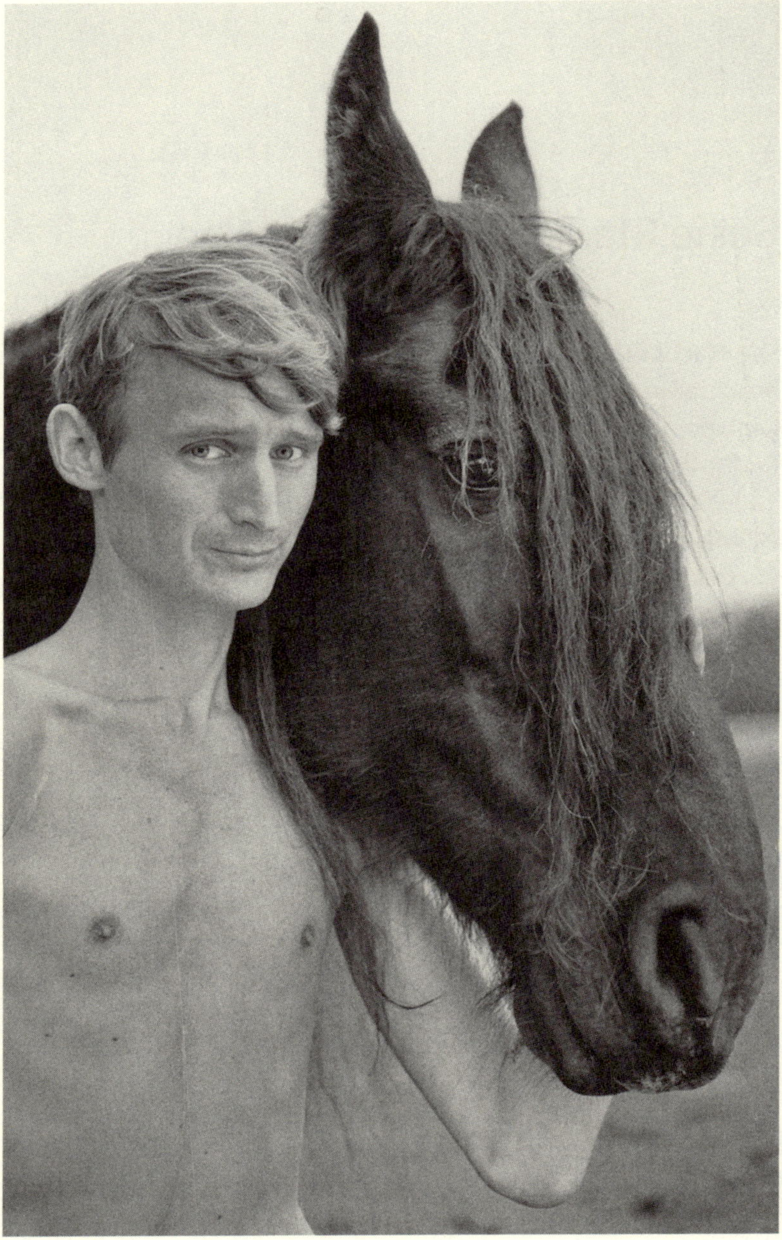

Die Schlacht gewonnen, den Krieg verloren

Meine Alliierte ist unter Belagerung im Schützengraben. Ihre Behandlung ist abgebrochen. Sie schafft es nicht, mich zu sehen. Ich weiß nicht mal, ob sie noch lebt.

Ich weiß, wie das Schmerzstillen funktioniert. Wie es den Körper immer weicher macht und die Sinne hinterher hängen lässt. Wie die Sprache besoffen wird. Wie alles Wollen verschwindet. Wie man sich selbst wiederfindet, im allmählichen Erwachen, nach einem Schlaf, dessen man sich nicht einmal bewusst war.

Dieses Dasein wartet schon an der Ecke auf mich. Die Frage ist nur, ob es das ist, was ich will.

Im Fernsehen habe ich einen sterbenden Mann gesehen. Er sah aus wie ein Fisch. Nicht wie ein zappelnder. Nicht einer, der eben aus dem Wasser gehoben wurde, und der jetzt panisch nach Luft schnappt. Nein, er sah aus wie ein Fisch, der nur ab und zu atmet, weil seine natürlichen Instinkte ihn dazu zwingen. Ich sah die Anstrengung des Körpers. Und ich meinte, eine Leere in seinem Blick zu erkennen. Als ob er schon tot wäre. Als ob er schon woanders wäre.

Ich frage mich selbst, was in meinem Leben wichtig ist. Die Qualität. Die Wertigkeit. Die Nähe. Das Teilhaben. Die Fähigkeit zu erleben. Wenn diese Faktoren niedergerungen sind, weiß ich nicht, ob es noch Sinn hat, den Körper in Funktion zu erhalten. Denn das Funktionieren ist eine Frage der Interpretation. Zumindest in meiner Welt. Nicht notwendigerweise auch für jemand anders. Aber für mich.

Ich empfinde eine ungeheure Enttäuschung über das, was kommen wird. Der Prozess um meinen Tod darf nicht zu viel Zeit in Anspruch nehmen. Ich will nicht, dass die Summe unserer Leben lautet, dass ich krank wurde. Das darf nicht, wenn alles zusammengenommen wird, das dominierende Ereignis sein.

Es liegt eine gewisse Ironie darin, dass ich, der das Leben mehr liebt als die meisten Räume, die ich je betreten habe, gezwungen werden kann, meinen Tod selbst in die Hand zu nehmen.

Würde ich das, was ich heute tue, tun, wenn ich nicht mein Urteil bekommen hätte? Wahrscheinlich nicht. Ich verbrenne das Pulver, geschehe, was wolle. Ich bin meines Begriffs von Angst verlustig gegangen, mit allem, was dazugehört. Ich denke auch nicht mehr länger in Bahnen, wie ich die Dinge – die Umwelt oder meinen Körper – in ein paar Jahren betrachten werde.

Alles, was es gibt, ist jetzt.

Und so wird es, nehme ich an, wohl immer bleiben.

Es ist, als würde ich mit meiner Familie in einem Restaurant sitzen. Wir haben gut gegessen. Ein paar Glas getrunken. Auf dem Tisch brennen die Kerzen. Alle sind da. Alle meine Freunde. Plötzlich drängt sich ein fremder Mann mit einer fremden Energie ins Lokal. Er ist riesig. Doppelt so groß und doppelt so breit wie ich. Die Stimmung verlöscht. Unser Lachen erstirbt. Ohne etwas zu sagen, ist es, als wüssten wir alle, was jetzt geschehen wird. Ich erhebe mich. Lege die Stoffserviette beiseite. Ich werfe meiner Familie, meinen Freunden einen Blick zu. Er sagt alles und nichts zugleich. Und dann gehe ich raus.

Vor dem Fenster des Restaurants ziehe ich das Jackett aus. Ich knöpfe ein paar Knöpfe am Hemd auf. Krempele die Ärmel hoch.

Die Schlägerei kann beginnen.

Es dauert nicht lange, bis er meinen schwächlichen Körper niedergeschlagen hat. Ich blute aus der Nase, von der einen Augenbraue. Ein paar Finger scheinen gebrochen zu sein. Der Bauch schmerzt. Ich wende den Blick zum Restaurant. Sehe, wie alle, die ich liebe, am Fenster stehen. Und dann wende ich den Blick wieder ab und hebe ihn zu der riesigen Kraft, die vor mir steht.

»Ich stecke den letzten Schlag ein, wenn du versprichst, meine Familie zu verschonen. Ich kann das einstecken. Aber sie lässt du in Frieden.«

Die Kräfte verlassen mich. Ich sinke auf die Knie. Sehe die Faust aus Stahl heransausen.

Finsternis.

Alles ist vorbei.

Hört auf.

Ich kann das einstecken. Aber meine Familie lässt du in Frieden.

Das Lied, gesungen

An den Abenden in Kvarnsveden lasse ich mich ins kochend heiße Bad gleiten, um die Seelenqual zu lindern, die ich nicht mehr von mir schieben kann. Ich trauere. Ich betrauere mich selbst. Denke wieder an all das, was ich nie erleben werde: das einzigartige Freundschaftsband zwischen Kindern und Eltern. Werde nie sehen, wie mein Kind plötzlich etwas macht, das zu lernen es sich so lange bemüht hat. Werde sie niemals im Nebenzimmer vor sich hinsingen hören.

Im Dampf des Bades höre ich wieder und wieder das Lied, das plötzlich von mir handelt und der Frau mit der Kraft.

Beneath the city, two hearts beat.

In dem heißen Wasser gehe ich noch einmal den Tag durch. Minna und ich sind ins Tal hinuntergegangen und haben die beiden ältesten Pferde geholt. Der Hund, der sich anfänglich wie verrückt vor mir gefürchtet hat, hat sich inzwischen so beruhigt, dass er es wagt, mir das Gesicht zu lecken, wenn ich mich hinhocke. Er ist uns an dem Hain mit den stolzen Hengsten vorbei und bis zum Stall hinauf gefolgt. Wir haben die Pferde in den Paddock hinausgelassen, wo sie ausgelassen herumrannten und in dem tiefen Schnee schnaubten.

Alles war quälend schön.

Die Hitze wird zu viel. Ich erhebe mich langsam. Der Kopf dröhnt. Der Raum dreht sich. Hinter dem Dunst auf dem Spiegel sehe ich den nackten Körper des Fremden.

Eine Weile später setze ich mich neben Papa aufs Sofa. Mama ist auch da. Und Großmutter. Wir sehen einen Dokumentarfilm über Zugvögel. Wir sehen ihren ewigen Kampf, dass ihr Jahr ein ewiger Kreislauf aus Reisen ist, ein ständiger Kampf ums Überleben. Wir sehen Gänse in langen Reihen über Herbstlandschaften fliegen. Einige von ihnen werden abgeschossen. Wir sehen einen anderen Vogel, der in Rohöl kleben bleibt. Wir sehen einen jungen Kuckuck, der Eier aus einem Nest kickt. Sehen einen Albatros jahrelang übers Meer schweben – ja, sie haben wirklich jahrelang gesagt.

Manche scheinen es zu schaffen, ganz gleich, was geschieht.

Andere gehen drauf.

Das Leben geht weiter.

Der ewige, ewige Kreislauf.

Wir sehen einen Raubvogel, der direkt vor den Augen der Eltern ein Pinguinjunges packt. Der Schrei. Die Ohnmacht. Das Blut.

Die Pinguine legen ihre Köpfe in den Nacken und schicken einen anhaltenden Klagegesang in den Himmel über ihnen. Der Laut schneidet ins Herz.

Später sehen wir sie an einem Strand. Sie sehen aus, als würden sie einander an den Händen – Flügeln – halten.

Versprecht mir, dass ihr das auch tun werdet, Mama und Papa.

Versprecht es mir.

Der Schlächter von Kvarnsveden

Er stößt einen wahnsinnigen Laut aus, als ich das Blut auf dem Messer an seinem Gesicht abwische. Die linke Wange färbt sich weinrot. Seine Stimme wechselt von einem vibrierenden Dunkel zu einem lärmend hohen Kreischen. Er streckt sich, biegt den Körper nach hinten, obwohl die Wand es ihm unmöglich macht, zu verschwinden. Ich habe ihn in die Enge getrieben.

»Jetzt bist du es, der rausgeht und ein gutes Leben lebt«, sage ich ruhig. »Du gehst raus und lebst ein gutes Leben. Ein würdiges.«

Ein paar Minuten vorher habe ich einen meiner engsten Freunde in einem Zeitschriftenladen, in den ich oft gehe, getroffen. Er hat einen Freund dabei, der einer der erfolgreichsten Produzenten des Genres und des Landes ist. Beide zeigen deutliche Anzeichen von Langeweile, als ich in einer Zeitschrift nach der anderen blättere. Es dauert nicht lange, da geben sie auf und gehen raus, um eine Zigarette zu rauchen. Wir verabreden uns draußen.

Umso besser.

Ich werfe einen Blick auf meine Lieblingszeitung und sehe im Augenwinkel, wie vier Typen sich in Position bringen und mit meinem Freund und dem Produzenten reden. Alles ganz ruhig. Alles gut. Sie machen ein paar Fotos zusammen. Ich blättere weiter in meiner Zeitung.

Als ich mich eine halbe Minute später von der Kasse abwende, sehe ich durch das Fenster, wie die Gang direkt vor dem Eingang um sich tritt und auf den Leibern der beiden herumspringt. Ohne groß nachzudenken, ziehe ich meine Schuhe und die Oberbekleidung aus. Ich stelle mich an die Eingangstür. Öffne sie.

»Einer von euch hat hier eine Grenze überschritten. Wer war das?«

Die vier Typen unterbrechen ihre Misshandlungen. Zu ihren Füßen liegen zwei Haufen blutiges Fleisch. Ich höre ein jammerndes Rasseln.

Die Gang grinst wie Hyänen und schickt den Größten und Stärksten vor. Er sieht aus, als würde er aus Metallmuskeln bestehen.

»Das muss dann wohl ich gewesen sein«, sagt er.

»Dann werde ich gegen dich antreten«, gebe ich zurück.

Ohne zu zögern, wende ich mich um und gehe in den Laden zurück. Er ist verändert. Alle Zeitungen sind weg, die Wände kahl. Der Fußboden glänzend sauber.

Die vier stellen sich im Kreis um mich herum auf. Ich hebe die Fäuste. Verteidige mein Gesicht. Nähere mich dem Mann, den ich herausgefordert habe.

Er lässt einen Schlag los. Noch einen. Und noch einen.

Ich falle auf die Knie, die anderen jubeln.

Noch einmal nähert sich mir der Mann siegesgewiss. Aber ich habe nicht vor, hier sauber zu spielen.

Aus dem Nichts hole ich ein Klappmesser hervor. Es blitzt, als ich die Klinge ausklappe. Der Mann hält in seiner Bewegung inne. Sein höhnisches Grinsen verwandelt sich in einen nervösen Gesichtsausdruck. Er wirkt wie versteinert.

Ich stehe schnell auf. Haue das Messer in den linken Teil seines Bauchs, direkt neben dem Nabel. Dann führe ich es in einer raschen Bewegung nach rechts. Auf Höhe der Niere halte ich inne. Ich drehe das Messer halb herum, um so viel Schaden wie möglich anzurichten. Der Mann fasst sich an den Bauch. Die Gedärme quellen heraus. Jetzt ist er an der Reihe, auf die Knie zu fallen. Ich steche so fest ich nur kann zu, drücke die Faust in sein Gesicht, als würde ich versuchen, sie durch seinen Kopf zu schieben.

Ich drehe mich um, schätze rasch ab, welcher von den Übrigen jetzt der Stärkste ist. Auf den gehe ich zu. Wiederhole die Bewegung mit dem Messer in seinen Bauch. Die dritte Person steche ich seitlich in den Hals. Sein Schrei verliert schnell an Kraft. In spastischen Zuckungen fällt er zu Boden. Stöhnt. Ringt nach vollen Atemzügen.

Der vierte Typ, der von allen in der mit Abstand schlechtesten Form ist und die geringste Bedrohung darstellte, ist in Panik zurückgewichen. Jetzt steht er mit dem Rücken an der Wand. Sackgasse. Ich nähere mich langsam. Dann fahre ich mit dem Messer über seine Wange. Lasse ihn meine Ermahnung hören.

Er rennt davon. Ich drehe mich um. Sehe, dass ich den Laden in ein Schlachthaus verwandelt habe. Ich ziehe meine Schuhe und die Kleider wieder an. Bedecke das Blut, mit dem ich mich bespritzt habe. Jetzt kann niemand mehr sehen, was ich eben getan habe.

Vor dem Laden, dem Schlachthaus, hat sich eine Menschenmenge versammelt. Als ich rauskomme, weichen sie kreischend zurück. Ich nehme eine Querstraße zum nicht weit entfernten Hafen. Über ein Achtertau klettere ich an Bord einer chinesischen Dschunke und verschwinde in des Abenteuers Ewigkeit und Finsternis.

Dann erwache ich. Erstaunt, ein wenig erschrocken darüber, wie wirklich der Traum war, wie zielgerichtet – scheinbar erfahren – ich mich in der makabren Situation verhalten habe.

Die Nächte sind jetzt finster. Ich werde mit Granaten beschossen. Ich erwache in Ruinen. Ich werde von meinen Freunden getrennt. Nach einem Kampf ruhe ich mich in einem klar-blauen Wasser aus, nur um bald wieder in einen neuen zu geraten.

Als ich aus dem Laden kam, waren mein Freund und der Produzent weg. Ich habe an dem Ort, an dem sie gelegen hatten, nicht einmal Blut gesehen. Die Welt war eine andere. Eine Welt wie vor hundert Jahren.

Ich warf mich im Bett herum.

In dieser Nacht schlief ich nicht mehr.

Plädoyer eines Irren

Während meiner ersten fünf Jahre in der Schule weinte ich fast jeden Tag. Nicht, weil ich unglücklich gewesen wäre, sondern weil ich einfach nah am Wasser gebaut war. Meine Kinderzeit in der Kyrkvärdsgatan war eine Freizone, da gab es keine Schlägereien, kein Mobbing oder messerscharfe Kommentare. Der Gegensatz verunsicherte mich, deshalb weinte ich.

Es gab viele, die das lustig fanden. Ob sie sich heute noch daran erinnern?

In der Mittelstufe wurden mein Freund Kalle und ich schwul genannt, weil wir David Bowie besser fanden als Limp Bizkit, weil wir Beatles-Frisuren den Schirmmützen vorzogen und weil wir lieber Musik machten, als Mopeds zu frisieren. Wir konnten die miesen Kommentare wegstecken. Wir hatten ja uns. Außerdem standen die Mädchen auf uns.

Wenn diejenigen, die »schwul« hinter uns herriefen, nur gewusst hätten ...

Die Jahre vergingen, und unsere Band hatte ihren ersten Auftritt. Unsere jugendliche Kreativität wurde auf Gedeih und Verderb rezensiert. Wir wurden gepriesen und verrissen, umarmt und ausgelacht, als Extranummer berufen und als Witz abgefertigt.

Ich habe gelernt, mit beiden Seiten umzugehen.

Ich habe ein dickes Fell. Heute muss schon einiges geschehen, damit Worte mich verletzen.

Alle Ratschläge lassen das Gewissen schmerzen. Als Todkranker schleppe ich so schon genug Seelenqual mit mir herum. Ich werde verschwinden, um nie wieder aufzutauchen. Ich werde Herzen brechen. Die Wirklichkeit für diejenigen zerstören, die ich am meisten liebe. Aber ich habe mir das nicht ausgesucht.

Den Satz vergesst bitte nie.

Heute stellte mir ein Fremder sozusagen im Vorübergehen eine Frage:

»Haben Sie mal über eine alternative Behandlung nachgedacht?«

Ich war völlig perplex, kriegte kaum ein Wort raus, denn die Antwort ist und bleibt selbstverständlich für mich. Ich würde töten, um leben zu können.

Der Fremde fuhr fort:

»Denn, wenn ich Sie wäre, würde ich alles tun, was ich nur könnte.«

Mein lieber Fremder, dem ich nie begegnet bin, brich mit allen deinen Werten. Wirf die Logik und die Rationalität, mit der du dein ganzes Leben lang gelebt hast, über Bord. Überzeuge dich selbst davon, dass alles, woran du bisher geglaubt hast, falsch ist. Eine Lüge. Lenke alle deine Gedankengänge um.

Wie fühlt sich das an, so als Aufgabe?

Du musst nicht antworten. Ich weiß genau, wie es sich anfühlt. Denn das ist etwas, worüber ich jeden Tag, jede Minute nachzudenken gezwungen bin. Und es ist etwas, das mir Angst macht, wenn ich mich nachts, überzeugt davon, der letzte Mensch auf Erden zu sein, schweißnass herumwerfe.

Ich war 27 Jahre alt, als mein Krebs diagnostiziert wurde. Ich wog um die 70 Kilo und war eigentlich in der besten Form meines Lebens.

Mama hat das Essen für uns immer von Grund auf zubereitet. So habe ich zum Beispiel, wenn man mal von der Schulmensa absieht, in der ganzen Zeit zu Hause kein einziges fertig gekauftes Fleischbällchen gegessen. Brot wurde immer selbst gebacken, außer mal in einer Ferienwoche im Sommer, wo wir ein gekauftes Weißbrot bekamen, was wir als Kinder grenzenlos exotisch fanden. Das Obst und das Gemüse, das ich in der Kindheit gegessen habe, kamen aus unserem eigenen Garten, und alle Kartoffeln von Johanssons in Tälnbacken.

Fanta tranken wir nur zu besonderen Gelegenheiten, Süßigkeiten gab es nur samstags. Meinen ersten Hamburger bei McDonald's habe ich am letzten Schultag der sechsten Klasse gegessen.

Ich würde behaupten, dass ich in meiner Kindheit wahrscheinlich die beste Ernährung bekommen habe, verglichen mit allen, die ich kenne und die mit mir in die Schule gegangen sind.

Ich habe mir das hier nicht angefressen, das soll nur keiner behaupten.

Für viele der Tipps, die ich bekomme, gibt es keinerlei wissenschaftliche Belege. Keine Beweise. Keine überzeugenden Untersuchungen. Keine bahnbrechenden Ergebnisse.

Manche Leute behaupten, die Pharmakonzerne würden die Suche nach einem Heilmittel gegen Krebs behindern, oder sie hätten gar bereits eine Lösung, die aber geheim gehalten wird. Die Skeptiker versuchen dieses Argument zu untermauern, indem sie behaupten, die Industrie würde so viel Geld an den sterbenden Patienten verdienen, dass es ein reines Verlustgeschäft wäre, einer der brutalsten Krankheiten der Welt den Garaus zu machen. Nennt mich gerne naiv, aber ich glaube einfach nicht daran. Hingegen sehe ich eine potentielle Goldgrube für denjenigen oder diejenigen, die eine effektive und funktionierende Medizin entwickeln könnten. Ich glaube einfach nicht, dass die Forscher in irgendeinem Tunnel hocken und tagein, tagaus Mine Sweeper oder Hockey spielen. Ich stehe dazu. Ich glaube eher, dass sie eine schöne Stange Geld verdienen würden, wenn sie eine Medizin auf den Markt brächten, die bewiesenermaßen Krebs besiegt. Da könnte man Kohle machen. Glaubt mir.

Ich sehe die Hölle von innen. Ich sehe verzweifelte Menschen. Sterbende Menschen. Sie stellen eine Zielgruppe mit Kaufkraft dar, das versichere ich euch. Sie sind bereit, alles zu tun. Einige von ihnen wären offensichtlich sogar bereit zu töten, um zu leben.

Manch einer scheint es als Schwäche zu betrachten, dass ich in der Frage, was ich in einer Situation wie dieser tun sollte, mehr der Schulmedizin vertraue als meinem eigenen Gefühl. Doch da gilt es Folgendes zu bedenken: Man kann die eigene Reaktion oder die Taktik, die man anwenden würde, um das Problem zu lösen, nicht vorhersehen, wenn man sich nicht exakt in dieser Situation befindet. Man kann meinen, überzeugt zu sein – wenn man den Tod in seinem Körper trägt, dann ist man nicht mehr so sicher.

Ich meine zu wissen, wovon ich rede.

Kürzlich wurde mir von einem Fremden empfohlen, mich sofort von Amphetaminen abhängig zu machen. Mama fand die Idee nicht gut. Ich auch nicht.

Jemand anders meinte, ich solle anfangen zu laufen, und er erwähnte jemanden, der austherapiert war und dann allen Vorhersagen zum Trotz doch gesund wurde. Ich kann nicht anfangen zu laufen. An manchen Tagen kann ich nicht mal eine Runde um den Block drehen. Soll das heißen, dass ich mich nicht genug anstrenge, wenn der Körper mir nicht gehorcht?

Vielleicht liegt das im Auge des Betrachters. Ich weiß es nicht. Doch eins weiß ich: Vielen Gesunden fällt es leicht, Richtlinien für Kranke aus dem Hut zu zaubern. Und noch sicherer weiß ich, dass Gesunde und Kranke sehr oft in völlig unterschiedlichen Welten leben, unter völlig unterschiedlichen Voraussetzungen, die unmöglich zu begreifen sind, wenn man sie nicht selbst erlebt.

Ich verstehe, dass die Ratschläge aus Fürsorge erwachsen und in der Hoffnung, das Unmögliche möge mir gelingen. Einerseits bin ich dankbar dafür, denn es liegt etwas Schönes darin, wenn Menschen sich für etwas engagieren, das sie stark empfinden. Doch inzwischen bin ich in eine Lage geraten, in der ich nichts mehr hören möchte.

Ich tue, was ich kann. Jeden Tag.

Glaubt bloß nicht, dass ich aufgegeben hätte. In dem Fall wäre ich schon tot.

Vor einiger Zeit hat jemand zu mir gesagt: »Wenn du meinen Rat nicht annimmst, dann bist du selbst schuld.« Das ist der übelste Kommentar, den ich während dieses ganzen Prozesses erhalten habe. Diese Person kann keine Ahnung davon gehabt haben, wie viel Seelenqual ein solcher Satz einem Menschen in meiner Situation verursachen kann. Das hat mich tatsächlich genauso traurig gemacht wie damals, als in der Schule von Kvarnsveden der Klassenschläger in der Fünften auf mich und meinen *Tom-&-Jerry*-Pullover losgegangen ist.

Und das hat lange keiner mehr geschafft – ganz ehrlich.

Der Sinne siffiger Sabbat siegt

Ich gedenke nicht zu schreiben, dass es schwerer geworden ist zu lachen, dass zwischen dem Lachen immer mehr Zeit vergeht.

Das hat die *Hoola Bandoola Band* schon getan, und ihre Worte fühlen sich wie meine an.

Ich gedenke nicht, ein Kapitel zu schreiben, das mit »Die Bank in Mellsta« beginnt und mit »Blick aus dem Wohnzimmer der Hütte, die Großvater baute« endet, um diese mit Sätzen zu füllen wie »Bekenntnisse eines Schreikinds«, »Die Handfläche unter den gelockerten Sattel des Pferdes schieben und seine Wärme spüren« und »*Kohle an Bord* als Hörkassette, wenn es draußen stürmt«.

Ich gedenke nicht, über die Wut zu schreiben. Darüber, wie ich ohne Schuhe auf die Straße rannte und die armen Krankenschwestern beschimpfte, weil ich dachte, sie würden sich aufdrängen, während es in Wahrheit der Krebs war, den ich anmotzen wollte. Oder über die Wut gestern, als ich einen Mann bat, doch die Schnauze zu halten und sich zu verpissen, als er sich bei der Kassiererin im Laden an der Ecke wie ein Schwein aufgeführt hat.

Und ich gedenke auch nicht, von der Wut zu schreiben, die sich eingestellt hat – und immer noch raucht –, als ich darum bat, nicht mehr mit Tipps und Ratschlägen belämmert zu werden, nur um dann sofort weitere hundert entgegennehmen zu dürfen.

In Schweden gibt es einen übertriebenen Glauben an die Meinungsfreiheit – die Illusion, dass wir etwas sagen müssen, nur weil wir das dürfen. Diese Rhetorik behauptet, dass es immer noch Negerkuss heißt, nur weil es »immer« schon so war. Und diese Rhetorik ist dermaßen rückschrittlich, dass die Knöchel an meinen Fäusten schon ganz weiß sind.

Ich gedenke nicht, über Marihuana zu schreiben. Dass es sich nach fünfzehn Behandlungen als das Mittel erwiesen hat, welches den Milliarden Pillen und Injektionen, die ich bekommen habe, um die Nebenwirkungen abzumildern, den Rang abläuft. Über diese Erkenntnis kann ich mich nicht schämen. Kann nicht um Entschuldigung bitten. Kann nichts anderes tun, als es denjenigen zu empfehlen, die mit Zellgiften traktiert werden.

Wer das zu kritisieren wagt, hat keine Ahnung.

Nicht die geringste.

Ich gedenke nicht, darüber zu schreiben, wie gern ich die Hengste in Böle wiedersehen will.

Ich gedenke nicht, zu schreiben, dass ich mich selbst bei dem Gedanken ertappt habe, dass es keinen Sinn macht, umzuräumen oder eine neue Küchenlampe zu kaufen.

Ich gedenke nicht, darüber zu schreiben, dass ich gezwungen worden bin, auf den Tod neugierig zu sein.

Ich gedenke nicht, über den Mann zu schreiben, zu dessen Familie ich einmal gehörte und dessen Krankheit ich jetzt teile. Habe nicht vor, darüber zu schreiben, wie er sich veränderte, abwandte, auf Distanz ging, verschwand.

Ich gedenke nicht, darüber zu schreiben, wie genau ich ihn jetzt verstehe.

Es geht darum, für diejenigen, die betroffen sind, wenn man selbst aufhört zu existieren, die Veränderungen so klein wie möglich zu halten.

Ich gedenke nicht, darüber zu schreiben, wie klein ich mich im Angesicht der Sekunden fühle, die kommen werden, in denen ich weiß, dass wenn ich jetzt einschlafe, ich nie wieder aufwachen werde.

Ich gedenke nicht, darüber zu schreiben, wie sehr ich fürchte, meiner Schwester vielleicht nicht ausreichend gezeigt zu haben, wie sehr ich sie liebe.

Ich gedenke nicht, von der Enttäuschung zu schreiben, dass ich niemals *Das Winterbuch* schreiben werde.

Ich gedenke nicht, von dem See vor Stegeborg zu schreiben, der damals ganz dunkel und still dalag, als Mama zuerst rausgeschwommen ist, um mich entgegenzunehmen. Ich hatte solche Angst vor dem Wasser.

Ich gedenke nicht, über die Trauer zu schreiben, dasselbe niemals für meine eigenen Kinder tun zu können.

Ich gedenke nicht, darüber zu schreiben, wie Spaziergänge in der Dunkelheit, wenn ich in das Heim und das Leben anderer blicken kann, mir ein Gefühl davon vermitteln, was ich vielleicht nach dem Tod sein werde: ein Beobachter, jemand, der nahe ist, aber nicht richtig da.

Und ich gedenke auch nicht, über den Brief zu schreiben, den ich heute auf die Post gebracht habe. Den Brief, der niemals geschrieben werden sollte. Den Brief, der niemals ankommen wird. Der niemals gelesen werden wird. Ich werde niemals erzählen, was darin stand. Kinder und Eltern müssen auch ihre Geheimnisse haben dürfen.

Ich gedenke nicht, heute noch mehr zu schreiben.

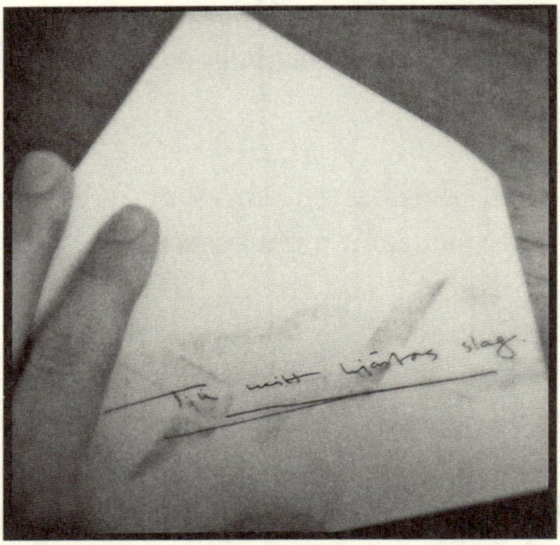

Schwarz, ein Sommer

Ich sehe meine Kinder auf mich zulaufen. Es ist heiß. Es ist Sommer. Sie haben Badesachen an. Eines von ihnen trägt eine Taucherbrille. Eines hat einen Kescher in der Hand. Ich hebe sie hoch, auf jeden Arm eines. Sie klammern sich an meiner Taille fest. Riechen so, wie ich annehme, dass nur die eigenen Kinder riechen können. Die Frau kommt von der anderen Straßenseite auf uns zu. Wir gehen ihr entgegen. Bleiben inmitten der Autos stehen. Der Verkehr dröhnt. Jemand hupt. Wir umarmen einander.

So fühlt sich Liebe an.

Am Dienstag vor zwei Wochen wurde ich von meiner Schwester geweckt, die mir sagte, dass Mama und Papa unterwegs seien, um mich zu holen. Da waren ungefähr drei Tage vergangen, ohne dass ich eine warme Mahlzeit zu mir genommen hatte. Ich hatte viel zu viel Alkohol getrunken. Hatte viel zu selbstzerstörerisch gelebt. Zu wenig geschlafen. Die Wirklichkeit gehasst. Nicht auf den Körper gehört.

Ich war nicht imstande zu protestieren, packte meine Tasche. Fuhr mit nach Hause. Danach schlief ich ungefähr eine Woche lang fast rund um die Uhr.

Ich bin noch nie so müde gewesen.

Wie viel mehr werde ich noch aushalten?

Die Nächte sind zu meinen Feinden geworden. Zwischen zwei Träumen – jenen Augenblicken, die zu meinem Freiraum geworden sind – können mehrere Tage vergehen. Wenn ich aufwache, untersuche ich, ob sich die Finger anders anfühlen, ob der Geschmack im Mund ein anderer ist. Ob die Nebenwirkungen sich gelegt haben. Ich wage kaum, mich selbst zu berühren. Ich lebe in einer Hölle, doch in meinem Innern sehe ich ein Paradies. So nah. So weit weg.

Ich werde niemals dorthin gelangen.

Zu meinem Erstaunen scheinen meine Liebe und meine Kinder in einer Wohnung zu wohnen. Hoch oben. Die Aussicht inspiriert. Macht mich klein.

Wir haben Besuch. Geschwister. Nichten und Neffen. Ich trage Anzug, Hut und Schal. Wirke wie jener, der von Samarcanda sang.

Schwarz, ein Sommer.

Ich bin dort, aber niemand sieht mich. Ich gieße ein Glas Wein ein, stehe an die Spüle gelehnt. Bald wird jemand sagen, dass in der Flasche, die sie eben aufgemacht haben, ziemlich wenig Wein war.

Ich höre die Frau sprechen. Davon, wie anders alles war, als ich noch lebte. Aber siehst du denn nicht, meine Liebe, wie ich vor dir stehe?

Hier.

Ich tue mein Bestes. Aber ich bin für niemanden zu sehen.

Trotzdem bin ich die ganze Zeit nah.

Ich gieße die Blumen, wenn du es vergessen hast.

Ich war das, der an dem Tag, als Durchzug war, aufgepasst hat, dass die Balkontür nicht zuschlägt, erinnerst du dich?

Ich war die Brise, als du das Fenster zumachen wolltest und dann sahst, dass es schon zu war.

Ich bin die Kraft, die dich am Morgen umarmt, wenn du nicht aufstehen willst.

Wir liegen wie Löffelchen.

Ich hinten.

Ich ganz nah.

Und es klingt vielleicht banal, aber wenn du nachher auf dem Sofa eingeschlafen bist, an diesem Abend, an dem unsere Geschwister und ihre Kinder zu Besuch waren, dann bin ich es, der sich um das Geschirr kümmert. Du wirst erstaunt aufwachen. Nachdenken. Vielleicht war es … Oder es war …

Ich war es.

Ich gehe durch die Wohnung. Sehe die schlafenden Kinder. Lausche auf ihre Atemzüge. Wie Gesänge. Ich drehe mich zum Wohnzimmer um. Jemand sagt lachend:

»Verdammt, war in der Flasche wenig Wein.«

Das Bild von der Wohnung wird schwächer, franst an den Rändern aus. Meine Sinne werden schwerer. Für dieses Mal ist es Zeit für mich zu gehen. Ich beuge mich zur Liebe vor. Flüstere ohne einen Laut. Sehe, dass sie hört.

Wenn jemand fragt, was mit Kristian passiert ist, dann sag, dass er in einem Krieg gefallen ist.

MÄRZ 2013

Das Land, das ich verlasse

Wenn die Gedanken ganz zynisch sind, dann betrachte ich den Tod als eine Befreiung. Ich sehe, wie das Land, in dem ich aufgewachsen bin, sich in einen Boxer ohne Selbstvertrauen verwandelt hat. Das Kollektiv wird zugunsten der individuellen Karriere abgebaut. Wir sägen die Beine ab, die wir brauchen, um gemeinsam aufzustehen. Die Wohlfahrt, die gemeinsam aufgebaut wurde, wird jetzt zur Ramschpreisen verhökert.

Ich sehe, wie Teile der Bevölkerung ihren Intellekt gedopt haben – wie sie sich selbst und ihre Argumentationen mit Luftschlössern bestücken, ohne etwas Konkretes bieten zu können. Die Argumente können kaum durchdacht worden sein. Schweden, ich weiß, dass du mehr kannst. Ich weiß, dass ihr, die ihr hier wohnt, *eigentlich* klüger seid, als dass ihr eine fremdenfeindliche Partei in den Reichstag wählen wollt.

An viel zu vielen Orten und in viel zu vielen Zusammenhängen glänzt die totale Abwesenheit von Verantwortung. Ich höre niemals irgendwen um Entschuldigung bitten. Ich höre immer nur, wie sie sich beklagen. Höre, wie sie sagen, dass Einrichtungen kontrolliert werden sollen. Dass Routinen verbessert werden sollen. Aber eine Entschuldigung ist nie dabei, dieser Gedanke scheint fremd. Als wäre das nur auf Kinder beschränkt. Das war etwas, was wir gemacht haben, als wir klein waren. Da hat man um Entschuldigung gebeten. Da haben wir »Entschuldigung« gesagt. Bei Erwachsenen gibt es nur Ausflüchte.

Ich sehe Borlänge, die Stadt meiner Träume.

Ich sehe, wie der eine Arbeitsplatz nach dem anderen wegfällt oder reduziert wird. Das Stahlwerk stellt ein Ultimatum, das zweihundert Angestellte dazu zwingt, Arbeitszeitverkürzungen und niedrigere Löhne zu akzeptieren. Die Papierfabrik plant, 175 Arbeitsplätze abzubauen, weil eine der Maschinen abgeschaltet wird.

Nach einigen Jahren des Kampfes ist mit dem Bau eines IKEA-Marktes begonnen worden – der, wie sich zeigt, null Arbeitsplätze für die lokale Bevölkerung schafft, weil die Zulieferer ihre Jobs weit unter den schwedischen Mindestlohnabsprachen anbieten. Kommt also nicht zu mir und beklagt euch darüber, dass die Einwanderer den Schweden die Arbeitsplätze wegnehmen – das regeln wir schon selbst.

Ich sehe, wie eine der Lokalzeitungen den Großteil ihrer Angestellten einspart, wie sich die journalistische Qualität verschlechtert als selbstverständliche Folge. Und da ist der Fabrikstandort Dalarna keine Ausnahme. Die Tendenz ist im ganzen Land dieselbe.

Man starrt blind auf Ausgaben. Nichts darf mehr Geld kosten. Der Fluch unserer Zeit – der Begriff von der Kosteneffizienz – ist zum zentralen Punkt geworden.

Ich sehe meine eingezahlte Rente an Wert verlieren, kapiere durchaus, dass sie für jemand anders garantiert einen Gewinn bedeutet. Mein Trost liegt in der Tatsache, dass ich schon lange tot und begraben sein werde, wenn meine eigene Rente fällig wird.

Ich muss also nicht zu den Geschichtsbüchern greifen, um den Wahnsinn der Menschen zu erkennen. Da genügt ein schneller Blick auf die Gegenwart.

In Singapur stirbt eine Inderin an den Verletzungen, die sie erlitten hat, nachdem sie in ihrem Heimatland von sechs Männern vergewaltigt worden ist. Es sollen rostige Eisenrohre bei dem Überfall im Spiel gewesen sein.

Einen knappen Monat später wird in Sundbyberg eine Frau auf

offener Straße von fünf Tätern vergewaltigt, die in dem Moment, in dem ich das schreibe, immer noch auf freiem Fuß sind.

Ein Bericht legt offen, dass Schwedens größter Kleidungshersteller seinen Näherinnen in Bangladesch für ihre Arbeit weniger als zwei Kronen in der Stunde zahlt. Diese Nachricht ist jetzt sicher keine Sensation – aber, zwei Kronen in der Stunde?

Das muss ein Rekord in menschlicher Gier sein.

Ich sehe die westliche Welt die Ereignisse in Syrien ignorieren. Ich sehe, wie die westliche Welt die Massaker in Homs, Hama, Hula, Daraa und al-Haffa – um nur einige Beispiele zu nennen – akzeptiert.

Afrika plündert seine Bodenschätze: Öl, Diamanten und Mineralien.

Der Konflikt zwischen Israel und Palästina wird niemals gelöst werden, das schwöre ich bei allen denkbaren Göttern und Heiligen.

Die EU erhält den Friedensnobelpreis. Diesen Satz kann man nur mit einem lauten Lachen zur Kenntnis nehmen.

Ich höre, dass die Arktis im Jahre 2050 verschwunden sein wird, wenn wir jetzt nicht mal ernsthaft unsere Lebensweise ändern. Gleichzeitig höre ich, dass das Vampirunternehmen Shell dort nach Öl bohren will.

Und ich höre, dass Schweden Flüchtlingskinder, die allein gekommen sind, ausweisen will. Da ist so heftig, dass ich kaum darüber schreiben kann.

Kinder.

Ich rufe im Krankenhaus an, um nach den Spermien zu fragen, die ich vor meiner ersten Behandlung habe einfrieren lassen. Sie sind noch da. Es geht ihnen super in ihrem Eisfach. Und dann stelle ich jene Frage, die jemandem, der sich außerhalb des Krankheitsprozesses befindet, höchst bizarr vorkommen wird: Kann ich sie jemandem vermachen?

Die Antwort lautet: Niemals. Keine Chance. Das hat die schwedische Gesetzgebung unterbunden. Ich darf keine Diagnose haben, die unwahrscheinlich macht, dass ich den 18. Geburtstag des Kindes nicht erleben werde.

Das kann ich in gewisser Weise verstehen. Doch in anderer Hinsicht ist es unbegreiflich. Die Argumentation ist nicht stichhaltig. Wenn ich Feuerwehrmann, Polizist oder zum Tode verurteilter Heroinabhängiger wäre, dann könnte ich so viele Kinder zeugen, wie ich wollte.

Meine Linie stirbt mit mir.

Vielleicht ist das auch ganz gut so. Die Welt ist sowieso auf dem besten Wege, den Bach runterzugehen.

Mal sehen, wer von uns es zuerst schafft.

Unsere Geschichte geht zu Ende.
Siehe, ein fahles Pferd.

Von etwas nie Entdecktem

Die Zeit eilt, wenn sie ausgeht. Kurz nach der Mitteilung, dass der Krebs zurückgekehrt war, fing ich an, von meinem eigenen Tod zu träumen und zu fantasieren. Was würde er bedeuten – würde ich ihn wirklich erleben?

Vor einiger Zeit sah ich mich selbst meine tiefsten Gedanken dazu im Fernsehen offenbaren. Das klang vielleicht so, als ob ich mir vorher ein ordentliches Pfeifchen genehmigt hätte, aber das ist mir egal. Die Vision war ehrlich. Ehrlicher als vieles andere.

Seither denke ich immer noch mehr und mehr darüber nach.

In der Dunkelheit der Nächte, im Schlummer der Tage, zwischen Tränen und erstaunlicher Ruhe habe ich ein Bild gewoben. Eine Illusion, die immer stärker gewachsen ist. Und ich merke, dass sie mir Trost schenkt. Mich lockt. Mich neugierig macht.

Der Tod kommt.

Er schlingt seine Arme um mich. Nimmt mich mit. Langsam schließe ich die Augen. Dunkelheit. Wie in ein heißes Bad zu sinken. Der ganze Körper in einem orgasmischen Rausch. Bebend. Schauder. Eine unbekannte Zärtlichkeit.

Langsam öffne ich wieder meine Augen. Ich reise nackt durch das Weltall. Sehe Sternschnuppen, unbekannte Planeten und Galaxien ohne Namen. Alles rauscht vorüber. Eilig. Bedächtig. In diesem Stadium ist Raum für alles. Farben explodieren vor mir. Eine Stimme, ein Wesen, ein Gefühl kommunizieren direkt in mein Inneres hinein. Ohne zu reden, bekomme ich Antworten auf alles, was ich mich jemals gefragt habe. Das Rätsel, warum ich von der Krankheit befallen wurde, wird gelöst. Jemand flüstert und stillt meine Sorge um die, die ich hinterlassen habe. In meinem Tod gibt es keine Gefahr.

Die unsichtbare Kommunikation geht weiter. Die Antworten kommen. Injektionen in mein Bewusstsein. Ich setze meine nackte Reise durch das Sonnensystem fort. Über nie entdeckte Sternenhimmel. Streife Schwarze Löcher. Erhalte Erkenntnisse. Die Fragen werden weniger. Die Antworten mehr.

Das Gefühl von dem heißen Bad und dem orgasmischen Genuss ist konstant. Mit mir. In mir. Um mich herum.

Die ungelösten Mysterien der Geschichte werden erklärt. Ebenso die großen Fragen meines Lebens. Neben glitzernden Supernovas wird mir die Ruhe geschenkt. Das Ausruhen.

Die Reise beansprucht die Zeit, die sie braucht. Einen Augenblick. Oder eine Ewigkeit.

Als die Fragen verschwinden, spüre ich wieder eine Erschöpfung auf mich zukommen. Mein Blick flackert. Das Weltall verblasst. Die Sterne entfernen sich. Ich schließe die Augen. Öffne die Augen. Schließe sie wieder. Schaffe es. Nicht. Die Augen. Zu öffnen.

Die erste Phase des Todes geht zu Ende.

Jetzt beginnt etwas anderes.

Die Ewigkeit.

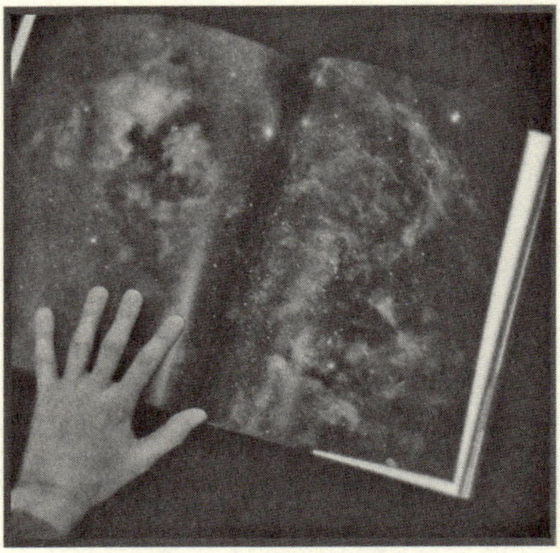

Danke für das Buch, Großmutter. Du hast einen Samen gepflanzt.

Durch den Riss im Himmel

In meinem Lieblingscafé, zwischen Gurkencarpaccio und Verfechtern der Geschlechtsneutralität, erstarre ich mit einem Mal. Ich lese die Seite 107 in dem Buch vor mir noch einmal. Und noch einmal.

Zu dem Zeitpunkt sind ungefähr vier Monate vergangen, seit ich zum ersten Mal Visionen über meinen eigenen Tod hatte. Knapp zwei Monate, seit ich einen Katzensprung von hier entfernt in einem Restaurant saß und in dem Fernsehprogramm *Annas Eviga* darüber sprach.

Plötzlich ist es, als würde ich meine eigenen Worte lesen, von jemand anders geschrieben. Von einem Fremden.

Der Autor James Frey wurde, als er 2003 mit seiner angeblichen Autobiographie *Tausend kleine Scherben* herauskam, zu einem ziemlichen Renner. Es stellte sich heraus, dass Frey sein Leben als bedeutend dramatischer beschrieben hatte, als es in Wirklichkeit war. Ein paar Stunden Freiheitsberaubung auf einem Polizeirevier wurden zum Beispiel zu einer 87 Tage währenden Tortur hinter Schloss und Riegel. Die Talkshowkönigin Oprah Winfrey, die anfänglich die Lobgesänge dirigiert hatte, erlitt fast einen Schlaganfall, als die Wahrheit ans Tageslicht kam, und erteilte dem Autor eine Zurechtweisung zu bester Sendezeit, die dann aber scheinbar in Vergessenheit geraten ist.

Doch es war nicht Seite 121 in *Tausend kleine Scherben*, die mich dort, zwischen Dreadlocks und Himbeertörtchen, paralysierte, vielmehr war es sein jüngstes Buch, *Das letzte Testament der Heiligen Schrift*, das mich lähmte.

Die Geschichte handelt von dem gelinde gesagt schrägen Charakter Ben Zion Avrohom und dem etwas anderen Evangelium, das dieser unfreiwilligerweise vor allem in New York verbreitet. Er propagiert Sex – zwischen Männern und Frauen, zwischen Männern und Männern, zwischen Frauen und Frauen. Er befreit Crackgestalten von ihrer Abhängigkeit, und das nur durch physische Berührung. Er überlebt auf mirakulöse Weise, nachdem er eine Palette mit Fensterscheiben auf den Kopf bekommen hat – und das sind nur einige der unerklärlichen Ereignisse. Mit Ben Zion Avrohom hat es etwas Besonderes auf sich. Ein Gerücht beginnt zu glühen. Festigt sich. Breitet sich aus. Ist er womöglich kein Geringerer als Gottes Sohn, der endlich auf die Erde zurückgekehrt ist? Das ist ein Gedankengang, den Ben selbst die ganze Zeit von sich weist, oder zumindest niemals bekräftigt.

Eine der Fragen, die Frey beschäftigt, dreht sich darum, ob die Menschheit den wiedererstandenen Jesus Christus überhaupt erkennen würde oder ihn nicht vielmehr als dreckigen Penner und Hedonisten mit einer promiskuitiven Haltung zur Sexualität abtun würde. Das erhält die Erzählung am Leben. Denn ich finde, ebenso wie vieles andere wird auch Religion erst interessant, wenn man sie infrage stellt.

Ich mag es, Bücher so intensiv wie möglich zu lesen. Und gerne so schnell wie möglich, um totale Nähe zu empfinden. Aber als ich auf Seite 121 ankam, ging mir die Luft aus.

Ben Zion Avrohom erholt sich von dem Intermezzo mit dem Fenster und berichtet von dem epileptischen Anfall, der auf ihn zukommt:

Eine große Ruhe senkt sich allmählich über mich. Es ist, als würde jemand sehr langsam Wasser über meinen Körper gießen. Und als ich ganz bedeckt bin, stellt sich ein Augenblick ein, nur ein kurzer, kurzer Augenblick, in dem ich alles spüre, alles sehe, alles weiß und verstehe, und in dem die Welt oder das Universum, oder was es auch ist, wo wir sind und wovon wir ein Teil sind, vollendet erscheint, und ich fühle mich vollendet in ihr. Das kann man nur mit einem Orgasmus vergleichen, doch das hier ist tausendmal intensiver und geht weit über das rein Physische hinaus. Es ist wie ein riesiger, unwirklicher Orgasmus, in dem alles Wissen und alle Weisheit, die es je gegeben hat und je geben wird, mein ist, aber nur für einen Augenblick.

Ungefähr eine Woche später liege ich zu Hause auf dem Sofa und reite einen Behandlungssturm aus. Nach einem Kommunikationsfehler in der Großhirnrinde sehe ich die *Herr-der-Ringe-Trilogie* – in falscher Reihenfolge. Es ist schon einige Jahre her, seit ich sie gesehen habe. In einem der Filme sieht es ganz so aus, als würde der gute Zauberer Gandalf sterben, nachdem er in einer aus verschiedenen Gründen ungastlichen Grube gegen ein uraltes Monster gekämpft hat. Die übrigen Figuren an Gandalfs Seite zerbrechen in Trauer und Kummer. Sie haben einen engen Freund verloren.

Glauben sie.

Denn im nächsten Film kehrt er zurück. Die Freunde können kaum glauben, dass es wahr ist. Er erklärt, was ihm widerfahren ist: wie er durch Zeit und Raum gereist ist, durch das Weltall in einem Erlebnis, das fast wie eine Ewigkeit anmutete.

Gandalf wird zurückgeholt. Gandalf stirbt nicht.

Ungefähr gleichzeitig bekomme ich eine Mail von einem Alexander, dem ich nie begegnet bin. Wir kennen einander nicht. Er erzählt, dass er mich in *Annas Eviga* gesehen hat, und dass er meint, mir etwas Wichtiges mitteilen zu können.

In der Sendung habe ich von meinen Weltallvisionen erzählt. Alexander weist mich auf ein Zitat aus dem Koran hin, das besagt, die Seele des Menschen werde von zwei Engeln durch die Galaxie in den Siebten Himmel getragen. Und er erzählt, dass auch meine Vision, all meine Fragen beantwortet zu bekommen, an eine Passage im Koran erinnern würde, wo es heißt: »Nun haben wir deinen Schleier von dir genommen, und scharf ist dein Blick heute.«

Ich versuche nicht, meine Gedanken mit einem religiösen Text gleichzustellen, doch die Parallelen faszinieren mich.

Ebenso wenig möchte ich mich mit James Frey und J.R.R. Tolkien vergleichen – bis auf die Tatsache, dass wir alle drei Menschen sind. Wir setzen – oder setzten – auf menschliche Kräfte und Eigenschaften, genau wie alle anderen. Zunächst einmal haben oder hatten wir Gedanken und Fantasie. Und vielleicht haben wir alle drei – ganz abhängig von unseren höchst individuellen Erlebnissen – es geschafft, die Tür, die zum Tod führt, zu öffnen.

Mein Alltag ist ein konstantes Nahtoderlebnis. Mein Dasein ist ein dauerhaft stattfindender Motorradunfall. Meine Wirklichkeit ist ein im Scheinwerfer des Sattelschleppers erstarrter Elchbulle.

Vielleicht hatte James Frey vergleichbare und doch völlig andere Erlebnisse. Vielleicht galt dasselbe für den Zaubererschreiber J.R.R. Tolkien. Vielleicht haben wir den Himmel aufgerissen und Fragmente von dem gesehen, was jenseits dieser Dimension kommt. Was weiß ich? Aber ich frage mich, was es für eine Vision ist, die sich in meinem Innern eingenistet hat. Ich frage mich, was die Reise ans Ende des Lebens beinhalten wird – oder ist es der Anfang von allem, der an der Ecke steht und wartet? Ich weiß es nicht.

Aber Tod, du, eins weiß ich.

Ich habe keine Angst vor dir.

Die Welt, die ich aufbreche

Am Fuße des Himmels werde ich aus dem Schnee fallen. Ich werde im kalten Wasser des Flusses schmelzen. Mit dem Strom ziehen. In einer Bewegung werde ich die Täler in Kaschmir streicheln, die zu erleben ich nicht geschafft habe. Ich werde durch Himachal Pradesh fließen, vorbei an Haridwar, wo ich gesehen habe, wie die Jungs den ertrunkenen Mann heraushoben. Ich werde weiter im Monsun gen Varanasi reisen und in den Gassen bei Dashashwamedh Gath werde ich einen schlanken, blonden Mann mit einem Jungenherz in seiner Brust erblicken.

Ich werde weiterreisen, in den Indischen Ozean fließen – das einzige Weltmeer, das Großvater niemals überquerte –, und dort werde ich meine Richtung gen Westen ändern.

Wenn ich mich der Küste nähere, werde ich von der Wärme aufsteigen, und über dem Afrika, das ich niemals kennenlernte, werde ich wie ein erfrischender Regen fallen. Ich werde wirbeln und rauschen. Tösen und schaffen. Leben geben.

Ich werde die Augen schließen und weiterreisen. Und aus meinem Schlummer werde ich von den Klängen meiner Wurzeln geweckt werden. Wenn ich meine Augen öffne, werde ich sehen, dass ich mich in der Biegung unterhalb von Mellsta befinde, wo der Fluss sich wie ein Hufeisen windet. Mein Wesen wird sich aus dem Wasser erheben. Und ich werde wandern, um mich unsichtbar bei meiner Familie aufhalten zu können.

Aber manchmal werde ich spurlos verschwunden sein. Denn

in der anderen Welt – sagen wir in der anderen Dimension – gibt es viel für mich zu erledigen.

Ich werde ein Wildpferd zähmen – ja, die wird es da geben.

In einem Rauchstubenhaus im Raiski der Sinne werde ich mit Black Jim singen.

In düstern Vierteln werde ich mit Seeleuten auf Landgang Branntwein trinken.

Irgendwo in einer Hütte werde ich dem Adjunkten zuprosten – dem, der eine Tennishalle abgefackelt hat, den aber niemand verdächtigen wird.

Möglicherweise werde ich in dieser anderen Welt der Krieger mit dem Blut des Feindes im Gesicht sein, mit einer Feder im Haar, bereit, zu schlachten und zu brandschatzen.

Doch am meisten erhoffe ich mir Ruhe.

Die zweite Phase des Todes. Die beständige. Die nach dem Weltall. Nach den Antworten auf die Fragen.

Dann werde ich in feuchtem Moos unter einer starken Tanne erwachen, in einer Landschaft, die ich in- und auswendig kenne. Ich werde jeden einzelnen Tag mit einem behutsamen Lächeln beginnen. Ich werde spüren, wie mich das Sonnenlicht des warmen Sommermorgens durch das Astwerk küsst. Ich werde die Zweige vorsichtig beiseitebiegen. Spüren, wie mein Gesicht auflebt und mein Körper sich mit Zauberkraft füllt. Die Kraft, an die ich mich schon kaum mehr erinnere. Und ich werde mich wegbegeben auf eine Wanderung ohne Ende – in einen Traum, in eine Wirklichkeit. Felix wird an meiner Seite wandern, genau wie er es mit meinem Bruder machte, an dem Sommerabend, als ich leicht betrunken nach Hause kam. Unter anderen Tannen werde ich andere erwachen sehen. Das Lächeln von anderen. Die Kraft von anderen.

Ich werde meine Großmutter umarmen und endlich ihr Lachen wieder hören.

Großvater und ich werden fertig reden, das wird uns beiden guttun.

Das ist der Ort, an dem wir uns wiedersehen werden. Jener Ort, die Geborgenheit meiner Gedanken. Denn ich habe gesehen.

Ich habe mich selbst im Unwetter unter einem Baum auf dem fahlen Pferd sitzen sehen. Im Donnern des Gewitters. In der Finsternis der Nacht. Ich habe mich einen Mantel immer enger um meinen Körper wickeln sehen. Und ich habe gesehen, wie über meiner Brust ein Kind aus dem Kleidungsstück heraussah.

Mein Kind.

Wir werden uns sehen, wenn die Welt aufgebrochen ist.

Du wirst nie wieder Angst verspüren müssen. Keine Sorge. Keine Qual.

Ich werde mit allen Kindern wandern, die Eltern gebraucht hätten. Mit allen Kindern, die auf jemanden warten. Die vermisst wurden. Die verschwunden sind. Die zu früh gestorben sind. Vielleicht bin ich deshalb krank geworden. Vielleicht muss ich auch deshalb gehen, früher als man je gedacht hätte.

Denn, wie jemand gesagt hat: Meine Abwesenheit hier ist ein Nachhausekommen anderswo.

Kristian.
Ich liebe dich.

Liebt einander.
Das ist es eigentlich nur, was ich sagen will.

Der Tod darf nicht schlimm sein.
Schließlich muss ich ihm begegnen.
Du auch.

Still, ganz still

Ich werde euch in einer stillen Nacht verlassen, behutsam in der Dunkelheit. In den Träumen werdet ihr eine Nähe spüren. Wie ich euch umarme. Und wenn ihr aufwacht, wird alles wie immer sein und doch so anders. Ihr werdet euch in den Tränen vereinen, Gemeinschaft in der Trauer empfinden. Seht es als gemeinsame Stärke. Kommt dann, um euch zu verabschieden. Streichelt meine Wange. Haltet meine Hand. Sagt das, was ihr sagen wollt.

Wir werden getrennt werden, aber ich werde mein Möglichstes tun, um immer nah zu sein. Erschreckt nicht, wenn ihr überrascht werdet. Überrumpelt. Habt keine Angst, wenn sich eine Nähe bemerkbar macht. Wenn die Energien sich anders anfühlen. Vielleicht bin das nur ich.

Meine Familie, meine Freunde – ihr, der Schlag meines Herzens. Eines Tages werden wir uns sehen. Eines Tages werden wir wieder vereint sein. Eines Tages heißt es wieder wir.

Nehmt es nicht als Lösung, sondern fühlt es als Trost: Nur der Tod trennt uns.

Erspäht ein Feuer auf dem Berg, in weiter Ferne.

Ich bin bei meinem ersten letzten Kapitel angekommen. Es hat mir Fieber verursacht, und ich schwitze mich schlaflos durch die Nächte. Ich schiebe es vor mir her. Will es nicht angehen. Streiche die Wörter durch. Wieder. Und wieder. Brauche länger denn je. Wie beendet man etwas, das vielleicht das Letzte ist, was man hinterlässt?

Dies hier wird mein Monument. Mein Runenstein auf dem Feld. Die Straße, die meinen Namen trägt.

Meine Brust wird einen Hauch einsinken, und ich werde mich mit den 21 Gramm, von denen man sagt, dass sie spurlos aus dem Körper verschwinden, wenn der Tod sich einfindet, in die Ewigkeit begeben.

Ich sehe meine Wortwahl. Lese den Satz noch einmal. Die Ewigkeit. Die Ewigkeit oder nichts.

Vielleicht hört alles auf. Vielleicht wird es keine Fortsetzung der Reise geben.

Vielleicht bin ich am Rand des Horizonts angekommen.

Vielleicht bekommen wir nur die Zeit, die uns auf der Erde zugeteilt worden ist. Deshalb sehe ich jetzt noch deutlicher: Arbeitet nicht zu viel. Lasst die Gefühle nicht in der Brust stecken. Redet. Streitet niemals über Geld. Wagt, Nein zu sagen. Wagt, Ja zu sagen.

Das Paradies kann ein Ort auf Erden sein.

Das Abenteuer wartet, wenn ihr nur wollt. Ich werde mein Möglichstes tun, damit mein Tod ein ebensolches wird.

Eines Tages werde ich gehen. Ich weiß noch nicht, wann.

Schon spüre ich den Tau.

BILDER

ZITATE

An einigen Stellen habe ich Zeilen aus anderen Werken entliehen:

S. 25: Aus dem Film: *Der fantastische Mr. Fox*, 2009.

S. 46: Simon & Garfunkel, »The Only Living Boy in New York«, vom Album *Bridge Over Troubled Water*.

S. 94: Tom Waits, »Town With No Cheer«, vom Album *Swordfishthrombones*.

S. 203 f.: Michael Herr, *An die Hölle verraten*, Ü.: Benjamin Schwarz, Verlag Rogner und Bernhard, München 1979, S. 251.

S. 211: Tove Jansson, »Papa und das Meer«, in: Dies., *Mumins wundersame Inselabenteuer*, Ü.: Brigitta Kicherer. Arena Verlag, Würzburg 2008.

S. 243: David Eugene Edwards, »His Rest« vom Album *The Threshingfloor*.

S. 254: Hunter S. Thompson, *Kingdom of fear* (2003), deutsch: *Königreich der Angst*, Ü.: Teja Schwaner. Heyne Verlag, München 2006.

S. 303: The Ark, »One of us is gonna die young«, vom Album *State of the Ark*.

S. 311: Ryan Adams, »Oh My Sweet Carolina«, vom Album *Heartbreaker*.

S. 316: Bruce Springsteen, »Jungleland« vom Album *Born To Run*.

S. 322: August Strindberg, *Plädoyer eines Irren*, Ü.: Hans Joachim Maass. Suhrkamp Verlag, Frankfurt/Main 1981.

S. 327: Mikael Wiehe, Hoola Bandoola Band, »Herkules« vom Album *Vem kann man lita på?*.

S. 342 f.: James Frey, *Das letzte Testament der Heiligen Schrift*, Verlag Haffmans & Tolkemitt, Berlin 2012.

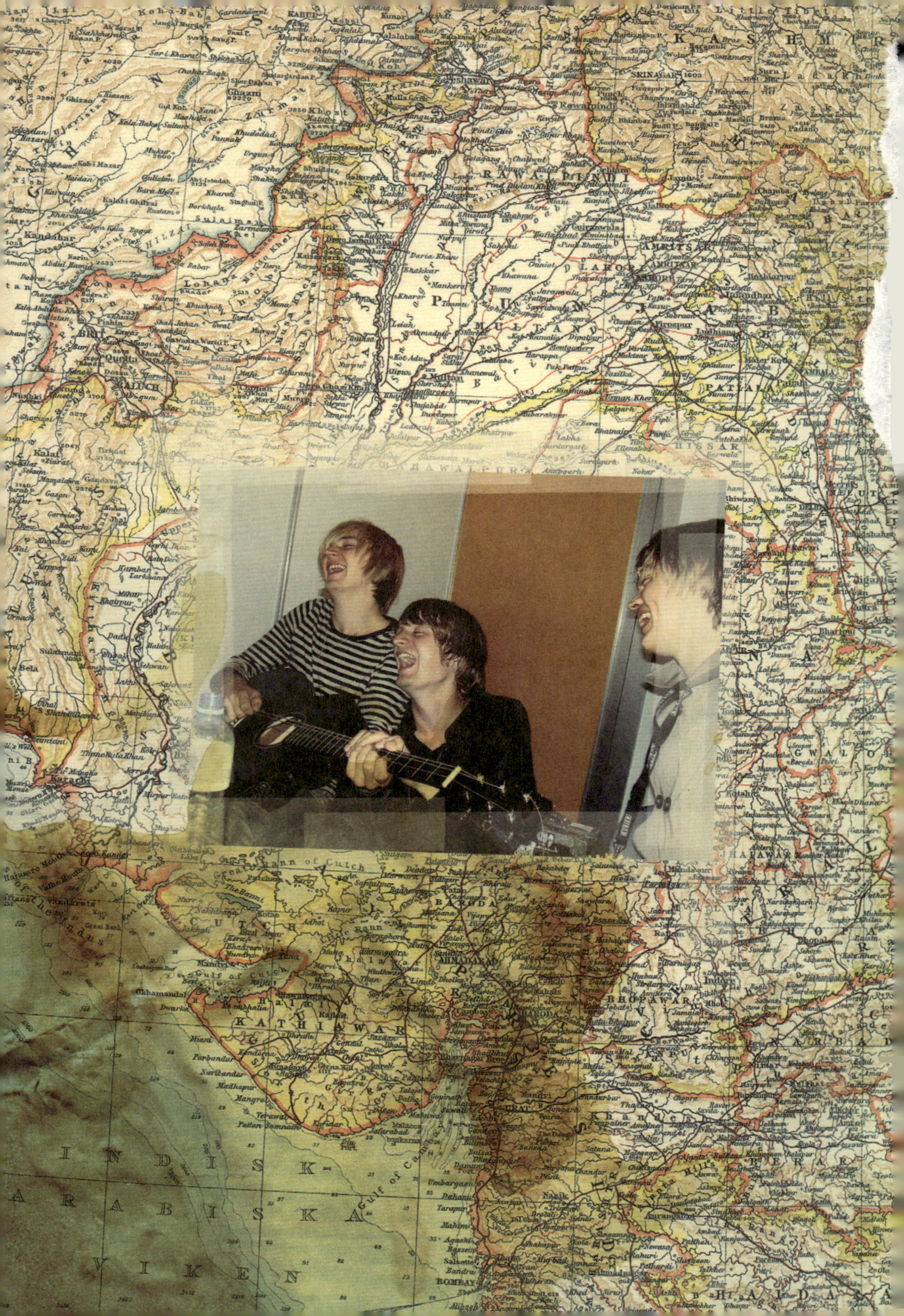

RAWALPINDI
AMRITSAR
SRINAGAR
HISSAR
KATHIAWAR
CUTCH
AHMADABAD
BOMBAY
INDISK-ARABISKA VIKEN